脑静脉血栓诊断与治疗

主编　洪景芳　王守森

科学出版社

北京

内 容 简 介

脑静脉血栓是一种特殊类型脑卒中,本书参考国内外最新文献、结合编者团队多年临床经验和研究成果编写而成。全书共六章,依次介绍了颅内静脉系统的临床解剖学,脑静脉血栓基础知识、诊断、治疗、康复和长期管理及临床典型病例分析,系统阐述了脑静脉血栓的基础和临床相关知识,并与国内外最新的专家共识和诊疗指南接轨。

本书具有较强的实际操作性,图文并茂,可供神经内外科、脑血管病科、急诊科、影像科、重症医学科、儿科、妇产科、康复科等专业医护人员参考,可作为专科医师培训教材,还适于医学院校本科生、研究生阅读学习。

图书在版编目(CIP)数据

脑静脉血栓诊断与治疗 / 洪景芳,王守森主编 . -- 北京:科学出版社,2024.11. -- ISBN 978-7-03-080289-7

Ⅰ . R743.33

中国国家版本馆 CIP 数据核字第 202457QK35 号

责任编辑:李 玫 / 责任校对:张 娟
责任印制:师艳茹 / 封面设计:龙 岩

科学出版社出版
北京东黄城根北街 16 号
邮政编码:100717
http://www.sciencep.com

北京中科印刷有限公司印刷

科学出版社发行 各地新华书店经销

*

2024 年 11 月第 一 版 开本:787×1092 1/16
2024 年 11 月第一次印刷 印张:11 1/2
字数:235 000

定价:126.00 元
(如有印装质量问题,我社负责调换)

编著者名单

主　编　洪景芳　王守森

副主编　顾建军　周　建　张尚明　刘海兵

　　　　朱先理

编著者　（按姓氏笔画排序）

王守森　联勤保障部队第九〇〇医院

尹腾昆　山东大学齐鲁医院

叶　景　广东三九脑科医院

朱先理　浙江大学医学院附属邵逸夫医院

刘海兵　联勤保障部队第九〇〇医院

李　军　联勤保障部队第九〇〇医院

李　琦　联勤保障部队第九〇〇医院

李子祺　联勤保障部队第九〇〇医院

李世清　南昌市人民医院

李克磊　安徽医科大学临床医学院附属华安脑科医院

李兵兵　山东大学齐鲁医院德州医院

吴贤群　联勤保障部队第九〇〇医院

邹文辉　海南省肿瘤医院

张小军　上海市天佑医院

张尚明　联勤保障部队第九〇〇医院

陈伟强　汕头大学医学院第一附属医院

陈其钻　联勤保障部队第九〇〇医院

范雅操　联勤保障部队第九〇〇医院

林　洪　福建省漳州市医院

林　峰　福建省福清市医院

周　建　海南医科大学第一附属医院

赵清爽　福建省儿童医院

洪景芳　联勤保障部队第九〇〇医院

顾建军　河南省人民医院

黄银兴　联勤保障部队第九〇〇医院

彭慧平　联勤保障部队第九〇〇医院

裴家生　联勤保障部队第九〇〇医院

魏梁锋　联勤保障部队第九〇〇医院

绘　图　许倩雯　鲜　亮　洪景芳

前　言

　　脑血栓性疾病包括脑动脉血栓和脑静脉血栓。然而，迄今为止，人们往往更关注脑动脉血栓的诊治与研究，对脑静脉血栓则探讨较少。实际上，脑静脉系统容纳了颅内近70%的血容量，在维持正常脑灌注方面发挥至关重要的作用。要维持脑血流自动调节的稳态，需依赖于脑动脉和脑静脉功能的协调统一。脑静脉内也会发生血栓，造成局部血流淤滞，出现引流区域的脑组织缺血、水肿，脑梗死、梗死后出血及颅内压增高等一系列严重并发症，甚至危及生命。尽管近年来对于此问题的研究和认识不断深入，治疗观念和方法不断发展，但专注于讨论脑静脉血栓的参考书凤毛麟角，缺乏系统性论述。在临床工作中，不少医护人员也经常会因为找不到合适的参考书而苦恼。我们团队从事脑静脉血栓基础与临床研究20年，积累了不少经验，因此决定组织编写一本关于脑静脉血栓的参考书，向医护人员介绍脑静脉血栓的科学知识和研究进展，以提高诊疗水平。

　　在本书撰写过程中我们参考了大量国内外最新文献、专家共识和诊疗指南，并结合多年的实践经验，系统阐述脑静脉血栓的相关知识，内容包括脑静脉系统的解剖学基础、脑静脉血栓基础知识、诊断、治疗及康复等，图文并茂，充分展现最新的学术观点和成果。本书理论联系实际，通过经典临床病例，从不同角度和不同侧重面展示脑静脉血栓疾病完整诊疗过程。本书不仅可为神经内外科、脑血管病科、急诊科、影像科、重症医学科、儿科、妇产科、康复科等专业医护人员提供参考，还适于医学院校本科生、研究生和规培生阅读。

　　参加本书编写的人员是临床经验丰富、学术造诣精湛的临床医生或相关疾病的研究者，各章节的撰写均基于目前的科学认识和规范，坚持实用性、专业性和科学性的原则。由于相关研究的角度和深度不尽相同，以及学术研究的发展，书中难免有不足之处，希望广大读者批评指正。

洪景芳　主任医师

王守森　主任医师

联勤保障部队第九〇〇医院

2024 年 8 月

目　录

第一章　颅内静脉系统临床解剖学

第一节　脑静脉系统解剖学基础

脑静脉系统是脑血液循环的重要组成部分，其容量约占脑血流总容量的70%。脑静脉系统可分为脑浅静脉组、脑深静脉组和静脉窦，浅静脉和深静脉负责回收脑组织的静脉血至静脉窦，再汇入颈内静脉。脑静脉系统分布在脑组织的每一个角落，纵横交错，形成错综复杂又井然有序的静脉血管网络（图1-1），在调节脑血流灌注、颅内压及脑脊液吸收等方面，发挥重要的生理作用。此外，除了粗大的软膜静脉，其余的脑静脉壁没有肌层，脑静脉系统也没有静脉瓣。

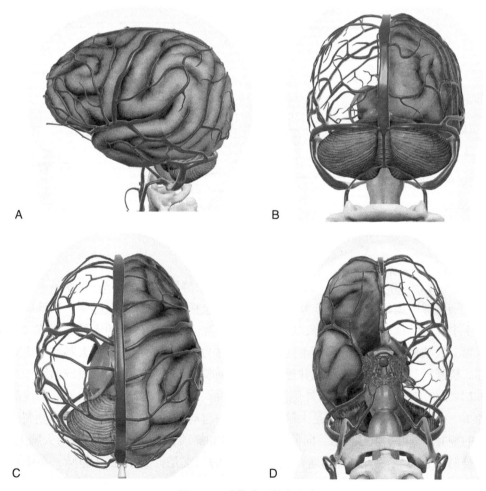

图1-1　脑静脉系统各角度
A. 侧面观；B. 后面观；C. 上面观；D. 底面观

一、脑静脉的分布与走行

动脉血流经双侧颈内动脉和椎 – 基底动脉系统入颅，分支供应给各部分的脑组织，流经毛细血管后变为静脉血。脑内毛细血管逐渐过渡到管径 0.2 ～ 1mm 的小静脉，经脑实质浅出，先在软膜上形成静脉丛，再集合成较大的静脉血管进入蛛网膜下腔，穿过蛛网膜和硬脑膜内层，汇合成更粗大的引流静脉（浅静脉组、深静脉组），汇入附近的静脉窦，最终经颈内静脉汇入上腔静脉，再回流到心脏。

脑的静脉血管网依据其所处的解剖位置可分为幕上的大脑静脉和幕下的颅后窝的静脉。大脑静脉分为浅静脉组和深静脉组，颅后窝的静脉分为浅静脉组、深静脉组和脑干静脉组，分别引流相应区域的静脉血。

（一）大脑静脉

1. 大脑的浅静脉组　幕上浅静脉组通常以大脑外侧裂为界，分为上、中、下三组（图 1-2）。这三组静脉之间有广泛的吻合，其中主要的吻合静脉有上、中静脉间的上吻合静脉（Trolard 静脉），以及中、下静脉间的下吻合静脉（Labbé 静脉）。

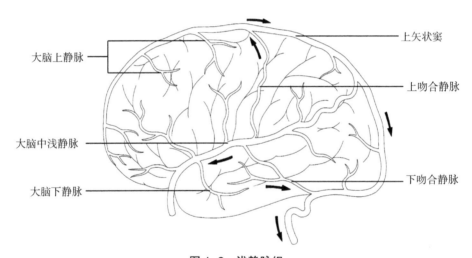

图 1-2　浅静脉组

（1）大脑上静脉：外侧裂以上的静脉属于大脑上静脉，一般为 7 ～ 15 条。大脑上静脉分为大脑半球内侧群和外侧群，其中上行静脉群包括额前静脉、额静脉、顶静脉、枕静脉、旁正中静脉、顶枕内侧静脉等，收集额叶、颞叶、顶叶、枕叶的大部分血流，引流入上矢状窦。大脑上静脉位于蛛网膜下间隙的部分称为桥静脉，它可保证大脑在颅内有一定的位移。桥静脉与硬脑膜内层相贴并逐渐进入硬脑膜的部分称为硬脑膜段或贴段。

（2）大脑中浅静脉：为沿着外侧裂走行的静脉，又称 Sylvius 静脉或外侧裂浅静脉，一般为 1 ～ 3 条。大脑中浅静脉是大脑静脉中唯一与动脉伴行的静脉，位于外侧裂内，收集附近的额叶、颞叶、顶叶血液，向前汇入海绵窦和蝶顶窦；大脑中浅静脉与大脑上静脉、大脑下静脉分别有较多的吻合沟通，其中有名称的二支是：①Trolard 静脉，在中央沟或中央后沟附近，斜向后上方走行，成为大脑中浅静脉与上矢状窦之间的吻合支；②Labbé 静脉，位于颞叶外侧，向后下方走行，成为大脑中浅静脉与横窦之间的吻合支。

（3）大脑下静脉：外侧裂以下的静脉，属于大脑下静脉，一般为 1 ～ 7 条。大脑下静脉是较小的一组静脉，位于大脑半球背外侧面下部，由前上方斜向后下方，收集颞叶及枕叶外侧面和下面的血液，引流入横窦和岩上窦。

2. 大脑的深静脉组　深静脉组包括双侧大脑内静脉、基底静脉和大脑大静脉（图 1-3）。主要收集大脑半球深部髓质、基底神经核、内囊、间脑和脑室脉络丛的静脉血，其特点是从周围流向中央，最终汇合成大脑大静脉并注入直窦。

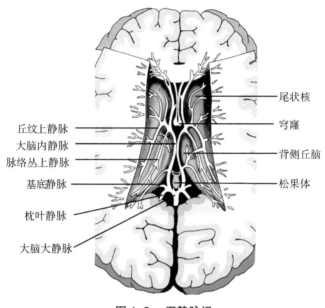

图 1-3　深静脉组

（1）大脑内静脉：是双侧成对的静脉，主要收集侧脑室周围的大脑半球白质、基底神经核、胼胝体、侧脑室脉络丛及丘脑等部位的静脉。大脑内静脉在室间孔后方由透明隔静脉与丘脑纹状体静脉合成，左、右大脑内静脉在第三脑室顶向后并行，至胼胝体压部下方、松果体上方，汇合成大脑大静脉。其主要属支有透明隔静脉、丘脑纹状体静脉、脉络丛静脉、丘脑静脉和侧脑室静脉。

（2）基底静脉：又称 Rosenthal 静脉（vein of Rosenthal），是深静脉系中一条重要的静脉。在前穿质处由大脑前静脉和大脑中深静脉等静脉合成，向后上绕过大脑脚和四叠体注入大脑静脉，可分三段：第一段为纹状体段，第二段为大脑脚前段，第三段为间脑段。引流额叶底面、岛叶、大脑纵裂、基底神经核及颞叶内下面的血液。其属支有大脑前静脉、大脑中静脉和纹状体静脉。

（3）大脑大静脉：又称 Galen 静脉（vein of Galen），为一短粗的静脉干，长度约 10mm，直径约 4mm。在胼胝体压部的后下方由大脑内静脉和基底静脉汇合而成，向后注入直窦。主要引流大脑内静脉和基底静脉引流区的静脉血，大脑大静脉还引流大脑半球内侧面的浅静脉、间脑背侧及侧脑室的小静脉血液。

（二）颅后窝的静脉

1. 浅静脉组　浅静脉引流小脑的枕下面、小脑幕面和岩骨面，每一面都以围绕小脑的静脉窦为界：小脑幕面和岩骨面以岩上窦为界，小脑幕面和枕下面以横窦为界，枕下面和岩骨面以乙状窦为界。各面的小静脉在接近静脉窦处合成主干，然后汇入静脉窦，相邻各面的静脉之间可有一定的吻合。小脑幕面由半球上静脉和上蚓静脉引流，枕下面由半球下静脉和下蚓静脉引流，岩骨面由小脑前静脉引流。

2. 深静脉组 根据小脑和脑干间的三个沟及与小脑三个脚的关系而分组。三个沟分别是小脑中脑沟、小脑脑桥沟和小脑延髓沟，三个脚分别是小脑上脚、小脑中脚和小脑下脚。深部静脉在第四脑室顶和侧壁附近的脑干与小脑之间的沟内走行，第四脑室顶上部的静脉沿小脑中脑沟走行。第四脑室顶下部的静脉沿小脑延髓沟走行，第四脑室侧壁和小脑脑桥角的静脉沿小脑脑桥沟走行。第四脑室底的静脉归于脑干组静脉。

3. 脑干静脉组 脑干静脉根据其横向或纵向走行，分为纵向组和横向组：纵向组有脑桥中脑静脉、延髓前中央静脉、脑桥中脑前外侧静脉、延髓前外侧静脉、中脑外侧静脉、延髓外侧静脉和橄榄体后静脉等；横向组有脑桥中脑沟静脉、脑桥延髓沟静脉、脑桥横静脉、延髓横静脉、小脑脚静脉和后交通静脉等。

颅后窝的静脉纷繁复杂，不同的作者用不同的方法来描述和命名。上述的分组是按照位置来划分的。还可按静脉的引流方向和汇入位置进行分组，这样可分为三组：一组是引流至大脑大静脉的静脉，一组是引流至岩上窦的静脉，一组是引流至小脑幕和横窦的静脉，这个系统的分类汇总详见表 1-1。

表 1-1　颅后窝的静脉按引流方向和汇入位置分组

引流方向	静脉
向上（大脑大静脉、基底静脉、直窦、中脑后静脉）	前脑桥中脑静脉
	中脑侧静脉
	小脑中脑裂静脉
	中央静脉
	上蚓静脉
向前（岩上窦）	岩静脉（前脑桥中脑静脉、脑桥中脑沟静脉）
	臂静脉（小脑中脑沟静脉）
向后（直窦、横窦、小脑幕静脉）	下小脑半球静脉
	下蚓静脉

二、颅内静脉窦的解剖结构

静脉窦是位于两层硬脑膜之间的静脉通道，是人脑静脉系统的主干道，其位置较为固定，主要位于骨缝的连接位置，如上矢状窦（图 1-4），以及硬脑膜重叠和反折的位置（如海绵窦、下矢状窦等）。在结构上它与皮质静脉不同，是硬脑膜在某些特定部位形成的隧道空隙，位于硬脑膜的骨膜层和脑膜层之间。窦壁的内层由致密的胶原纤维所构成，坚韧无弹性；内层由疏松的细胶原纤维构成，窦腔内面衬贴一层内皮细胞，与静脉的内皮相续，但无瓣膜。管壁由坚韧的纤维结缔组织构成，缺乏弹性纤维，缺乏弹性，分别有属区脑组织的浅、深静脉注入。静脉窦腔内无瓣膜，但在脑静脉汇入静脉窦的入口处具有类似瓣膜的装置，如半月瓣、中梁和中隔，这些结构有调节入窦血流的作用。此外，静脉窦内的蛛网膜颗粒是脑脊液再吸收的解剖基础，对维持正常的脑脊液循环有重要意义。静脉窦结构的生理意义在于经常保持窦内静脉血容量的相对稳定，不致发生剧烈变动。当静脉输入流量骤增时，静脉窦管腔不会随之扩大，静脉窦也不会对脑表面产生明显的压迫，只能促使窦内静脉血流加速。

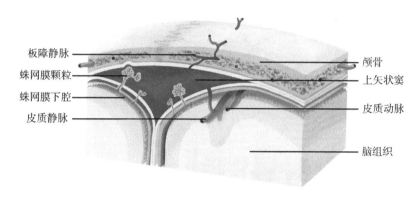

图 1-4　上矢状窦的横截面解剖结构

（一）静脉窦内的纤维索

静脉窦内的纤维索为腱索状纤维小梁，呈横位、斜位或垂直位连于窦壁间，多分布于上矢状窦的中段和后段，分为瓣膜状、小梁状、板层状等不同形态，在窦汇与横窦内也有分布。纤维索呈交错或并列状，其中以小梁状常见，并且左、右横窦有相似的腔内结构，其在腔内的分布状态不一，有的成群分布，有的孤立分布，有的呈不同角度交错，有的并列分布。窦汇处也以小梁状纤维索为主，呈不同角度交错。小梁状纤维索支持着窦腔，使其受外在压力时避免变形闭塞。板层状纤维索在横窦内分布也较多，其分布方向与血流方向一致，将原本单一管腔的横窦分隔成两个独立部分，这两个管腔大小不一，起到分流和支撑作用，保持了窦腔的形态，以免受外界压力而变形缩小，并保持窦内血液沿生理性方向流动。瓣膜状纤维索在脑静脉入口处分布较多，与静脉入口紧密联结为一个整体，在上矢状窦内最常见。上矢状窦的中后段静脉入口朝向前方，与窦内血流方向相反，其静脉入口内的瓣膜状纤维索，有防止血液反流入桥静脉的作用。由此可见，瓣膜状纤维索是所有纤维索中数量最多和功能最重要的，具有调节血流并保持血流方向的作用。

（二）颅内主要静脉窦

颅内静脉窦是一个连续的管道系统，主要收集脑、脑膜、颅骨板障静脉和眼眶等处的静脉血，不成对的静脉窦包括上矢状窦、下矢状窦、直窦、海绵间窦等，成对的静脉窦有蝶顶窦、海绵窦、岩上窦、岩下窦、横窦及乙状窦等（图 1-5）。从解剖位置上还可分为后上群和前下群。后上群包括上矢状窦、下矢状窦、左右横窦、左右乙状窦、直窦、窦汇、左右岩鳞窦及枕窦等，收集大部分脑静脉血和脑膜静脉血到窦汇，然后经横窦、乙状窦流到颈内静脉；前下群包括海绵窦、海绵间窦、左右岩上窦、左右岩下窦、左右蝶顶窦及基底窦等。静脉窦之间相互沟通并进一步汇聚，其中一个重要的交汇点为窦汇。窦汇既接受来自上矢状窦的血流，也接受来自直窦的血流，静脉血从这里再度出发，经过两侧的横窦和乙状窦，流入颈内静脉，最终流回心脏。

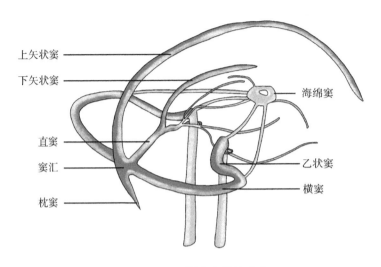

图1-5　颅内主要静脉窦

1. 上矢状窦（superior sagittal sinus, SSS）　上矢状窦位于大脑镰凸缘附着处，前端起于盲孔，沿颅内面的矢状沟向后走行，后端延伸至枕内隆凸，与直窦一同汇入窦汇。上矢状窦最常见的变异为前1/3段闭锁，约占0.9%。在约3/4的个体中，上矢状窦的血流在窦汇处主要汇入右侧横窦。上矢状窦后段与人字点-枕骨隆突连线的对应关系以偏右侧型最多见，偏右侧型与右侧优势引流有关，窦汇中轴的左右偏移与上矢状窦末端的偏移是一致的。上矢状窦的横切面呈三角形，由前向后逐渐增大。左右侧壁有大脑上静脉的入口，还有突入的蛛网膜颗粒。每侧还有多个静脉陷窝（或称静脉湖），是窦壁较薄的扩大部分，顶静脉陷窝最大，其次为枕静脉陷窝和额静脉陷窝。静脉陷窝接受大脑上静脉的开口，每个静脉陷窝接受1～3支静脉。上矢状窦接受大脑半球浅层的静脉回流，约97%的桥静脉呈逆向汇入上矢状窦，其注入口以向前方为主，成锐角，以上矢状窦中段、后段最多见，这种结构在调节桥静脉回流血量与速度方面起重要作用。

上矢状窦前1/3段未发育和发育不全是常见的变异，表现为上矢状窦前部缺如，由几条表浅皮质引流静脉在靠近冠状缝处汇合成上矢状窦。在临床上，发育性静脉窦闭锁（影像学检查时表现为局部缺如）的情况并非罕见，如正常人的上矢状窦前部可有0.2～4cm的闭锁段。San等报道，上矢状窦前部形态分为4种类型。①Ⅰ型：一条上矢状窦引流双侧额叶皮质静脉；②Ⅱ型：若矢状血管丛在中线未融合，则表现为上矢状窦前段未融合，一分为二，引流双侧额叶皮质静脉；③Ⅲ型：若矢状血管丛前端未发育或发育延迟，由连接前上额区的软膜-蛛网膜静脉和背侧上矢状窦属支间的纵向吻合代偿，则表现为上矢状窦前段缺如，双侧额叶皮质静脉代偿性增粗，汇入上矢状窦中部；④Ⅳ型：一侧上矢状窦前段缺如，额叶皮质静脉代偿性增粗，对侧正常，这种变异是由于一侧矢状血管丛发生了上述Ⅲ型变异，而对侧发育正常。

2. 下矢状窦（inferior sagittal sinus, ISS） 下矢状窦位于大脑镰下缘后半或后 2/3 段的硬脑膜内，在胼胝体的背侧，呈弧形，且远小于与之相对应的上矢状窦。它起于筛骨筛板上方区域，逐渐增大，向后延续于小脑幕前缘的中线处，与大脑大静脉一起汇入直窦。在其行程中，下矢状窦接受数条来自大脑半球内侧面的静脉属支，也有来自大脑镰本身的静脉回流。

3. 横窦 横窦是最大的硬脑膜静脉窦，位于小脑幕与枕骨内侧面附着缘的两层硬脑膜之间，左右常不对称，一般右侧明显较左侧粗大，且右侧横窦常连接上矢状窦。左侧横窦往往细小，常是直窦的延伸。非优势侧横窦往往发育不良，甚至完全不发育。发育不良者以左侧横窦多见，其远端可通过上、下吻合静脉汇合及岩上窦的血流重建乙状窦。

横窦在小脑幕附着缘弧形向前外侧方走行，并轻度上凸，在颞骨岩部向前下急转，移行为乙状窦，进而连接颈内静脉。横窦腔横切面呈三角形，窦内可见各种形态的纤维索、小梁及蛛网膜颗粒等结构，板层状纤维索可纵行将横窦分隔成两个或更多个通道，并可发现整齐平行排列的小梁状纤维索，类似支撑侧壁的支柱。左右横窦内蛛网膜颗粒数目大体一致。左侧横窦发育不全较右侧更常见，因此右侧颈静脉系统的容量往往会增加。横窦除接受来自上矢状窦和直窦的血液外，行程中还接受大脑下静脉、Labbé 静脉、小脑和脑干的静脉，以及导静脉和板障静脉的血液，在移行为乙状窦处附近，还接受岩上窦的血液。

4. 乙状窦（sigmoid sinus） sigmoid 的本义是"S"形，准确地说，横窦和乙状窦构成了"乙"形的静脉窦，在某些文献中，将横窦和乙状窦统称为侧窦（lateral sinus）。乙状窦是横窦的延伸，位于颞骨乳突部乙状窦沟内两层硬脑膜之间，沿着乙状窦沟弯曲向下内走行，至颈静脉孔处移行为颈内静脉上球。一般情况下，左侧乙状窦比右侧乙状窦位置更偏离乳突根部，并且窦沟比较浅，女性的乙状窦位置通常比男性的更靠后。乙状窦上部有薄层骨质与鼓室及乳突气房相隔，若中耳炎等累及乳突气房产生炎性反应，可引起乙状窦血栓形成。乙状窦可由髁管的导静脉与头皮的静脉交通，某些头皮的感染也有可能引起乙状窦血栓形成。颈静脉球瘤也可使病侧的乙状窦及横窦显影细小，应注意鉴别。

20% ～ 34.3% 的个体存在乙状窦憩室（图 1-6），其主要临床表现是搏动性耳鸣。它是乙状窦突入乳突气房或乳突皮质的局限性囊袋，常伴有乙状窦沟局部骨壁薄弱或缺损，其成因可能为发育异常或血流改变，部分学者更倾向于血流异常改变的说法，其理论依据为乙状窦沟骨壁受到来自横窦的血流冲击，所承受的压力很大，容易导致窦壁骨质变性，引起骨质吸收及缺损。血管造影可见乙状窦局部呈囊状、棘样、指状向外膨隆，边缘光整，突向颅骨内。横窦－乙状窦憩室主要发生在血流优势侧，有学者统计其左侧发生率为32%，右侧发生率为68%。CT 血管造影（CTA）/脑 CT 静脉成像（CTV）检查被认为是搏动性耳鸣的首选影像学检查方法，一次检查可排除引起搏动性耳鸣的动脉性、静脉性及中内耳病变。在该区域实施开颅手术时，要小心识别乙状窦憩室，以免在钻孔或铣开骨瓣时误伤而造成不必要的大出血。

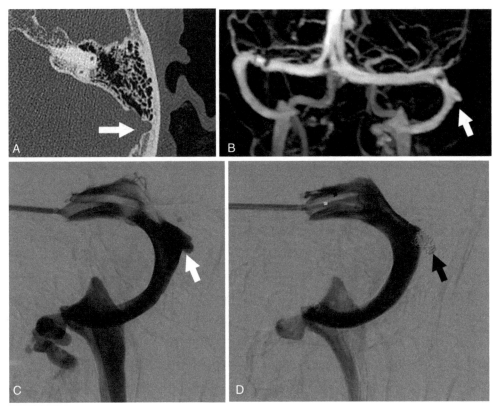

图 1-6　左侧乙状窦憩室

女性，搏动性耳鸣 10 余年，行乙状窦憩室栓塞术，术后耳鸣消失。A. CT 骨窗位提示左侧乙状窦憩室（白箭头）可能；
B. 磁共振静脉血管成像提示左侧乙状窦憩室（白箭头）形成；C. 数字减影血管造影证实为左侧乙状窦憩室（白箭头）；
D. 行弹簧圈栓塞术后左侧乙状窦憩室不显影（黑箭头）

5. 直窦　直窦位于大脑镰与小脑幕结合处的硬脑膜内，是仅次于上矢状窦的第二大引流静脉，横切面呈三角形，接受下矢状窦、小脑上静脉和大脑大静脉的血液，向后下方走行，近枕内隆凸处偏向左移行为左侧横窦，或流入窦汇；或分叉为左、右两支，参与左、右侧横窦。大脑大静脉收集两侧大脑内静脉与基底静脉的血液，其中大脑内静脉收集丘脑、第三脑室及侧脑室脉络丛、豆状核、尾状核、胼胝体、部分海马的血液，基底静脉收集丘脑底部、中脑等脑底部的血液，接受小脑幕静脉和小脑静脉的血，这些静脉开口处均有半月瓣膜，窦内也有许多横行纤维及呈"H"形或网状的小梁结构。

6. 窦汇　窦汇是上矢状窦末端、直窦末端与左、右横窦及枕窦在枕内隆凸的汇合处，是颅内绝大部分静脉血回流的共经通道。这几个静脉窦在窦汇处的汇流情况极为复杂，形式多样。窦汇区静脉窦的解剖变异最大，这与人脑在胚胎发育时和出生后一段时间内窦汇保持一些丛状结构有关。一般来说，上矢状窦以偏流于右横窦的较多，而直窦以偏流于左横窦的较多，提示脑深部的静脉血以导向左横窦为主。上矢状窦末段有纵行板层状纤维索结构，垂直立于顶壁，有分流及支撑作用，也利于保持窦腔形态，右侧通道常大于左侧通道，与直窦、左右横窦连通，且直窦开口常偏向右侧，枕窦开口常位于窦汇附近，窦汇内主要以小梁状纤维索多见，呈现不同角度交错复杂的网络，在窦汇中形成间隔或小梁。

7. 海绵窦　海绵窦是位于蝶窦和垂体两侧的两层硬脑膜之间的一对硬脑膜窦，其内部有许多小梁样结缔组织支架而形似海绵，因而称为海绵窦。它位于颅中窝内侧基底部的蝶鞍两侧，冠状切面呈三角形。它前起自眶上裂内侧端，毗邻视神经管及颈内动脉床突上段；后至岩尖，毗邻半月管及颈动脉管；内下有骨膜和蝶骨体，外侧为颞叶内面，外下为 Meckel 腔。海绵窦的平均长度约 2cm，宽度约 1cm。双侧海绵窦通过海绵间窦左右沟通，还通过汇集许多静脉与颅内外静脉吻合，如海绵窦与大脑中静脉及大脑下静脉吻合；经岩上窦与横窦交通；经岩下窦通至颈内静脉；接受蝶顶窦，有时也接受脑膜中静脉的额支；通过眼上静脉、眼下静脉及导静脉与颅外静脉（翼丛）吻合。海绵窦内走行有颈内动脉和展神经，其外侧壁内走行有动眼神经、滑车神经和三叉神经的第一、第二支。

8. 岩上窦　岩上窦位于颞骨岩部上缘、岩上沟内的两层硬脑膜之间，是狭小的静脉窦，常左右成对存在。内侧端位于三叉神经之上，与海绵窦后上部相通，向后走行，收集岩上静脉的血液并引流脑干外侧与前小脑的血液，外侧端开口于横窦末端。侧面观：岩上窦自海绵窦后缘向后并稍向下走行至横窦与乙状窦汇合处，汇入前时立即向下急转。前后观：岩上窦向外侧、向下走行至横窦与乙状窦汇合处。

9. 岩下窦　岩下窦位于岩枕裂的两层硬脑膜之间，常左右成对存在，起源于海绵窦后下部，向后走行于颈静脉孔前面，入颈内静脉上球。岩下窦接受来自迷路静脉、延髓、脑桥和小脑下面的小静脉，汇入颈内静脉。岩下窦位于颈静脉孔前内侧时，伴有咽升动脉的脑膜支走行；位于颈内静脉孔后外侧时，伴有枕动脉的脑膜支走行；两者之间有舌咽神经、迷走神经及副神经经过。

10. 永存镰状窦和永存枕窦　镰状窦是胎儿期颅内正常的静脉窦，为大脑大静脉与上矢状窦后部之间的硬脑膜静脉通道，由两层硬脑膜构成。镰状窦正常情况下出生后即关闭，如果持续存在至出生后，称为永存镰状窦，也称胚胎性直窦。常规 MRI 显示镰状窦为大脑镰后部条状流空影，自大脑大静脉向后上至上矢状窦的中后 1/3 处；磁共振静脉血管成像（MRV）显示大脑大静脉经镰状窦连至上矢状窦；增强扫描可清晰显示镰状窦的形态及走行。枕窦为胎儿期未退化的遗留静脉窦，直接连接窦汇区与乙状窦末端或颈内静脉起始部，为颅后窝颅内静脉回流的代偿通道。

（三）静脉窦血液的回流途径

根据静脉血管所在解剖部位的不同，大脑上静脉引流半球背外侧面上部的血液，向上汇入上矢状窦，再向后汇入横窦；大脑中浅静脉收纳大脑外侧裂两侧的额叶、顶叶、颞叶岛盖部及部分岛叶的血液，向前下方汇入海绵窦或蝶顶窦，再向后最终汇入横窦；大脑下静脉主要收纳颞、岛叶内外侧面的静脉血，自前上行向后下，汇入横窦。大脑深静脉的特点是从周围向中央，最后汇集于大脑大静脉，向后注入直窦，再流入横窦，最后经颈内静脉回流到心脏，参与全身血液循环（图 1-7）。

脑静脉的血流方向并不是一成不变的，因为静脉的变异较大，且脑静脉内无瓣膜，如果发生变异、缺如或闭塞，或在病理改变后，静脉血流方向发生变化，改由其他的通路回流。在通常情况下，右横窦较粗大，并接受上矢状窦的大部分引流。左横窦较细小，主要接受直窦引流。右侧的横窦、乙状窦、颈内静脉的血液主要来自大脑的前部组织，左侧的横窦、乙状窦和颈内静脉内的血液主要来自大脑内静脉、基底静脉和大脑大静脉引流的脑深部组织。上矢状窦偏流于右侧的较多，而直窦偏流于左侧的较多，提示脑的浅、深静脉有左右分流的倾向。

静脉窦在脑静脉血回流过程有极为重要的作用，蛛网膜颗粒也是脑脊液回吸收的重要组织学基础。因此，一旦发生静脉窦血栓，不仅可导致静脉回流受阻而引起颅内压增高，还可能合并脑脊液循环障碍而产生一系列相关的临床表现。

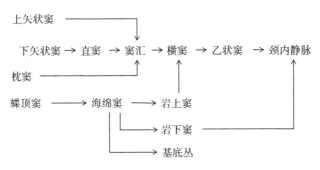

图 1-7　脑静脉窦血液回流途径

三、蛛网膜颗粒

蛛网膜绒毛和蛛网膜颗粒最早由意大利解剖学家 Pacchioni 在 1705 年描述，为蛛网膜细胞突入到静脉窦腔内的绒毛状或颗粒状突起，是具有吸收和滤过脑脊液作用，并防止血液倒流进入蛛网膜下腔的类似球瓣的正常解剖结构。当颅内压高于静脉压 3 ～ 6cmH$_2$O 时，脑脊液即开始自蛛网膜下腔进入静脉窦。

（一）蛛网膜颗粒的组织学特点

蛛网膜颗粒是由蛛网膜绒毛增大而形成的肉眼可见的结构，具有与蛛网膜绒毛相似的组成部分和功能。蛛网膜绒毛是一种肉眼看不到的非常小且简单的结构，必须借助显微镜才能观察到。镜下大体可分为颈部、体部、顶部，在水平切面上由外到内主要由纤维囊、蛛网膜细胞层、帽状细胞团和核心四部分组成。除顶部外，蛛网膜绒毛由纤维囊覆盖，蛛网膜细胞层由蛛网膜细胞构成，包绕着核心并由纤维囊或内皮细胞覆盖；在顶部，蛛网膜细胞层只有内皮细胞覆盖，且内皮细胞的排列方向和形状发生改变，细胞间存在腔隙，使蛛网膜细胞层可直接与窦腔或外侧陷窝相邻，构成了蛛网膜绒毛的通道样结构。

蛛网膜颗粒最常出现的部位是上矢状窦，其次是横窦、直窦、乙状窦，海绵窦罕见；上矢状窦内的蛛网膜颗粒往往较小，通过目前的影像技术很难被发现；直窦内的蛛网膜颗粒检出率占第三位，通常位于大脑大静脉汇入直窦处，其余位置罕见。当蛛网膜颗粒直径大于 1cm 时，或填满硬脑膜窦腔后，导致局部静脉窦扩张或影像学见到充盈缺损时，称之为巨大蛛网膜颗粒，而在巨大蛛网膜颗粒中也存在着非血管性软组织，可为间质胶原组织、肥大的蛛网膜系膜细胞发生增殖或内陷的脑组织。

（二）蛛网膜颗粒的解剖形态及其对周围结构的影响

蛛网膜颗粒形态呈圆形或椭圆形，边界规则，一般较小，随着年龄的增长，蛛网膜颗粒在脑脊液压力的作用下不断增大，较大的可达到 2cm 左右，与硬脑膜的关系也随之发生变化。主要有以下几种类型：①位于硬脑膜之下；②位于两层硬脑膜之间；③将硬脑膜顶起，使硬脑膜外层变得薄而透明；④突破硬脑膜外层，位于颅骨下或形成压迹，甚至侵蚀颅骨内板、外板，突出于骨外。蛛网膜颗粒最常出现的部位是上矢状窦，其次是横窦。横窦内的蛛网膜颗粒相对较大，有时可在头颅 CT 或 MRI 影像中发现，上矢状窦内的蛛网膜颗粒主要位于外侧陷窝，呈指状突入窦腔。在窦内形成巨大蛛网膜颗粒者，可引起静脉窦部分或完全堵塞，若堵塞发生在上矢状窦或一侧横窦伴对侧横窦先天发育不全，可造成静脉引流障碍，引起头痛、视盘水肿等慢性颅内压增高的表现；若突破静脉窦壁的外层，可产生颅骨压迹甚至局灶性骨质破坏，引起脑脊液漏、耳鸣、眩晕等。

（三）蛛网膜颗粒的影像学表现

X 线片无法直接显示蛛网膜颗粒，仅见蛛网膜颗粒对颅骨形成的压迹，呈边缘锐利的低密度区，一般只累及颅骨内板，少数累及板障和颅骨外板，形成骨缺损。压迹多位于顶前区，中线旁 13 ～ 15mm 的区域，为上矢状窦外侧隐窝内的蛛网膜颗粒压迫颅骨所致。

CT 平扫和增强均表现为静脉窦内的圆形低密度影或充盈缺损，以增强后薄层扫描显示最佳。增强扫描中蛛网膜颗粒的中心可有强化，为嵌入蛛网膜颗粒的静脉强化，或与硬脑膜窦相通的内皮细胞间隙强化所致。测量 CT 值可见绝大多数蛛网膜颗粒和脑脊液的密度相似。少数蛛网膜颗粒可以发生钙化，钙化可以位于蛛网膜颗粒周边、中心或完全钙化。

MRI 是证实蛛网膜颗粒的主要影像学手段。MRI 各序列信号的变化反映了蛛网膜颗粒的组成成分。蛛网膜颗粒由纤维结缔组织及其内的脑脊液组成，两者的比例不同导致质子加权像的信号变化。常规 SE 序列及液体衰减反转恢复序列（FLAIR）则主要反映脑脊液的信号。T_1 加权：蛛网膜颗粒为低信号；T_2 加权：蛛网膜颗粒为高信号，信号强度等同于脑脊液，边界清晰。FLAIR：90.3% 与脑脊液等信号，9.7% 信号强度介于脑脊液与灰质之间。弥散加权成像（DWI）：纤维结缔组织的存在限制了其内水分子的弥散运动，蛛网膜颗粒与灰质等信号。

直窦内蛛网膜颗粒直径在 3mm 左右，通过 T_2WI 或 MRV 的矢状位更容易发现直窦内的蛛网膜颗粒（图 1-8）；与横窦及上矢状窦内蛛网膜颗粒相比，直窦内蛛网膜颗粒更易引起直窦狭窄（直窦较细），但通常不引起临床症状，可能与侧支吻合丰富有关。

数字减影血管造影（DSA）静脉期可以观察到静脉窦内的卵圆形充盈缺损等间接影像。

（四）蛛网膜颗粒与静脉窦血栓的鉴别

目前静脉窦血栓和蛛网膜颗粒主要依据 MRI 鉴别。较大的蛛网膜颗粒多位于上矢状窦区及横窦外侧段。基于蛛网膜颗粒和静脉血栓不同的组织学特点及各自 MRI 信号的成像基础，可进行鉴别。在某些特殊情况下，两者影像学表现有相似之处，同时它们在临床表现上均可能引起颅内压增高表现，因此，有时在临床上鉴别蛛网膜颗粒和静脉窦血栓仍有一定困难。根据其组织病理学特点，选择适当的 MRI 检查序列有助于提供鉴别诊断信息。

蛛网膜颗粒表现为静脉窦内局限性充盈缺损，圆形或半圆形，边界规则；其所在静脉窦不扩张，大多数与脑脊液等信号或等密度。蛛网膜颗粒内含脑脊液，因此它在 MRI 检查时表现为脑脊液信号，即 T_2WI 为高信号，FLAIR 为低信号；而静脉窦血栓内为不同时期的血凝块信号，且其形态通常为长条状异常信号，这种长条状信号一般发生在上矢状窦或横窦内。可从 MRI 信号特征和形态上，对静脉窦血栓和静脉窦内蛛网膜颗粒进行鉴别（图

1-9）。当静脉窦血栓仅表现为局灶性结构时，仅亚急性期静脉窦血栓 T₂WI 表现为高信号，FLAIR 也显示为高信号，此时借助 FLAIR 序列即可鉴别大型蛛网膜颗粒与局灶性静脉窦血栓。

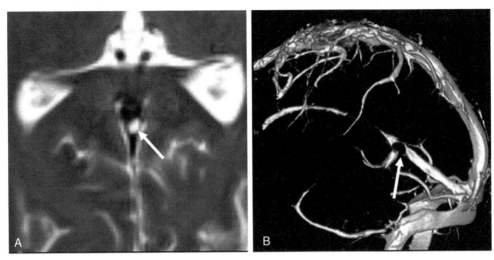

图 1-8　大脑大静脉汇入直窦内的蛛网膜颗粒

A：T₂WI 轴位，直窦前端可见椭圆形高信号影，考虑为蛛网膜颗粒（白色箭头）；B：基于 3D-CE-MRV 的三维静脉重建图像，显示蛛网膜颗粒位于直窦与大脑大静脉及下矢状窦的连接处（白色箭头）

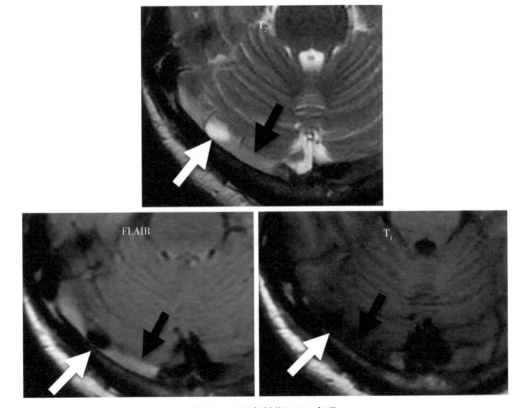

图 1-9　亚急性期 MRI 表现

静脉窦血栓（黑色箭头）与蛛网膜颗粒（白色箭头）并存

熟悉巨大蛛网膜颗粒可能引起的临床表现，从组织病理上认识蛛网膜颗粒与静脉窦内血栓的本质，掌握它们各自的影像学特点及常见的位置，选择适当的影像学检查方法有助于正确地鉴别，从而避免不必要的有创检查或治疗。

四、脑静脉和脑脊液循环的关系

脑脊液是一种无色透明的液体，充盈在各脑室、蛛网膜下腔和脊髓中央管内，对脑和脊髓具有保护、支持及营养作用。成人脑脊液总容量为 130～150ml，每日生成 400～600ml，产生于各脑室脉络丛，主要是侧脑室脉络丛，经室间孔进入第三脑室、中脑导水管、第四脑室，最后经第四脑室正中孔和两个侧孔流到脑和脊髓表面的蛛网膜下腔和脑池。脑脊液的吸收通过下列 3 条途径：①主要经大脑凸面的蛛网膜颗粒吸收到静脉窦内，以上矢状窦最为明显；②部分脑脊液通过软膜和蛛网膜的毛细血管吸收；③小部分脑脊液还可通过脑和脊神经根周围间隙及血管周围间隙吸收，在某些情况下，室管膜也有一定的回吸收功能。

脑脊液占颅内容积的 10%，当脑脊液转移或减少时，可在一定程度上影响和调节颅内压。颅内压增高时，颅内脑脊液可向椎管转移，或通过脑脊液吸收加快或分泌减少，达到适度降低颅内压的目的。反之，当脑脊液吸收障碍时，可发生脑积水，导致颅内压增高。

颅内静脉系统主要通过上矢状窦侧壁的蛛网膜颗粒参与调节脑脊液的循环，这种回流（或吸收）过程主要取决于脑静脉和脑脊液之间的压力差及有效的胶体渗透压差，从而通过调节脑脊液的吸收回流以保持颅内压稳定。若静脉通路受阻，则可能导致脑脊液循环障碍，这也是导致颅内压增高的因素之一。

五、脑静脉的功能

脑静脉系统具有保证血流灌注、组织代谢产物的清除、血 - 脑脊液屏障的完整、颅内压调节、免疫监视等多方面的功能。

（一）静脉血液运输

脑静脉系统有广泛的侧支循环通路，不仅汇集所属区域脑组织的毛细血管网，还可代偿性地回流其他区域脑组织的静脉血流。

（二）灌注调节

脑血流自动调节机制依赖着脑动脉和静脉的协调，即从动脉系统进入大脑的血容量应与通过静脉系统引流的血容量相匹配。因此，脑静脉系统在维持脑灌注的稳态、生理和病理环境中的颅内压调节中发挥重要作用。

脑静脉血容量约占脑部总血容量的 70%，因此，它是脑血管容量的一个巨大的缓冲池。脑内的静脉系统通过以下机制调节血液的流出。

1. Starling 阻力模型——被动调节　该模型认为颅内压取决于动脉血压，而动脉血压取决于脑血管阻力，即动脉和静脉阻力的协调作用，由于小动脉阻力可通过血管收缩或舒张进行改变，以快速适应不同的灌注压。因此，静脉阻力在正常情况下通常保持恒定。当小动脉网络的自动调节达到极限时，即达到最大血管舒张或收缩极限，静脉阻力就会发生显著变化。该模型表明，当跨壁压超过静脉压时，无论流入压力如何，静脉都会出现阻力变化，从而影响脑血流灌注。研究显示，皮质静脉内的压力随着颅内压的线性增加而逐渐升高，静脉腔外的压力使静脉压缩且静脉内阻力增加。皮质静脉在蛛网膜下腔终止，它们汇入桥静脉并最终汇入静脉窦。硬脑膜下腔充满脑脊液，颅内压增高时，经脑脊液直接压力传递，桥静脉在进入静脉窦之前被压缩，静脉内的阻力逐渐升高，上游皮质静脉充血扩张。

2. 交感神经控制的主动调节模式　Edvinsson 等在较大的软脑膜静脉（管径约为 200μm）血管壁中，发现存在网格状神经纤维。之后在较大的脑静脉周围，甚至观察到密集的神经纤维丛。神经纤维在改变脑静脉容量中发挥重要作用，在病理改变，如高碳酸血症和急性高血压时，交感神经刺激可导致小静脉的扩张，进而调节血流量和保护血 - 脑脊液屏障。而这些反应可通过交感神经切除术逆转。在以动脉血压突然升高为特征的急性高血压情况下，静脉交感神经的激活减缓了血液向静脉侧的流出，从而缓解了对静脉血管壁的高剪切力的作用，减轻了对小静脉壁和血 - 脑脊液屏障的破坏，交感神经阻断后这一保护作用消失。因此，推测交感神经对脑静脉系统的调节能起到减轻颅内压、脑水肿和出血性转化的作用。

3. Windkessel 效应——动脉和静脉的交流　Windkessel 效应是指来自心脏的脉冲会在弹性动脉中产生振荡的血流，并在静脉系统中衰减。在一个心动周期中，在舒张期，颅内的静脉血流速度是降低的；而在收缩期，从颅腔中排出的静脉血量会相应地增多，脑组织储存的多余动脉血主要被脑毛细血管床所容纳。动脉流入和静脉流出的速率会因脉搏而发生变化，颅腔中的脑脊液容积也会发生变化，当静脉压力增加或脑脊液吸收不足时，静脉搏动就会增加，并产生向毛细血管甚至动脉的反向扩散。这会导致血管甚至脑组织的顺应性受损，甚至造成脑动脉的病变或功能障碍。在静脉阻塞的情况下，有研究者发现局部脑血流显著减少。"血管神经网络"的概念强调了动静脉功能协调在维持大脑灌注稳态方面的作用。

（三）颅内压调节

脑血流的流入和流出之间的平衡对于维持正常颅内压至关重要，然而，静脉的重要性常被忽视，但越来越多的证据表明，脑静脉病变是导致颅内压增高的重要病理基础。

当脑静脉顺应性丧失时，静脉压的增加会导致颅内压增高，静脉引流不足时会导致静脉高压和颅内高压的发生。局灶性横窦狭窄与特发性颅内高压（idiopathic intracranial hypertension, IIH）相关。多达 90% 的特发性颅内高压患者存在双侧横窦狭窄，狭窄区域的腔内支架置入可以显著改善颅内高压症状，证实了脑静脉通畅与否与颅内压密切相关。在临床中，静脉系统因局灶性壁外静脉窦压迫、局灶静脉窦狭窄、长段 / 全程静脉压迫等导致静脉压升高时会出现颅内压增高。

脑静脉还通过影响脑脊液的生成和循环来影响颅内压，脑脊液由脑室内的脉络丛产生，并通过蛛网膜下腔循环，然后从蛛网膜颗粒、沿脑神经穿过颅骨孔的路径（包括筛状板）和硬脑膜淋巴管 3 个主要解剖学途径清除。目前认为，脑脊液通过蛛网膜颗粒进入静脉窦的吸收途径构成了主要的流出途径。这种回流（或吸收）过程主要取决于颅内静脉和脑脊液之间的压力差及有效的胶体渗透压差，从而可以通过调节脑脊液的吸收回流以保持颅内压的稳定。Zakharov 等验证了当颅内压增高时，脑脊液 - 静脉窦压力梯度也较高，颅内静脉系统中存在脑脊液示踪剂的富集，提示脑脊液通过蛛网膜颗粒流入硬脑膜窦中来降低颅内压。因此，静脉系统通过影响脑脊液吸收来影响颅内压。

（四）其他功能

最近的研究还发现，脑静脉系统和血 – 脑脊液屏障与物质转运、神经炎症、脑膜淋巴管功能、中枢神经系统的免疫监视等有关，提示脑静脉系统还具有更多未知的生理功能，但这些功能尚待进一步研究证实。

六、脑静脉与脑动脉的解剖及功能差异

脑动脉、脑毛细血管和脑静脉共同构成了脑的血液循环路径。在解剖和功能等方面，脑动脉和脑静脉有较大的差异。

（一）解剖结构差异

颅内静脉血管在组织结构上不同于动脉血管，小动脉具有内膜、中膜和外膜 3 层完整结构。而小静脉壁主要由内皮细胞层构成，表面有周细胞松散覆盖，并被星形胶质细胞终足包裹。平滑肌细胞可少量见于直径小于 200μm 的皮质或脑膜静脉中，只有管径超过 200μm 的静脉才会出现规则的平滑肌细胞。周细胞在微小静脉壁的外面形成长而交错的突起，具有调节收缩的功能。但由于静脉和小静脉没有平滑肌细胞包围，因此管壁薄，无弹性又无静脉瓣膜，不易发生管腔收缩而容易扩张，容易产生血流淤滞甚至反流，尽管在其静脉窦入口处具有瓣膜样的装置可在一定程度上调节静脉血流。而脑动脉血管壁的中膜层主要由平滑肌构成，可因各种因素的影响而发生扩张或收缩，甚至发生血管痉挛。

（二）分布特征差异

除了某些大脑凸面的静脉与动脉伴行外，大多数脑静脉（特别是深部静脉）很少与动脉伴行，脑静脉之间存在广泛的吻合，而脑动脉系统除脑底 Willis 环外，基本上都是终末支，缺乏侧支循环和吻合。

（三）血流方向差异

动脉是发散性的，静脉是汇聚性的。脑动脉起自颅底的颈内动脉和椎动脉，自颅底向颅盖方向由粗到细发出各级分支，因此手术中控制动脉性出血应该向颅底侧增加显露。脑静脉是由很多属支逐步合成相对较大的静脉干，向颅顶方向或深部中线方向汇集引流，主要汇入位于颅骨下方的上矢状窦和横窦等静脉窦或脑深部静脉系统，最终通过颈静脉回流至心脏。需注意的是，颈静脉至上腔静脉系统内都没有静脉瓣，因此临床上常通过抬高头位（高于胸部）以增加静脉引流来减少脑静脉出血的风险，同时还可辅助降低颅内压。

（四）生理功能差异

脑动脉的主要功能是将心脏泵出的血运输到脑组织中，为脑组织提供氧气和营养物质，动脉血在毛细血管中经过充分的交换代谢后，成为含有 CO_2 和其他代谢产物的静脉血。而脑静脉的主要功能是收集代谢后的静脉血，通过皮质静脉和深静脉汇入静脉窦中，最后由颈静脉和椎静脉丛回流至心脏。因此，脑静脉发生损伤或者血栓形成时，不仅会因机械性的阻塞导致静脉引流功能障碍和脑脊液回吸收障碍而发生血管源性脑水肿和脑积水，还可因代谢产物淤积而发生细胞毒性脑水肿等，加剧颅内压增高，导致局灶性静脉性梗死或静脉梗死性脑出血。

（五）疾病表现差异

脑动脉血栓常突然起病，导致偏瘫、失语等神经功能损害并伴有意识障碍。动脉内血流速度快，其血栓形成高度依赖于血小板，血栓成分多为白色血栓，因此治疗以抗血小板聚集药物为主，如阿司匹林、氯吡格雷、替格瑞洛等。而脑静脉血栓形成则起病形式多样，多呈渐进性，头痛和肢体抽搐的发生率较高。由于静脉内血流速度慢，其血栓形成对血小板依赖程度低，一般为红色血栓或混合性血栓，治疗以抗凝血药物为主，如肝素、华法林、利伐沙班等。

七、小结

脑静脉系统结构复杂，解剖变异较多。对脑静脉系统的解剖和组织学认识仍有待进一步研究。随着各种新型研究方法的不断涌现，对脑静脉及相关附属结构的微观研究，如蛛网膜颗粒、纤维索等的探索正在进一步深入。新的研究发现，脑静脉系统除了传统认为的血液运输、灌注调节、颅内压调节等功能外，可能还在神经炎症、脑膜淋巴管功能、中枢神经系统的免疫监视等方面发挥重要功能，这些研究结果将利于进一步阐明脑静脉系统相关疾病的病理生理本质，从而推动临床诊断和治疗方法的革新，改善临床疗效。

（洪景芳　王守森　裴家生　吴贤群　李克磊　朱先理）

第二节　颅内外静脉吻合交通途径

颅内外静脉系统通过静脉窦、导静脉、板障静脉、静脉丛等结构，形成广泛的吻合交通，充分认识这些吻合通道，对累及颅面静脉系统或脑静脉窦的炎症、肿瘤，以及脑静脉血栓性疾病的诊断和治疗，都有重要的指导意义。

一、板障静脉

颅骨是一种扁平骨，由外板、内板及其中间的板障组成。板障静脉位于颅骨板障的隧道内，交织成网，由薄壁的内皮细胞构成，相对宽大，它们在颅骨内外板之间形成无瓣膜的血管网络，内与脑膜静脉及静脉窦沟通，外与头皮内的静脉相连，其间的直接沟通途径即为导静脉。生理状态下血管造影很难对板障静脉成像。板障静脉可分为前后两组，前组包括额板障静脉和颞前板障静脉，在翼点区域汇聚并与上矢状窦及蝶顶窦相交通；后组主要是颞后板障静脉和枕板障静脉，在星点汇聚并与横窦及乙状窦相交通。目前普遍认为，板障静脉与静脉窦和脑静脉连接，同时与蛛网膜颗粒存在密切的联系，使之成为沟通静脉循环和脑脊液循环的重要门户。

二、导静脉

导静脉是穿过颅骨孔道的静脉，连接于颅内静脉窦或脑膜静脉和颅外静脉之间，可以是单独的一条静脉，也可在颅底形成静脉丛。有一些导静脉较恒定，而另外一些有时缺如，它们集中在主要的静脉窦，尤其是上矢状窦周围和乙状窦周围。在颅盖部，常见的是额静脉和眼静脉通过额导静脉连接上矢状窦，颅顶的静脉和颞浅静脉的属支通过顶导静脉连接上矢状窦，枕静脉通过枕导静脉连接窦汇，并且与枕板障静脉沟通。在颅底部，穿过乳突孔、圆孔、卵圆孔、棘孔、蝶骨孔、破裂孔、髁管等颅底孔道的导静脉是重要的颅内外沟通通道。常见的导静脉如下。

（1）顶导静脉：穿过顶骨孔，连接上矢状窦与头皮的静脉。

（2）乳突导静脉：穿过乳突孔，连接乙状窦（或横窦）与枕静脉或耳后静脉。乳突孔开口的数量为 0 ~ 4 个，但并不是每个开口均包含一根静脉血管。

（3）髁导静脉：穿过髁管，连接乙状窦与枕下静脉丛。

（4）破裂孔导静脉：为穿过破裂孔的 2 ~ 3 支小静脉，连接海绵窦与翼静脉丛和咽静脉丛。

（5）岩鳞窦：连接横窦与颞深静脉。此窦不经常出现。

（6）舌下神经管静脉丛：有时为 1 支静脉，穿过舌下神经管，连接乙状窦与颈内静脉。

（7）卵圆孔静脉丛：穿过卵圆孔，连接海绵窦与翼丛。

（8）穿过静脉孔（Vesalius 孔）的导静脉：连接海绵窦与翼丛。

（9）颈内静脉丛：伴随颈内动脉行经颈动脉管，连接海绵窦与颈内静脉。

（10）穿过盲孔的静脉：连接上矢状窦与鼻的静脉。此静脉在成人常缺如。

（11）枕导静脉：穿过枕外隆凸，连接窦汇与枕静脉。此导血管可缺如。

（12）围绕枕骨大孔的静脉（边缘窦）：连接枕窦与椎静脉丛。

（13）眼静脉：常被看作为导静脉，连接海绵窦与内眦静脉和翼丛。

（14）脑膜中静脉：伴随脑膜中动脉穿过棘孔，连接蝶顶窦与翼丛。

在正常情况下，血液流经这些无瓣膜的导静脉是缓慢的，血流方向一般是从颅内流向颅外。因为导静脉不易自行塌陷闭合，在开颅手术中，空气可由此进入循环系统而发生空气栓塞。可通过增强 CT 显示导静脉。

三、翼丛

翼丛是颞下窝内主要的静脉结构，位于蝶骨大翼下方，包绕翼内肌和翼外肌，填充于颞下窝的间隙内，广泛收集颞下窝内组织结构和周围部位的静脉血（图 1-10）。脑膜中静脉、卵圆孔导静脉和蝶导静脉经颅中窝底汇入翼丛，颞深静脉在颞肌内侧下行汇入翼丛，下牙槽静脉伴随下牙槽动脉向上汇入翼丛，面深静脉从前方穿过颊脂体汇入翼丛，翼腭窝内的静脉亦与翼丛交通。翼丛后部汇合形成上颌静脉，与上颌动脉伴随走行，这是翼丛的主要引流途径。Leonel 等证实了翼丛通过卵圆孔、棘孔、破裂孔中的导静脉与海绵窦沟通，他们还利用免疫组化和扫描电镜等技术对穿经卵圆孔的静脉结构进行研究，发现这些静脉与硬脑膜静脉窦的结构高度一致，并称之为卵圆孔导静脉窦。

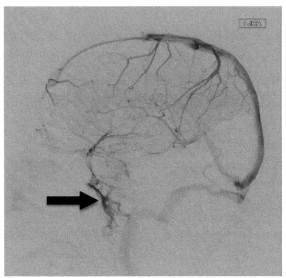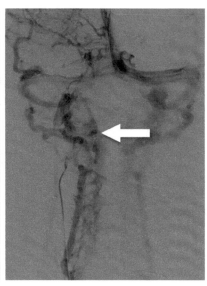

图 1-10　翼丛（黑箭头）和椎静脉丛（白箭头）的血管造影

面深静脉通过翼丛与海绵窦相通，面静脉通过眼上静脉和眼下静脉连接海绵窦，在颅面部形成一个复杂的静脉环路，由于该环路中部分静脉瓣的缺乏，面部危险三角区的感染可能经此途径向颅内扩散蔓延至海绵窦，引起血栓性静脉炎，这是感染性海绵窦血栓的解剖基础。

由于翼丛呈网状互相交通，管腔较大而管壁较薄，平滑肌和弹性纤维很少，故缺少有效的收缩止血功能。如果损伤严重，可导致多个出血点呈暗红色血液泉水般涌出，出血点不易逐一辨认进行止血。颅内静脉引流的个体差异较大，面深静脉，尤其是翼丛是否显影，取决于颅内静脉引流的方式，如果以基底静脉、皮质静脉引流为主，则海绵窦和翼丛显影不佳，甚至不显影。而在静脉窦血栓患者中，尤其是颅内血液经侧窦和颈内静脉回流受阻时，海绵窦、椎静脉丛及头皮静脉引流即成为颅内静脉主要的代偿性回路。

四、椎静脉丛

椎静脉丛又称 Batson 静脉丛，沿整个脊柱在椎管内、外形成椎内静脉丛和椎外静脉丛，上至枕骨大孔，下达骶骨尖，该组静脉缺乏瓣膜，吻合广泛并且连接椎间静脉和椎体静脉。椎外静脉丛位于脊柱的前方和后方，与枕静脉、颈深静脉和椎静脉相互交通。椎内静脉丛又称硬脊膜外丛，位于椎管内硬脊膜与骨膜之间，主要通过椎间孔的静脉和最终注入肋间静脉或腰静脉的节段静脉回流。椎静脉丛在枕骨大孔周围形成一个密集的静脉网通向颅内，并连接边缘窦、枕窦、基底静脉丛、舌下神经管静脉丛和枕髁导静脉。

椎静脉丛是一个独特的、大容量、无瓣膜的丛状静脉网络，可随腹压和胸压的变化而改变传送血液的方向，因而其血流是双向的，它是腔静脉和奇静脉系统的侧副循环途径，在腔静脉阻塞后起主要的静脉引流作用，可以传输大量血液而不发生静脉曲张，并能在双侧颈内静脉结扎后完全引流脑静脉。有研究表明，椎静脉丛在体位改变时的颅内压调节和脑静脉引流方面发挥着重要作用，脑静脉回流与体位及中心静脉压有关，人体处于站立位时，颈内静脉塌陷，椎静脉丛成为颅内静脉主要的流出通道；而当中心静脉压升高时，颈内静脉打开并成为主要的回流通道。在疾病状态下，椎静脉丛为肿瘤、感染的传播或空气栓塞提供了途径，如前列腺癌可通过椎静脉丛转移到颅内和软脑膜，胸部的感染可通过椎静脉丛向远隔部位播散并形成脑脓肿。

如果患者单侧乙状窦和颈内静脉因为血栓而闭塞，则血液逆向流入脑皮质静脉、基底静脉丛及脊髓前、后静脉，可导致椎管内静脉高压形成。另外，颅后窝发生硬脑膜动静脉瘘时，因脊髓静脉与颅后窝静脉有吻合血管，当硬脑膜动静脉瘘向脊髓静脉引流时，可影响脊髓静脉回流，导致椎管内静脉压增高、脊髓缺血，出现锥体束症状，甚至发生椎外静脉丛出血。

五、脑膜静脉

脑膜静脉是硬脑膜外层的一个血管网，引流硬脑膜的血液。在颅盖骨，大的脑膜静脉可在颅骨内板产生静脉沟，通常与脑膜动脉伴行。硬脑膜静脉与静脉窦及板障静脉间有交通支，脑膜静脉在颅底流入硬脑膜窦，在上端则流入静脉陷窝和上矢状窦。脑膜中静脉是其中较大的一支，它分为两干，分别穿过棘孔和卵圆孔回流至翼丛。颅底中央的脑膜静脉引流至岩下窦、斜坡静脉丛、前髁静脉以及翼丛、椎静脉丛；颅后窝的脑膜静脉引流至横窦、乙状窦、枕窦、椎静脉，并通过导静脉与头皮静脉相连。

六、颈内静脉

颈内静脉起始于颅底的颈静脉孔，为乙状窦直接向下的延续。颈内静脉在颈动脉鞘内位于颈内－颈总动脉的前外侧，在颈动脉鞘内沿颈内动脉和颈总动脉外侧下行，至胸锁关节后方与锁骨下静脉汇合成头臂静脉。颈内静脉的颅内属支有乙状窦和岩下窦，颅外属支包括面静脉、舌静脉、咽静脉、甲状腺上静脉和甲状腺中静脉等。颈内静脉下降至胸锁关节后方与锁骨下静脉汇合，形成头臂静脉，此汇合点称为颈静脉角。

颈内静脉接收来自颅骨、脑、面部和大部分颈部的静脉回流，为保证颅内静脉引流有足够的通路，必须有静脉丛引流（图1-11）。颈内静脉的辅助引流静脉丛分为前路引流模式及后路引流模式，前路引流模式指海绵窦区静脉引流至翼状肌丛静脉，再至下颌后静脉。后路引流模式进一步分为丛状引流和孤立静脉引流。后丛状引流又可分为2组：椎旁静脉丛伴无明显颈深部静脉引流，以及椎旁静脉丛伴有明显颈深部静脉引流。孤立静脉引流是指以引流颈深部静脉为主。

颈内静脉流出道的异常因素包括血管腔内异常、血管腔外异常及全身性因素。颈内静脉与颈内动脉不同，由于缺乏平滑肌，更容易受到邻近结构的影响，其中茎突和横突压迫是导致颈内静脉血流缓慢甚至停滞的主要因素，可诱发静脉血栓形成。茎突或横突切除术可替代、补救颈内静脉支架成形术，减少颅内静脉流出障碍，改善颅内外静脉引流，甚至可用于治疗因此而导致的顽固性颅内高压、头痛及其他颅内外静脉流出障碍所致的症状。对一些自发性低血压及脑功能衰退症状严重的患者，检查发现颈内静脉位于茎突与第1颈椎体之间存在变狭窄的区域，这种狭窄与颈内静脉逐渐形成的压力梯度有关，治疗目的在于改善颈内静脉流出道，缓解相关临床症状，理论上颈内静脉放置支架可解决问题，但因该狭窄区域没有足够空间放置支架，因此可以选择茎突切除术。颈内静脉在颈动脉鞘内与颈内动脉和颈总动脉相邻，其形态和行程变化多端，由于其壁薄、压力低，易于被压缩，在颈动脉、胸锁乳突肌及锁骨等压迫下更易发生变形。

研究发现，在阿尔茨海默病患者中，颈静脉回流相关白质病变的严重程度呈老龄化依赖，提示脑静脉流出功能障碍可能在脑白质改变形成的发病中发挥作用，尤其是在脑室周区域，而且颈内静脉引流障碍的患病率随着年龄的增长而增加。

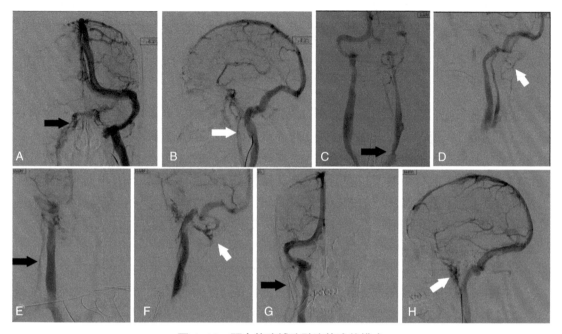

图 1-11 颈内静脉辅助引流静脉丛模式

A、B 为前路引流模式即翼静脉丛引流；C、D 为左侧椎旁静脉丛伴无明显颈深部静脉引流；E、F 为椎旁静脉丛伴明显颈深部静脉引流；G、H 为颈深部静脉引流。A. 正位造影示双侧海绵窦区静脉流入右侧翼状肌丛静脉（黑箭头）；B. 侧位造影示右侧下颌后静脉引流（白箭头）；C. 正位造影示左侧颈内静脉有锁骨压迹（黑箭头）；D. 侧位造影示左侧椎旁静脉丛引流（白箭头）；E. 正位造影示因左侧颈内静脉狭窄，右侧前、后丛开放，左侧颈深部静脉引流；F. 侧位造影示翼静脉丛开放；G. 正位造影示左侧颈内静脉闭塞，右侧颈内静脉外侧有两根平行的孤立颈深部静脉附加引流（黑箭头）；H. 侧位造影示翼静脉丛开放（白箭头）

七、小结

颅内外静脉吻合通道的存在具有重要意义。在生理状态时，这种吻合可能仅维持着低流量的血液沟通，甚至仅存在解剖意义而并无导流功能。但是，在病理状态下，如脑静脉血栓形成时，主要的静脉窦回流障碍，颅内外静脉吻合将会开放，将一部分脑静脉血液通过此类吻合回流至颅外静脉，从而降低了颅内静脉高压，发挥了侧支循环的代偿功能。在某些情况下，这种静脉吻合也是炎症、肿瘤播散的途径。认识颅内外静脉吻合的存在和意义，对提高脑静脉相关疾病的认识有极大的帮助。

（吴贤群　陈其钻　洪景芳　朱先理　王守森）

第三节　颅内静脉系统影像解剖学

颅内静脉系统解剖学变异较多，除了传统的大体解剖研究外，DSA、CTV 和 MRV 及建立在多种影像基础上的三维影像融合多模态重建均日益发展和普及，为研究脑静脉提供了新的方法和途径。

一、数字减影血管造影

DSA 静脉成像方法是采用全脑血管造影术，摄取经颈内动脉造影系列片的静脉相。DSA 是脑静脉系统观察应用最早，也是应用最为普及的一种医学影像学技术，一直被认为是脑血管检查最敏感的检查手段。DSA 具有良好的清晰度、高灵敏度和高特异性等特点，可通过不同的旋转位置成像，如正位、侧位、斜位或其他位置，清晰显示静脉结构和血流动态情况（图 1-12）。DSA 的缺陷：检查具有一定的创伤性，其检查时间较 CTA、MRA

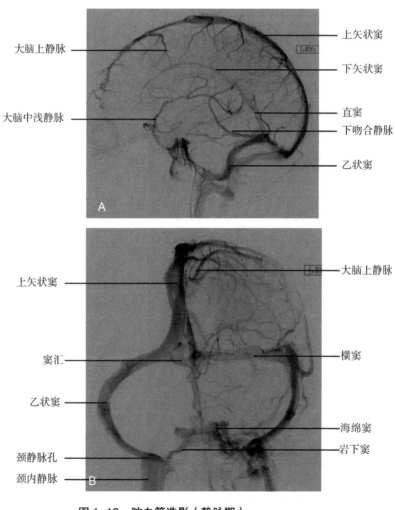

图 1-12　脑血管造影（静脉期）
A. 侧位；B. 正位

更长、价格较为昂贵，存在发生对比剂不良反应的风险，操作技术比较复杂（需要对左右侧颈动脉系统、椎动脉系统分别超选造影），同时患者和检查医师接受 X 线辐射剂量大。目前 DSA 不作为脑静脉系统相关疾病检查的首选，主要在需要动态造影确诊，或准备进行介入治疗时采用。

二、脑 CT 静脉成像

CTV 是一种无创性检查，检查时间短、价格低廉、可进行二维和三维重建，三维静脉血管成像可在任一平面内进行任意角度旋转，能同时观察到动脉、静脉和周围骨性结构，患者所接受 X 线辐射剂量比 DSA 小得多。据相关研究，脑 CTV 对上矢状窦、直窦、横窦、乙状窦、大脑大静脉的显示率为 100%，下矢状窦、基底静脉为 96%，海绵窦、丘纹静脉、岩上窦的显示率达到 93% 以上，终静脉、透明隔静脉、小脑上蚓静脉的显示率为 75% ～ 86%，岩下窦和蝶顶窦的显示率为 50% ～ 60%。脑 CTV 与 DSA 在显示脑静脉系统的细节上基本相似，都能显示 4 ～ 5 级分支。对于静脉窦血栓患者，慢血流的室管膜下静脉和侧支静脉用 CTV 比 MRV 显示得要好。因为成像速度快于 MRV 和 DSA，且对脑静脉的显像效果不逊于 MRV，目前指南推荐 CTV 用于疑似急性脑静脉血栓患者的急诊筛查。但它也存在一些缺陷，如只能静态显示静脉系统，不能动态观察血流方向和流动速度等情况，并且受患者体内放置的金属制品和颅骨所造成伪影的影响，存在颅骨对皮质静脉的遮盖效应，对贴近颅骨的静脉及静脉窦的显示能力较差，对小管径的皮质静脉显示效果也有偏差。

三、磁共振静脉血管成像

MRV 目前是最常用于评估脑静脉疾病的检查手段，主要有二维时间飞跃法磁共振静脉成像（2D-TOF-MRV）、三维相位对比磁共振静脉成像（3D-PC-MRV）及三维对比增强磁共振静脉成像（3D-CE-MRV）。

（一）2D-TOF-MRV 和 3D-PC-MRV

2D-TOF-MRV 和 3D-PC-MRV 具有无创性、无须注射增强对比剂、价格低廉、无 X 线辐射等特点，但是这两种技术受到磁共振设备、静脉血液流动速度和流动方向的影响，对血流慢的静脉窦和皮质静脉显示欠佳，两者对颅内静脉窦、皮质静脉成像质量次于高分辨率的 3D-CE-MRV，对于管径较小的桥静脉显示效果也欠佳，难以对大脑的桥静脉进行全面系统的观察。2D-TOF-MRV 和 3D-PC-MRV 现多用于观察颅内管径较大的静脉和流速较快的硬脑膜静脉窦。

（二）3D-CE-MRV

3D-CE-MRV 是一种无创性检查，需要注射对比剂，检查时间短、无射线辐射、无骨性伪影，显示血管较 2D-TOF-MRV 和 3D-PC-MRV 清晰，可进行二维和三维重建，三维静脉血管成像可在任一平面内进行 360° 旋转，能同时观察到动脉、静脉。但它仅能静态地显示血管结构，不能显示动态的血流。Kramer 等通过将 CE-MRV 与 DSA 的显影结果进行对比，证实了CE-MRV对颅内静脉成像的可靠性。根据建立在MR成像基础上的新技术、新序列，如磁共振黑血血栓成像技术、CE-3D-MPRAGE或3D-T1-SPACE等特殊序列，有效提高了脑静脉血栓的诊断率。MRV在脑静脉血栓诊治中应用广泛，临床上应根据病程的时期及血栓的类型，选择合适的磁共振静脉成像技术和序列。

四、三维影像融合多模态重建

三维影像融合多模态技术是应用计算机软件对两种或多种影像进行融合处理，从而可以在一张影像上同时显示两种或多种组织结构。这大大提高了对诊断和治疗的认识水平、科研与教学的可视性与直观性。利用三维影像融合技术，可以将DSA、CT、MRI和MRV等多种影像资料进行整合，重建出同时包含颅骨、大脑皮质、动脉、静脉、肿瘤的多模态颅脑模型，并可根据术者需要进行任意角度旋转、裁切。能够实现该技术的常用软件设备有3D Slicer软件、虚拟现实技术和神经导航设备中内置的手术计划系统。通过对静脉结构进行三维影像融合多模态重建，成像效果良好，获得了比单一影像学检查更多的脑静脉细节和信息。建立3D静脉融合模型可以更直观地评估病变位置及其与静脉窦、静脉侧支循环的关系。相比传统的CTV和MRV影像，基于CE-MRV的3D静脉融合模型通过手动剪除头皮脂肪混杂信号，可以获得更清晰、完整的静脉信息，对静脉窦、皮质静脉、侧支吻合静脉的显示率达到100%。

范雅操等利用3D-CE-MRV结合容积重建（VRT）成像观察了大脑镰内的镰状窦在43例受试者的存在情况，发现在37例位于大脑镰中后1/3交界处，6例位于大脑镰后1/3区。根据两端连接静脉结构情况，将镰状窦进行分型（图1-13）：Ⅰ型（起自大脑镰内，注入下矢状窦、Galen静脉或直窦）、Ⅱ型（起自大脑镰内，注入上矢状窦后部）和Ⅲ型（连接上矢状窦与下矢状窦、Galen静脉或直窦）。①Ⅰ型镰状窦包括团块形、三角形、长条形及不规则形；②Ⅱ型镰状窦包括直条形和弯条形；③Ⅲ型镰状窦包括长条形、宽带形、人字形。其中人字形常由Ⅰ型镰状窦和Ⅱ型镰状窦融合形成。共发现11例Ⅰ型镰状窦，21例Ⅱ型镰状窦，14例Ⅲ型镰状窦。其中4例Ⅰ型镰状窦与Ⅱ型镰状窦并存，6例Ⅱ型镰状窦与Ⅲ型镰状窦并存，5例同时并存2个Ⅱ型镰状窦，4例同时并存3个Ⅱ型镰状窦。

范雅操等在接受CE-MRV检查的740名14～79岁健康人中，运用三维静脉重建技术观察枕窦，发现236例存在枕窦。枕窦在头侧与窦汇附近相连，而尾侧与枕骨大孔周围血管相连，三维静脉模型显示其体积明显大于硬脑膜内的静脉血管通道。枕窦可以居于中线，也可以偏离中线；可以为单支，也可以为2支，甚至为多支。在枕窦的头端和（或）尾端，有的可形成分支并与多处血管相连。在头端，可与窦汇、横窦、直窦、直窦的属支、上矢状窦、上矢状窦的属支、硬脑膜的静脉、导静脉、两侧横窦之间的吻合支等沟通。在尾端，可与乙状窦、环窦、硬脑膜的静脉、椎静脉丛等沟通（图1-14）。在31例（4.2%）中发现了斜枕窦，其中16例（51.6%）伴有一侧或双侧横窦的发育不全或缺如，说明此时枕窦实际上构成了极为重要的静脉回流通路。

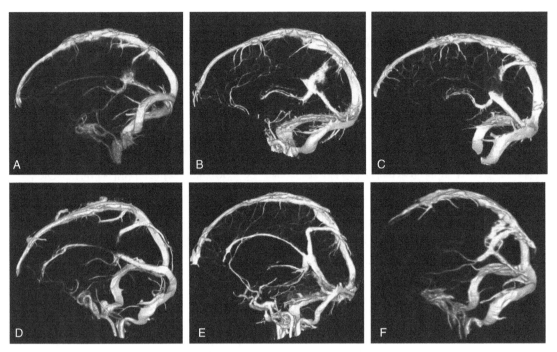

图 1-13 各型镰状窦的三维静脉模型

A. 大脑镰内Ⅰ型团块形镰状窦,表现为 Galen 静脉旁团块状;B.Ⅰ型不规则形镰状窦,与下矢状窦末段、Galen 静脉、直窦前段相连;C.Ⅱ型弯条形镰状窦;D.Ⅱ型直条形镰状窦,尾端与顶部的大脑浅静脉相连;E.Ⅲ型人字形镰状窦,由Ⅰ型长条形镰状窦和Ⅱ直条形镰状窦融合而成;F.Ⅲ型宽条形镰状窦,表现为大脑镰中后 1/3 交界处大片状血管影,连接大脑镰上、下静脉窦

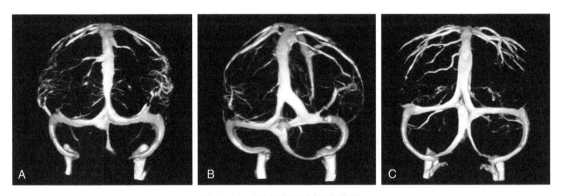

图 1-14 枕窦的三维静脉模型

A. 位于中线的单枕窦;B. 单侧斜枕窦,下端连接左侧乙状窦,双侧横窦发育正常;C. 双侧斜枕窦,下端连接双侧乙状窦,双侧横窦发育正常,左侧枕窦较细,上端连接左侧横窦,右侧枕窦粗大,上端与直窦相连

五、虚拟现实技术

虚拟现实(virtual reality, VR)技术是以计算机技术为主,利用并综合三维图形技术、多媒体技术、仿真技术、显示技术等多种科技成果,借助计算机等设备产生一个逼真的三维感官体验的虚拟世界,从而使处于虚拟世界中的人产生一种身临其境的感觉。虚拟现实技术可将 CT、MRI、MRV 等多类型二维显示影像融合转化为三维立体影像,直观、立

体、动态还原脑部解剖结构，进行三维立体观察、测量、评估和模拟手术。尤其是基于 3D CE-MRV 虚拟现实重建静脉窦、皮质静脉，既可以清晰立体显示颅内静脉、静脉窦，从各个方向、各种角度、不同聚焦范围观察目标静脉的构成、粗细、走行，观察到二维影像难以企及的观察角度和解剖细节（图 1-15 所示窦汇区解剖变异）。

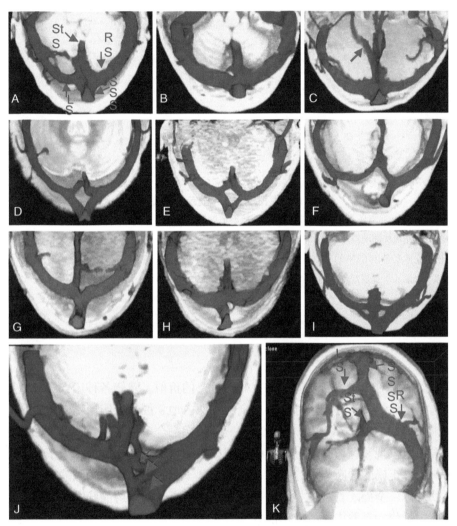

图 1-15　虚拟现实技术显示的窦汇区解剖形态

A、B. SSS 和 StS 在枕内隆凸附近汇合，由此向左右分流，成为左、右 TS；D、E: SSS 与 StS 在终末端分为左右两支，分别汇合成为左侧 TS 和右侧 TS；F～H. SSS 或 StS 偏向一侧汇入 TS。A.TS 引流以右侧为主。B.TS 引流双侧基本相等。C.TS 引流以左侧为主，箭头示右侧小脑幕边缘窦汇入 TH。D.SSS、StS 末端各发出一支左右粗细均等的分支。E.SSS 或 StS 末端分为左右主干支，再由左主支或右主支发出分支。F.StS 分为左右两支，SSS 不分支，偏向右侧。G.SSS 分为左右两支，StS 不分支，偏向左侧。H.SSS 偏向左侧，汇入左侧 TS，StS 偏向右侧，汇入右侧 TS；SSS 与 StS 之间存在短交通。I.SSS 末端右主干支向左发出 2 分支，与 StS 相对应的 3 支共同构成左右 TS。J.SSS 分成 3 支，其中 2 支向右汇入右侧 TS，1 支向左汇入左侧 TS；StS 不分支，偏向左侧，双侧 TS 之间还存在 1 支静脉窦交通。K.SSS 于近末端处发出左侧 TS 分支，左侧 TS 发育不良；StS 不分支，偏向右侧汇入右侧 TS；StS 近末端处向下发出 1 分支，该分支末端分叉，1 分叉向左侧，1 分叉向下方。TH. 窦汇；SSS. 上矢状窦；StS。. 直窦；TS. 横窦；LS. 左侧 TS；RS. 右侧 TS

　　静脉窦血栓形成，还可利用虚拟现实技术的工作手柄灵活推移，重建组织，可以同步显示、亦可单独显示，减少目标外组织的干扰，抵近观察任意切面静脉窦的通畅或狭窄状态（图1-16），提高临床诊断的准确性。

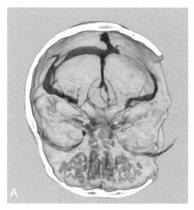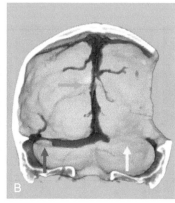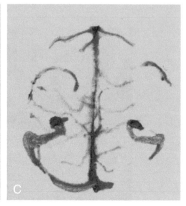

图1-16　虚拟现实技术显示静脉窦血栓

男，40岁，不慎摔伤。神志昏迷，左侧顶枕部头皮明显淤血肿胀，左侧瞳孔散大约5mm。头颅CT提示：左侧顶枕部硬膜外血肿，右侧顶枕部硬膜外血肿，右侧横窦及上矢状窦后部受压显影纤细，脑肿胀明显。急诊行左侧开颅手术并去骨瓣减压术，术后基于CTV的虚拟现实技术显示左侧横窦显影中断（黄箭头），右侧横窦外侧段（红箭头）及上矢状窦后部（绿箭头）显影纤细，均可能为静脉窦血栓形成所致。A.颅底上面观；B.枕部内面观；C.颅内静脉窦单独显示

六、小结

　　现代医学影像对临床诊断和治疗具有非常重要的价值，熟知各种影像学检查方法的优缺点，对选择影像学检查方法十分重要。全面和深入地掌握神经影像学知识，是神经外科医生的临床基础之一。DSA、CTV、MRV和三维影像融合多模态重建等多种影像学检查技术均可以很好地重现和评估脑静脉系统的解剖结构，帮助临床更好地深入了解脑静脉系统相关疾病，制订正确的诊断与治疗策略，尤其是基于多种影像技术的脑静脉三维影像融合模型，可以立体、全面、直观地显示脑静脉的解剖形态，对了解静脉窦的解剖分型和引流特点具有重要价值，有着广泛的应用前景。

（魏梁锋　范雅操　李世清　李克磊　朱先理　王守森）

第二章　脑静脉血栓基础知识

第一节　脑静脉血栓概念和分类

脑静脉血栓(cerebral venous thrombosis，CVT)又称为脑静脉和静脉窦血栓形成(cerebral venous sinus thrombosis，CVST)，文献上两种名称通用，本书为了便于行文书写及阅读理解，称为脑静脉血栓（CVT）。19世纪初，法国医生 Ribes 首次描述了这种疾病，它曾被认为是一种感染性疾病，现在普遍认为这是由各种不同原因导致的脑静脉回流障碍性疾病。

一、历史回顾

（一）早期认识

最早有记录的 CVT 观察可能来自希腊医学家希波克拉底（公元前460～公元前370），他注意到脑卒中与妊娠及分娩有关，后来法国医生梅尼埃也观察到偏瘫与产褥期密切相关，当然，由于时代的局限性，他们都没有明确指出这种好发于产褥期的脑卒中到底是什么疾病。CVT 的首次描述源于法国医生 Ribes，他在1825年描述了一例出现严重头痛、抽搐和意识谵妄的45岁男性患者，该患者的谵妄在1个月内好转，但头痛持续存在，抽搐发作频率和次数增多，最终于6个月后死亡。尸检显示上矢状窦、横窦、乙状窦和皮质静脉内血栓形成，脑组织水肿、出血，脑内有多处转移癌。第一例产褥期 CVT 病例可追溯到1828年，当时英国国王乔治四世的医生 John Abercrombie 发表了一份详细报告，报告了一例24岁妇女在分娩2周后出现头痛、痫样发作和偏瘫、失语的情况，尽管对患者反复实施了当时流行的放血疗法，但患者仍死于癫痫持续状态。在尸检中，John Abercrombie 发现了上矢状窦和皮质静脉内血栓形成，伴有脑组织软化和出血。

自这些病例报道之后，又有一些学者报告了零星的病例，所有这些病例都经过尸检证实。这些病例报告提示了这种罕见且严重典型情况，其临床特征为头痛、视盘水肿、痫样发作、局灶性神经功能障碍、进行性意识水平下降甚至昏迷和死亡，其病理特征为出血性脑梗死。Tonnelle 于1829年发表了一篇关于 CVT 的综述，法国解剖学和病理学家 Jean Cruveilhier 在他著述的病理解剖图集中收录了关于脑静脉窦炎症的章节。这些学者认为，CVT 在儿童中很常见，尤其是那些发热和感染的儿童。Tonnelle 和 Cruveilhier 指出，CVT 也往往发生于产褥期妇女和老年患者。在19世纪末，德国医生 Heinrich Quincke 发现 CVT 的发生可源于腰椎穿刺，他报道这些患者有头痛、视觉症状、视盘水肿和颅内压增高等表现，他的这些患者大多会康复。

彼时正处于现代医学的启蒙阶段，尸体解剖开启了对疾病的全新认识。但是，CVT 往往是在患者死亡后尸检才能获得确诊，临床医生对于 CVT 的认识是模糊而神秘的，尽管他们已经逐渐将患者的症状和体征与静脉窦的闭塞联系在一起，但是依然认为 CVT 是一种静脉窦的炎症。在那个时代，卫生条件不佳，抗生素还没有发明，感染性 CVT 占了很大的比例。因此，对 CVT 只能以对症治疗为主，病死率很高。

（二）现代医学对 CVT 的认识

随着现代医学的发展，对 CVT 的认识也在不断深入，人们逐渐认识到 CVT 并非都是感染性疾病所致，学者们开始探索除感染之外的其他病因。1888 年，Gowers 描述了一例恶病质患者的非感染性 CVT。1915 年，Holmes 和 Sargent 报道了创伤后上矢状窦血栓形成的病例。1936 年，Lhermitte 及其同事提出了儿童先天性心脏病与静脉窦血栓形成之间的联系。Martin 和 Sheehan 在 20 世纪 40 年代将静脉血栓形成与产褥期联系起来。Charles Symonds 认为良性颅内压增高现象与脑静脉窦闭塞有关，并进行了长达 25 年的探讨。在他发表的一系列论文中，描述了所谓的"耳源性脑积水"现象及侧窦血栓形成、耳及乳突气房与该疾病的关系。

随着诊断技术的不断提高，CVT 诊断也逐渐摆脱了以前必须经过尸检才能确诊的困境。20 世纪 40 年代，Charles Symonds 等通过特征性临床表现及腰椎穿刺结果对 CVT 进行临床诊断。1951 年，静脉造影术的临床应用使 CVT 的诊断方法得到了根本性的进步。但是，在 CT 和 MR 出现之前，仍然有很多 CVT 患者没有得到及时正确的诊断，1942—1990 年，CVT 的文献报道约只有 203 例。根据 Kalbag 和 Woolf 的研究，1952—1961 年，英格兰和威尔士每年有 21.7 人死于 CVT，男女比例为 1.29 ∶ 1。

随着 20 世纪 80 年代末 CTV 和 MRV 的广泛应用，CVT 的早期无创诊断变得更加容易。与此同时，病理生理学的发展也让人们认识到静脉窦内的血栓形成是该疾病发生的罪魁祸首，临床医生开始尝试着用各种现代医学的方法治疗 CVT。抗生素的发明和应用，有效降低了感染性 CVT 的病死率；抗凝治疗等一系列现在引为经典的重要方法开始实施。

1988 年，Scott 和同事通过额骨钻孔，将导管插入上矢状窦并注入尿激酶。该患者最初表现为去大脑强直，治疗后病情好转，在治疗 4 周后仅遗有轻度语言障碍，这应该是第一例静脉窦局部接触性溶栓的文献报道。1991 年，Barnwell 首先报道了利用血管介入技术经颈静脉和股静脉进行静脉窦接触性溶栓，开启了 CVT 血管内治疗的新篇章。

二、概念及延伸

（一）CVT 的基本概念

CVT 是由多种原因引起的硬脑膜静脉窦、皮质静脉和深静脉等颅内静脉系统的血栓形成，以脑静脉回流受阻和颅内压增高为特征，以头痛、视物模糊、癫痫发作和局灶性神经功能障碍等为临床表现的特殊类型脑血管病（图 2-1）。CVT 的病变血管定位于脑静脉系统，以卒中起病，因此也有学者将 CVT 称为"脑静脉性卒中"，是脑卒中的一种特殊亚型，有着和脑动脉卒中不一样的病理生理机制。

（二）CVT 的"堰塞湖"理论

Stephan Moll 将 CVT 比喻成水库里的水溢出到周围，或像是决堤的水坝。笔者认为，用"堰塞湖"理论来形容 CVT 更为形象，更易于理解：如果将人脑的静脉系统看成是河流，

CVT 的形成就犹如大地震时山体滑坡、崩塌入河道中（血栓形成），阻断了河流而形成"堰塞湖"，河水不能往下游流动，渐渐在河道上游及堰塞湖中形成了"死水（静脉血流淤滞）"，从而使"堰塞湖"水位越来越高（静脉系统的静水压增高），进一步导致小静脉和毛细血管回流障碍，可以引起脑组织坏死和肿胀（静脉性脑梗死），从而产生颅内压增高。当小静脉承受不了不断升高的压力时，就会破裂而形成"洪水泛滥"，即产生了静脉性脑梗死后出血。因此，CVT 主要的临床表现可有颅内压增高（头痛、恶心呕吐、视物模糊、意识障碍等）和局灶神经功能障碍（肢体抽搐、肢体无力甚至瘫痪等），重者可引起昏迷甚至死亡，具体的临床表现根据血栓发生部位及静脉回流淤滞的严重程度而有所不同。

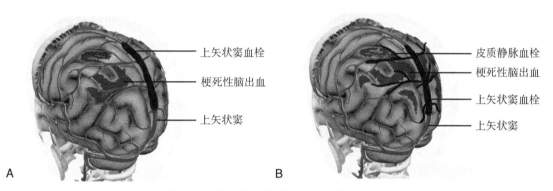

图 2-1　脑静脉窦解剖结构及脑静脉血栓

A. 右前外侧方透视图，可见上矢状窦中部血栓；B. 右前外侧方透视图，可见上矢状窦中部及皮质静脉血栓

三、流行病学

（一）发病率

CVT 是一种少见且尚未被充分认识的卒中类型，占所有卒中的 0.5% ~ 1%，也有报道为 0.5% ~ 3%。过去一般认为 CVT 的年发病率为 2/100 万 ~ 5/100 万，但实际的发病率可能更高，近年来随着发病风险因素的改变及影像技术的进步，发现了更多漏诊或误诊的病例。通过更精确的疾病编码和更准确的影像学研究，有报道估计目前年发病率为 13.2/100 万 ~ 15.7/100 万。在一项回顾性队列研究中，使用 ICD 编码对美国纽约州和佛罗里达州 2006—2016 年住院患者数据库（SID）中所有新发的 CVT 病例进行汇总。结果显示，CVT 的年发病率为 13.9/100 万 ~ 20.2/100 万，发病率在不同性别和年龄段存在显著差异，女性为 20.3/100 万 ~ 26.9/100 万，男性为 6.8/100 万 ~ 16.8/100 万；18 ~ 44 岁女性发病率为 24.0/100 万 ~ 32.6/100 万，18 ~ 44 岁男性为 5.3/100 万 ~ 12.8/100 万。发病率也因种族而异，黑种人为 18.6/100 万 ~ 27.2/100 万；白种人为 14.3/100 万 ~ 18.5/100 万；亚裔为 5.1/100 万 ~ 13.8/100 万。2006—2016 年 CVT 的发病率逐年有所增加，其主要增长因素是所有年龄组男性和 45 岁以上女性获得诊断的病例数增长所致。

（二）年龄

CVT 更常见于年轻患者。国外两项大型临床研究的平均年龄分别为 39.1 岁和 40.7 岁。中国一项较大规模的 CVT 回顾性研究发现，243 例患者平均年龄为 36 岁。此外，女性患者的发病年龄早于男性，一项共纳入 1309 例年龄 ≥ 18 岁的 CVT 患者（75.3% 为女性）的研究发现，与男性相比，女性患 CVT 的时间要早 9 年；与没有可识别危险因素的女性患者相比，具有多种（≥ 1 种）危险因素的女性患者患 CVT 的时间要早约 12 年。另外，多项队列研究发现，儿童尤其是新生儿的发病率要高于成年人。

（三）性别

女性患者比男性更常见，男女患者比例为 1 ∶（1.5 ～ 5），这种男女比例可能与女性妊娠和产褥期及使用口服避孕药引起 CVT 风险增加有关。

（四）危险因素

导致 CVT 形成的危险因素众多，80% 的病例可以找到相关的危险因素，但不同国家、不同种族之间的危险因素分布可能不同。如：发展中国家具有较高的生育率及相对较低的口服避孕药避孕方式，因此妊娠和产褥期成为 CVT 最强的危险因素，而口服避孕药并不是主要的危险因素。在发达国家，口服避孕药是主要的避孕方式，且卫生状况及保健水平较高，因此口服避孕药的使用是较强的危险因素，而与感染相关的 CVT 的构成比例则较低。

（五）大型临床研究

大型的前瞻性或回顾性研究是研究在某些国家、某些地区或某些人群中，CVT 的流行病学情况、临床表现、治疗及预后的重要手段，可提供高等级的循证医学证据，是指南和专家共识的重要参考。现按照文献报道的时间顺序，简要介绍一些较为重要的 CVT 大型临床研究情况。

1. 国际脑静脉及静脉窦血栓形成研究（ISCVT 研究）　是迄今为止最大规模、最具有循证医学证据的 CVT 前瞻性研究。ISCVT 研究的启动是为了在前瞻性、多中心的大规模 CVT 患者系列中获得有关临床表现、危险因素、结果和预后因素的可靠证据。研究纳入了来自 21 个国家 89 个中心的 624 例成人病例，研究结果发表于 2004 年 *Stroke* 上。该研究为随后 CVT 的诊断和治疗提供了明确的循证医学证据，但也存在一定的局限性：首先，虽然这是一个国际的多中心研究，但是来自亚洲和非洲的病例很少，而亚非地区的流行病学特点和欧美有所差别，如亚非地区感染、贫血和妊娠 / 产褥期相关的 CVT 发生率较高且预后相对较差；其次，所有纳入病例年龄均大于 15 岁，缺乏儿童患者的数据，研究结果不适用于儿童。

2. 亚洲 CVT 登记研究　这是一项前瞻性亚洲多国观察性研究，来自 9 个亚洲国家（巴基斯坦、印度、伊朗、孟加拉国、阿联酋、沙特阿拉伯、叙利亚、新加坡、土耳其）20 个中心的 812 例（59% 为女性）有症状 CVT 患者被纳入研究，年龄均大于 16 岁。研究目的是确定亚洲患者 CVT 的危险因素、临床表现和结果。研究结果发表于 2019 年的 *Journal of Stroke and Cerebrovascular Diseases* 上。该研究人群主要来自南亚、西亚及中亚，较为真实地反映了这些亚洲地区的 CVT 发病情况，但不包含中国、日本、韩国、越南、印尼等人口众多的东亚和东南亚国家，并不能完全真实地反映亚洲人群的 CVT 发病情况，具有一定的局限性。

3. 脑静脉血栓形成（VENOST）研究　这是一项多中心、回顾性和前瞻性研究，35 家土耳其综合性国家卒中中心参与了该研究，纳入了 1144 例 18 岁以上 CVT 患者。研究结果发表于 2017 年的 *Journal of Stroke and Cerebrovascular Diseases* 上。VENOST 研究的优势在于样本量大，人群来自横跨亚欧两大陆的土耳其，人群特征包含了部分欧洲人群及部分西亚、中亚人群的特点。这项研究也有局限性：缺乏对病因、治疗选择的统一评估，以及长期随访的高退出率和不具备广泛多样的人种流行病学特征。

4. 脑静脉血栓形成病因学生物库研究（BEAST） 这是一项针对 CVT 的多中心、跨国、前瞻性观察研究，从芬兰、希腊、意大利、葡萄牙、英国、比利时、荷兰、墨西哥和美国（非西班牙裔白种人）9 个国家 12 家研究中心的 18 岁以上 CVT 患者中收集了广泛的表型临床数据和 DNA 样本，而后在研究过程中又加入了来自法国和瑞典的研究数据。研究目的是更好地了解 CVT 的遗传基础，采用方法是建立一个高度特征化的 CVT 病例国际生物样本库。2023 年以来陆续有相关结果报道。该研究是迄今为止最大规模的基于遗传因素和其他风险因素的多中心、跨国、前瞻性观察研究，主要纳入了欧洲血统的白种人群体，可以在一定程度上代表欧洲和北美地区白种人群体 CVT 的发病情况。研究的局限性是仅评估患有 CVT 的成年人，因此结果不适用于儿童。且患者主要为欧洲人群，因此研究结果不适用于其他地区人群的患者。

5. 抗凝治疗 CVT（ACTION-CVT）研究 这是一项大型多中心国际回顾性队列研究，纳入了 2015 年 1 月至 2020 年 12 月确诊为 CVT 的 1025 例患者，来自美国、欧洲和新西兰的多个医疗中心。研究的目的是直接口服新型抗凝血药（DOAC）与华法林的安全性和有效性对比，结果支持使用新型口服抗凝血药作为 CVT 患者华法林治疗的合理替代方案，研究结果发表在 2022 年 *Stroke* 上。该研究是近年来一项大型多中心国际回顾性研究，证实了新型口服抗凝血药不逊色于华法林的抗凝作用，研究还纳入了多种族、多民族人群的流行病学和临床、影像学数据，为 CVT 的更深入研究提供了宝贵的资料。

6. 中国脑静脉血栓形成多中心注册研究（RETAIN-CH） 这是由北京宣武医院吉训明院士领衔发起的一项大型国内 CVT 流行病学多中心回顾性研究，旨在评估中国 CVT 的发病率、诊断和治疗现状，以及现实世界中血管内治疗的有效性和安全性。RETAIN-CH 根据地区、经济状况、医疗水平等因素，在 31 个省、自治区、直辖市随机抽取了 104 个临床分中心参与研究，以获得更好的代表性。本研究将确定近 5 年来中国 CVT 患者的发病率、临床症状、病因、诊断、治疗和预后。这项研究还将证明，对于现实世界中的急性 CVT 患者，血管内治疗是否优于单纯药物治疗。截至 2024 年 8 月，研究结果尚未公布，有望获得较准确的国内真实世界 CVT 的发病情况。

四、临床分类

（一）按是否为感染性因素分类

感染性因素是 CVT 的重要致病因素。

1. 感染性 CVT 常继发于其他感染性疾病播散到颅内静脉系统（多见于海绵窦和乙状窦），常见原因有头颈部化脓性感染灶。①乙状窦血栓：中耳炎、乳突炎等使得通往乙状窦的静脉发生血栓，继而蔓延扩展，引起乙状窦血栓形成；②海绵窦血栓：面部感染（特别是口鼻三角区）、鼻窦炎等感染通过头面部与颅内丰富的静脉吻合逆行进入海绵窦，引起海绵窦血栓形成；③上矢状窦血栓：来源于邻近头皮的感染、颅骨骨髓炎、大脑半球背外侧面及内侧面的脑膜炎、脑脓肿等炎症，通过板障静脉、导静脉或桥静脉扩展，引起上矢状窦血栓形成；④远隔部位的感染性病灶，如泌尿系统感染、盆腔炎症、肝脓肿等的脓栓，也可经脊柱周围静脉丛进入椎管内静脉，再经椎静脉逆行进入颅内静脉引起CVT。

2. 非感染性CVT　各种非感染性因素引起的血液高凝状态及血液循环容量不足，是CVT发生的主要原因。常见原因有妊娠、产褥热、口服避孕药、全身过度脱水、高热、脑外伤、肿瘤及免疫性疾病等。根据进一步的临床试验检测结果，非感染性CVT又可细分为：①血液疾病相关CVT，如贫血、血小板增多症、肝素导致的血小板减少症、血栓性血小板减少性紫癜等；②风湿免疫疾病相关CVT，如抗磷脂抗体综合征、高同型半胱氨酸血症、阵发性睡眠性血红蛋白尿、肾病综合征、炎性肠病、结缔组织病（系统性红斑狼疮、白塞综合征）；③肿瘤相关CVT，如恶性肿瘤等；④遗传因素相关CVT，如凝血因子V Leiden突变、蛋白C和蛋白S缺陷、凝血酶原G20210A突变、亚甲基四氢叶酸还原酶突变等；⑤外伤、压迫或操作相关CVT，如颅脑损伤、腰椎穿刺、脑肿瘤压迫等。

（二）按血栓发生部位分类

根据血栓形成部位不同，CVT大致分为脑静脉窦血栓、脑皮质静脉血栓及脑深静脉血栓。临床上以累及多个部位的静脉窦血栓最为常见，尤其是上矢状窦血栓及横窦血栓，其中上矢状窦占25%～45%，横窦占25%～60%，直窦占15%～18%，皮质静脉占15%～17%，多处静脉血栓占18%～50%。

1. 脑静脉窦血栓　所累及的部位包括主要的静脉窦，如上矢状窦、横窦、乙状窦、海绵窦等。

2. 脑皮质静脉血栓　累及主要的皮质静脉，如大脑上、中、下静脉，Trolard静脉和Labbé静脉等。

3. 脑深静脉血栓　累及主要的深静脉，如大脑内静脉、丘纹静脉、大脑大静脉及直窦等。

五、小结

CVT是一种静脉回流障碍性疾病，也是脑卒中的一种少见的特殊类型——脑静脉性卒中。CVT有着鲜明的流行病学特点，好发于年轻人群，尤其是育龄期女性。CVT与众多遗传性或获得性危险因素相关。目前欧美广泛开展了一系列前瞻性或回顾性病例研究，获得了相关研究人种的CVT流行病学数据。国内也已经开展了这方面的调查，例如中国CVT多中心注册研究（RETAIN-CH），尽管数据尚未公布，但结果值得期待。

（洪景芳　顾建军　陈伟强　朱先理　王守森）

第二节　脑静脉血栓病理生理

德国著名病理学家鲁道夫·魏尔肖曾经阐述过血栓形成的三要素：内皮损伤、血流缓慢和高凝状态。同样，CVT的形成大多数情况下与脑静脉系统的生理性状改变、凝血系统的化学性状改变和（或）脑血液循环的血流动力学改变有关。

一、发病机制

CVT 的发病机制尚未完全阐明，目前认为是多种因素相互作用所致，如静脉血管壁的损伤、血管内血流淤滞和血液中红细胞增多、蛋白 C 和蛋白 S 缺乏等导致的血液高凝状态，纤溶酶缺乏，极少数与硬脑膜损伤或穿刺有关。CVT 形成的病理过程中，往往首先是血流减慢、血流量减低，使分子量较大的纤维蛋白成分容易出现滞留，凝血因子在局部范围内达到较高的浓度，为局部血栓形成提供了便利环境。但是，单纯的血流缓慢常不足以形成血栓，必须同时活化凝血系统和血小板因子才能启动血栓形成，最终纤维蛋白网在静脉局部形成白色血栓，随后红细胞逐渐被拦截在蛋白网中构成红色血栓，阻碍血流，进一步使血流淤滞，从而使更多的纤维蛋白、凝血因子和血小板及红细胞积聚，进入血栓增长的恶性循环，最终阻断了静脉血流。

CVT 的形成机制按照致病因素的不同分为以下几种。①血管壁的改变：如血管壁损伤、感染引起血管炎性病变、血管壁的癌细胞浸润等，成为凝血系统和血小板因子活化的诱发因素；②血流的改变：如真性红细胞增多症造成血液黏稠、严重脱水导致静脉灌注不足、锁骨下静脉和颈内静脉受压阻塞或心力衰竭造成引流不畅、血流淤滞等均加重了局部纤维蛋白和凝血因子的滞留；③凝血机制的改变：血小板增多症、口服避孕药、抗凝血酶Ⅲ缺陷、弥散性血管内凝血等造成血液凝固异常。在炎性和非炎性刺激作用下激活了凝血系统和血小板因子，使局部静脉内血栓形成。

CVT 的形成与各种危险因素密切相关，约 80% 的 CVT 可找到明确的危险因素，这些危险因素通常分为获得性风险（如手术、创伤、妊娠、产褥期、抗磷脂综合征、癌症和外源性激素等）和遗传性风险（如遗传性易栓症等）。遗憾的是，目前还有约 20% 的病例并无具体原因可循。

二、病理

静脉系统内血栓形成是 CVT 发病过程中最重要的一个环节，血栓的性质与治疗密切相关。目前 CVT 在血栓性质上没有明确的分型标准，参照机体血栓的病理结构，主要分为透明血栓、白色血栓、红色血栓和混合血栓，但 CVT 形成是各类血栓逐渐聚集的过程，因此在其不同时期可能观察到不同的血栓类型。

1. 透明血栓　这种血栓发生于微小血管内，只能在显微镜下见到，故又称微血栓，主要由纤维素构成，多数见于弥散性血管内凝血，是脑静脉和静脉窦内血栓的超早期形式。

2. 白色血栓　发生于血流速度较快的时期，此时脑静脉或静脉窦内血流速度较快，而构成血栓的早期网状结构无法黏滞红细胞及大分子结构，而在显微镜下主要由许多聚集呈珊瑚状的血小板小梁构成，在纤维素崩解产物的趋化作用下，中性粒细胞被逐渐吸引并黏附、沉淀在小梁的表面，形成白细胞的堆积边层，血小板小梁之间由于被激活的凝血因子的作用而形成网状的纤维素，其网眼内仅含有少量红细胞。肉眼观呈灰白色，表面粗糙有波纹，质硬，与血管壁紧密黏附。另外，在脑静脉混合性血栓的起始部（远心端）同样可以观察到这种类型的血栓，即延续性血栓的头部。

3. 混合血栓　是脑静脉或静脉窦内延续性血栓的主要部分（体部），以红细胞为主，呈红色与白色条纹层层相间。其形成过程：以血小板小梁为主的血栓不断增长，以致其下游血流形成漩涡，从而再生成另一个以血小板为主的血栓，在两者之间的血液逐渐发生停滞、凝固，为红细胞聚集提供条件，以上过程交替进行，形成灰白色和红褐色相间的层状结构，也称为层状血栓。在二尖瓣狭窄和心房纤维颤动时，左心房内的球形血栓及动脉瘤内的血栓均属于此类血栓。

4. 红色血栓　发生在脑静脉和静脉窦内血流极度缓慢甚至发生停滞后，大量的凝血因子、白细胞和红细胞聚集在靶点位置。红色血栓多见于混合血栓逐渐增大、阻塞管腔并局部血流停止后，往往构成延续性血栓的尾部。肉眼观察见血栓呈暗红色，新鲜的血栓湿润，有一定的弹性；在显微镜下，纤维素网眼内充满如正常血液分布的血细胞。陈旧的红色血栓，由于水分被吸收，变得干燥、易碎，失去弹性，并易于脱落造成栓塞。一般认为，红色血栓是 CVT 的主要病理类型。

三、病理生理改变

脑静脉或静脉窦内形成血栓后血液回流受阻，导致静脉或静脉窦的属支区域脑组织静脉压和毛细血管内压升高，产生脑肿胀，脑肿胀不仅直接影响该区域的神经功能，还可能导致局部组织代谢障碍，进一步产生细胞毒性脑水肿，而使局灶组织压力进一步升高、减少局部脑组织血流量，发生静脉性脑梗死。这种局灶水肿—缺血—梗死的恶性循环持续发展，不仅直接破坏局部神经功能，还可引起弥漫性颅内压增高。此外，因为静脉窦在脑脊液吸收过程中起着重要作用，静脉窦血栓形成也使得脑脊液吸收减少，这也是引起颅内压增高的重要因素。尽管脑静脉内血栓形成和静脉窦内血栓形成是两种不同的病理生理过程，但在大多数患者中，这两种病理生理过程常同时存在，其病程取决于静脉侧支吻合的代偿程度。

脑浅静脉各分支间存在丰富的吻合，解剖变异较大，在发生血栓时缺乏明确的局部特异性表现。此外，并非所有的 CVT 均有脑水肿和静脉性梗死的表现。只有当数支脑静脉内血栓形成且侧支吻合欠发达时，局部静脉呈现明显滞流和怒张，局部脑组织血液回流障碍，使细胞严重缺氧、肿胀，形成细胞毒性水肿和血管源性水肿，严重时损害血管壁造成受累区域皮质及皮质下多发点状渗血，其后融合形成灶状散在血肿，或呈现脑梗死特征，这可被 CT 或 MRI 检测到。然而，横窦、乙状窦血栓形成可导致引流区域大范围静脉压力升高，出现皮质静脉怒张、淤血，发生红细胞渗出聚集，引起多灶性脑出血或蛛网膜下腔出血，病灶周围可出现典型的环状出血点。严重时，可造成全脑静脉压力增高，加重颅内高压。CVT 的脑实质损害包括脑水肿、脑梗死和脑出血，可能为其中一种或两种，也可能同时存在（图 2-2）。

静脉窦压力在维持稳定的颅内压中起重要作用，在静脉窦内血栓形成初期，皮质静脉扩张和侧支吻合代偿而静脉内压力可无明显变化，因而颅内压变化不显著，也无明显的血脑屏障破坏。但是，随着病情进展，静脉无法继续扩张而压力剧增，使脑脊液吸收障碍并出现血脑屏障破坏，造成小血管破裂。此外，静脉窦是脑脊液循环的最后通路，脑脊液的生成和吸收与静脉窦压力密切相关，静脉窦血栓影响脑脊液的吸收也是 CVT 导致颅内压增高的因素之一，但脑室扩张并不多见。

在炎性静脉或静脉窦血栓中，由于栓子中含有大量的细菌，感染源可随点状出血或渗出向周围组织扩散，导致局限性脓肿、弥漫性脑膜炎甚至全身感染。

总之，CVT不仅可以产生局部脑肿胀而导致局灶性神经功能障碍，还可能通过多种机制导致颅内压增高而进一步加重病情。

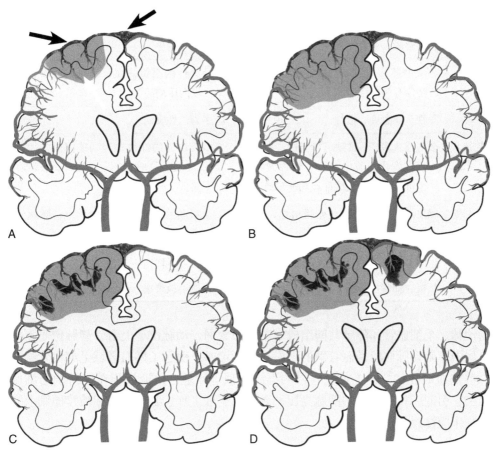

图2-2 脑静脉血栓形成的病理生理改变

A. 上矢状窦及皮质静脉血栓形成（黑箭头），局部静脉性梗死及脑水肿（白箭头）；B. 静脉性梗死及脑水肿范围扩大；C. 静脉性梗死及脑水肿范围继续增大，脑实质出血；D. 血栓延长，对侧皮质静脉受累，对侧静脉性梗死、脑水肿和脑实质出血

四、脑静脉血栓和脑动脉血栓的区别

脑动脉和脑静脉都可因血栓形成而发生"卒中"，只是脑动脉血栓（脑梗死）的发病率远高于CVT，有学者将CVT称为"脑静脉性卒中"，以区别于脑动脉血栓所致的脑动脉性卒中。虽然都是脑血管内血栓引发的疾病，但两者在发生部位、发病机制、临床表现和治疗上均有较大的区别。脑动脉血栓是指血栓堵塞了供应脑组织的颈动脉或椎基底动脉系统的供血动脉，引起局部脑组织缺血、坏死而产生了症状。而CVT则是血栓堵塞了脑静脉或静脉窦，引起了颅内压增高及一系列神经功能障碍。两者的主要区别见表2-1。

表 2-1　脑静脉血栓和脑动脉血栓的区别

项目	脑静脉血栓	脑动脉血栓
发生部位	脑静脉或静脉窦	颈内动脉或椎基底动脉系统
血栓成分	急性期红色血栓为主	急性期白色血栓为主
发病原因	高凝、感染、免疫等多种原因	粥样硬化斑块或心源性栓子
发病年龄	各年龄段，中青年为主	中老年为主
病理生理	相关静脉回流区域脑组织水肿、肿胀，常伴有颅内压增高	局灶性脑组织缺血、缺氧，可以有继发性颅内压增高
病程缓急	急性、亚急性、慢性	多为急性发病
临床表现	表现形式多样，常缺乏特异性，如头痛、痫样发作、肢体乏力、精神异常等，也可表现为局灶性神经功能障碍	多表现为局灶性神经功能障碍，如典型的"三偏征"（偏身感觉障碍、偏身运动障碍、偏盲）
影像学表现	脑肿胀、梗死或脑梗死后出血，静脉血管显像可呈现特征性表现	受累动脉分布区的脑梗死，动脉血管显像可呈现特征性表现
治疗方法	抗凝、取栓等	溶栓、取栓
药物	抗凝，如华法林等	抗血小板聚集，如阿司匹林等

　　脑动脉、毛细血管和静脉共同组成了脑的血管网，动脉位于上游，静脉位于下游，毛细血管居中。脑动脉血栓是血管网的上游出现了堵塞，引起了供血区域毛细血管的灌注不足，即脑缺血的症状。CVT 是血管网的下游出现了堵塞，血液淤积在中游的毛细血管里排不出去，引起了相关区域的静脉高压。两者从病理生理、临床表现和治疗原则上有较大区别，临床应注意甄别。

五、小结

　　CVT 的形成虽然原因各异，但其发病机制及病理生理改变是相通的。始动环节是各种危险因素，诱发了凝血系统的化学性状或脑血液循环的血流动力学改变，导致了脑静脉系统血液的流动缓慢和高凝状态，从而触发了血栓形成的最后一个环节，纤维蛋白、凝血因子和血小板及红细胞积聚在脑静脉或静脉窦内形成血栓，导致静脉回流障碍、局部脑组织肿胀及神经功能障碍，最终产生颅内压增高和脑实质损害。

（张尚明　尹腾昆　洪景芳　朱先理　王守森）

第三节 脑静脉血栓形成的危险因素

疾病的危险因素是指增加疾病发生的可能性的因素。疾病的发生与该因素有一定的因果关系，当消除该因素时，疾病的发生概率也随之下降。在病因学研究中，将这类与疾病发生相关的因素称为危险因素。脑静脉血栓（CVT）的危险因素众多，约80%的病例可找到致病的危险因素。CVT危险因素的筛查非常重要，有助于指导治疗，预防复发。

一、概述

CVT相关危险因素的分布具有群体性特征：女性患者多以妊娠、产褥期、口服避孕药为主要致病因素；儿童主要以急、慢性全身性疾病和头颈部感染为主要原因；恶性肿瘤是老年CVT患者的最常见原因。

根据不同的致病原因，CVT也有不同的分类方法：根据病因的来源部位，可以分为局部因素和全身性因素；根据病因是否遗传，可以分为遗传性因素和获得性因素；根据病因是否可以消除，分为短期危险因素和长期危险因素。国内外不同学者的分类方法存在差异，在文献阅读和分析时应谨慎区分。

2024年美国心脏协会（AHA）关于脑静脉血栓诊断与治疗科学声明，在综合其他几种分类的基础上将CVT危险因素分为短期（一过性）危险因素和长期（慢性）危险因素（表2-2），然后再进行细分。这种分类方法更侧重于危险因素是否可以消除，以及危险因素的治疗和预防。短期危险因素和长期危险因素与CVT的分层抗凝策略密切相关。

表2-2 可能引起脑静脉血栓的危险因素和基础疾病

	短期（一过性）因素	长期（慢性）因素
性别/激素水平相关因素	口服避孕药 妊娠/产褥期 性激素替代治疗	性激素替代治疗 针对变性女性或变性男性的激素治疗
合并其他病症	头颈部感染 脱水 贫血 脓毒症 呼吸系统感染	肥胖 贫血 全身性疾病（甲状腺疾病、肾病综合征、炎性肠病等）
药物	糖皮质激素 左旋天冬酰胺酶 沙利度胺 他莫昔芬	
恶性肿瘤		骨髓增殖性疾病 其他恶性肿瘤

续表

	短期（一过性）因素	长期（慢性）因素
自身免疫		抗磷脂抗体综合征 结缔组织病（系统性红斑狼疮、白塞综合征、结节病、肉芽肿性多血管炎等）
遗传性易栓症		凝血酶原 G 20210A 突变 凝血因子 V Leiden 突变 MTHFR 多态性 抗凝血酶缺乏、JAK2 缺乏、蛋白 S 或蛋白 C 缺乏
机械作用	头外伤 神经外科手术 腰椎穿刺 颈静脉置管	静脉窦压迫（如脑膜瘤） 硬脑膜动静脉瘘

二、遗传性易栓症

易栓症是指因各种遗传性或获得性因素导致容易发生血栓形成和血栓栓塞的病理状态。1965 年，Egeberg 在报道一个挪威家族的血栓形成倾向时使用了 Thrombophilia 一词，此后这一名词被广泛用于有血栓倾向的患者，也有学者将其翻译为易栓状态或血栓前状态。易栓症的主要临床表现为静脉血栓栓塞症，如深静脉血栓形成、肺栓塞、CVT、门静脉血栓形成、肠系膜静脉血栓形成等。某些类型的易栓症可表现为年轻早发的急性冠脉综合征、缺血性脑卒中等动脉血栓事件。2024 年美国心脏协会关于脑静脉血栓诊断与治疗科学声明指出，CVT 患者中 31% ～ 41% 为遗传性易栓症患者，与凝血和抗凝系统的基因改变或先天性疾病有关。张士忠分析了齐鲁医院收治的 172 例 CVT 患者的易栓状态，其中高同型半胱氨酸血症占比最高，为 24.7%（40/162，缺失 10 例），蛋白 C 缺乏、蛋白 S 缺乏为 19.9%（32/161，缺失 11 例），抗凝血酶Ⅲ缺乏为 5.8%，但该项研究缺乏凝血酶原 G20210A 突变和凝血因子 V Leiden 突变的数据。

（一）凝血因子缺陷

1. 凝血酶原 G20210A 突变　凝血酶是整个凝血系统中的关键因子，凝血酶原基因的突变可导致凝血酶原的过度积累，进一步转化为凝血酶，这种突变可使一生中患血栓栓塞的风险增加 2 ～ 3 倍，而凝血酶原 G20210A 突变，可能直接导致凝血酶活性提高，携带这种突变的人容易形成血栓。凝血酶原 G20210A 突变率为 0.5% ～ 4%，常见的为杂合型突变，多见于欧洲南部人群，发病率为 0.7% ～ 4%，2% 的白种人会出现这种突变，但在中国人群中罕见。

国外研究显示，22% 的 CVT 患者出现凝血酶原 G20210A 的基因突变，而只有 2% 的对照人群出现该基因突变，对于凝血酶原 G20210A 突变的杂合子人群，其 CVT 的发病风险比正常人群增高 9 倍。凝血酶原 G20210A 突变合并口服避孕药使用与 CVT 风险增加有关。此外，凝血酶原 G20210A 突变的儿童 CVT 患者复发风险增加。

凝血酶原 G20210A 突变和 CVT 的关系可能和人种相关。普遍认为，与西方人群相比，印度人群中 G20210A 突变的患病率非常低。目前尚没有关于中国人群 CVT 患者凝血酶 G20210A 突变的流行病学数据，一般认为中国人群该突变少见。

2. 凝血因子 V Leiden 突变　凝血因子 V 也是凝血系统中的关键因子之一，其本身可以被抗凝系统的蛋白 C 调控，是凝血 - 抗凝平衡的一个关键点。而出现 Leiden 突变后，凝血因子 V 对抗凝系统的调节不敏感，也就间接增强了整个凝血系统的活性，导致凝血 - 抗凝失衡。凝血因子 V 基因突变多见于欧洲地区，尤其是高加索地区，而在亚洲及非洲人群罕见。凝血因子 V 发生最频繁的变异是 G1691-A 的变异，这种变异被称为"F V Leiden 变异"，是目前已知的与 CVT 相关性最强的易栓症遗传因素，有明显的人种差异，在白种人中发病率为 3% ～ 8%，非裔美国人发病率为 1.2%，非洲本地人、中国人、日本人发病率极低。

CVT 患者中凝血因子 V Leiden 突变以 G1691A 杂合型多见，纯合型罕见。2010 年 Aaron 等研究显示，CVT 患者中凝血因子 V Leiden 突变杂合型突变为 19.5%，纯合型突变为 2%。荟萃分析提示，纯合型 G1691A 少见，杂合型凝血因子 V Leiden 突变 G1691A 与 CVT 显著相关。

（二）抗凝蛋白缺陷

蛋白 C、蛋白 S 和抗凝血酶的生理性抗凝蛋白先天性缺陷是中国静脉血栓栓塞症患者最常见的遗传性危险因素。

1. 蛋白 C 缺乏和蛋白 S 缺乏　活化的蛋白 C 和游离的蛋白 S 协同灭活凝血因子 Va 和凝血因子 Ⅷa。目前认为蛋白 C 缺乏的发病率为 1/500 ～ 1/200，已经明确的基因异常超过 160 种。蛋白 S 协同活化的蛋白 C 发挥抗凝作用。蛋白 S 缺乏是常染色体显性遗传病，发生率接近 1/500，目前明确的蛋白 S 突变的基因有 200 多种。蛋白 C 遗传缺陷或功能异常可以导致活化的蛋白 C 抵抗，5% ～ 10% 静脉血栓事件因蛋白 C、蛋白 S 等遗传缺陷所致。凝血酶原 G20210A 协同蛋白 C 的 CG 单倍体显著增加 CVT 发病风险。

蛋白 C 和蛋白 S 缺乏通常见于有家族史且经常复发的年轻患者，以我国和亚洲其他地区为主。来自华中地区的易栓症分子遗传学研究显示，蛋白 C 抗凝系统基因缺陷最为常见，至少存在 3 种优势基因变异，是引起血栓形成的常见遗传危险因素。杂合子在汉族健康人群的比例为 0.8% ～ 2.4%，发生静脉血栓栓塞症的风险增加 2.5 ～ 6.4 倍。在两项分析天然抗凝血蛋白（抗凝血酶Ⅲ、蛋白 C 和蛋白 S）缺乏作为 CVT 危险因素作用的研究中发现，蛋白 C 缺乏发生 CVT 的组合 OR 值为 11.1，蛋白 S 缺乏发生 CVT 的组合 OR 值为 12.5。荟萃分析显示，蛋白 C 缺乏会使 CVT 风险增加 10.7 倍，蛋白 S 缺乏使 CVT 风险增加 5.7 倍。

2. 抗凝血酶缺乏　抗凝血酶（antithrombin, AT）是一种天然抗凝剂，可抑制所有凝血蛋白酶，包括凝血酶和凝血因子Ⅸa、Ⅹa、Ⅺa 和Ⅻa，发挥抗凝活性。抗凝血酶缺乏是常染色体显性遗传，是静脉血栓栓塞症的主要遗传性危险因素之一，发生率为 1/5000 ～ 1/2000，抗凝血酶缺乏致静脉血栓栓塞症的风险增加 1% ～ 8%，而且接近 50% ～ 90% 的无症状携带者在 20 岁之后随着其他危险因素的增加可进展为静脉血栓栓塞症。目前已发现抗凝血酶Ⅲ基因有 250 多种变异，大多数变异产生的抗凝血酶Ⅲ分子因为结构不稳定而失去正常的抗凝活性。2010 年，张广森等对 270 例中国血栓形成患者进行了研究，结果显示抗凝血酶缺乏为中国人群静脉血栓栓塞发病的危险因素。遗传性抗凝血酶缺乏症是一种罕见的与 CVT 相关的易栓症，可见于一些个案报道。

（三）亚甲基四氢叶酸还原酶（MTHFR）基因多态性所致的高同型半胱氨酸血症

亚甲基四氢叶酸还原酶 C677T（MTHFR C677T）在北美人群中常见，接近 12% 为纯合型突变。合并低叶酸时，MTHFR 基因型可能是血浆同型半胱氨酸水平的决定因素。

研究发现，高同型半胱氨酸浓度增高可使患深静脉血栓和肺栓塞的相对危险度增加 2～3 倍。27%～43% 的 CVT 患者存在这种危险因素。高同型半胱氨酸血症使 CVT 的发病风险增加了约 4 倍，而且当高同型半胱氨酸血症与口服避孕药、蛋白 C 缺乏、蛋白 S 缺乏、抗凝血酶缺乏等共同存在时，由于其协同作用，CVT 的发病风险会显著升高，接近正常人群的 20 倍。高同型半胱氨酸血症促进血栓形成的可能机制目前仍在研究中，包括其对内皮细胞毒性作用，引起平滑肌细胞增生和内膜的增厚，使一氧化氮和内皮产生受损伤，增加血小板黏附，激活凝血因子 V，抑制纤溶酶原激活物等。它可以由叶酸、维生素 B_{12} 和维生素 B_6 等的缺乏、肾脏损害、抗叶酸药物的使用等引起，也可以由基因突变引起，如 MTHFR C677T。因此，高同型半胱氨酸血症被认为是血栓形成的"混合"危险因素。但与蛋白 C、蛋白 S、抗凝血酶缺乏等高致栓因素相比，轻至中度高同型半胱氨酸血症是静脉和动脉血栓形成的相对较弱的危险因素。

目前普遍认为 MTHFR 的基因多态性是 CVT 的遗传性易栓症风险之一。MTHFR C677T 可能通过提高血浆同型半胱氨酸水平增加 CVT 发病概率，但 MTHFR C677T 是否为 CVT 的独立危险因素仍有争议。有研究认为，MTHFR C677T 杂合型可能与 CVT 发病相关，而 MTHFR C677T 纯合型可能与 CVT 发病无关，荟萃分析提示，杂合型 MTHFR C677CT 显著增加 CVT 风险。

多数研究表明，合并低叶酸时 MTHFR C677T 可显著增加血浆同型半胱氨酸水平。有趣的是，一些研究发现，在没有高同型半胱氨酸血症的情况下，单独的 MTHFR 并不是静脉血栓栓塞症的危险因素。临床上予以补充叶酸或维生素 B_6、维生素 B_{12} 可纠正高同型半胱氨酸血症，而这是否有助于减少 CVT 的危险性仍需通过临床研究证实。

（四）激酶 V617F（JAK2 V617F）

激酶（Janus Kinase2，JAK2）参与细胞的增殖、分化、凋亡及免疫调节等生物学过程。JAK2 V617F 突变多见于骨髓增殖异常疾病中，与 33.3% 的内脏静脉血栓形成相关。JAK2-V617F 突变可引起血小板增多、红细胞增多症和高黏度，从而导致 CVT。JAK2 V617F 是慢性骨髓增殖异常综合征的标志物，几乎所有真性红细胞增多症患者及 60%～65% 的原发性血小板增多症患者中都发现了 JAK2 外显子 14 或 12 中的单一功能获得点突变。目前不能明确在无骨髓增殖异常综合征情况下其是否与 CVT 相关。有学者采用 Logistic 回归分析提示，在无骨髓增殖异常综合征情况下，JAK2 V617F 杂合型突变是印度人 CVT 的独立危险因素，合并吸烟可显著增高 CVT 风险。

（五）凝血因子水平升高

凝血因子Ⅷ是一个独立的剂量依赖性的静脉血栓栓塞症危险因素，可能通过增加凝血酶的形成和获得性活化的蛋白 C 抵抗增加静脉血栓栓塞症发生率。凝血因子Ⅷ水平增高为 CVT 发病的重要危险因素。Otrock 等关于 16 例法国里昂的 CVT 病例研究发现，凝血因子Ⅷ水平升高为最常见的 CVT 危险因素；来自印度的研究提出，凝血因子Ⅷ水平增高可能是印度人群 CVT 发病中最常见的凝血因子异常；凝血因子Ⅷ水平增高有家族遗传的可能，目前其基因多态性并不明确。不同地区、不同种族的遗传性易栓症表达情况有所差异，进行 CVT 的遗传性易栓症筛查时也应该根据情况有所侧重。

三、妊娠和产褥期

妊娠和产褥期是育龄期妇女 CVT 最常见的致病因素，约 2% 的妊娠相关卒中可归因于 CVT。产褥期 CVT 的发生率估计为每 10 万次分娩中有 12 例，仅略低于产褥期动脉性卒中。在发展中国家，产褥期 CVT 的发病率要显著高于发达国家，在印度妊娠和产褥期 CVT 的发生率甚至高达 450/10 万。大多妊娠相关 CVT 发生于妊娠晚期或产褥期。在妊娠期和分娩后 6～8 周，产妇患静脉血栓事件的风险增加。

从进化的角度讲，分娩过程中容易大量失血，因此，在数十万年的演化中，人类孕妇在妊娠期的凝血系统会出现促凝血因子增加，让血液系统必须处于高凝状态，才能应对分娩时的出血，以增加生存概率。分娩后，由于血容量减少和创伤，高凝状态可进一步恶化，最终多种因素下诱发了 CVT。具体从病理生理的角度讲，妊娠易发生血栓的机制可能与下列因素有关。

1. 血液凝固性改变：妊娠后凝血系统中几种促血栓因子发生变化，血浆纤维蛋白原及凝血因子Ⅶ、Ⅷ、Ⅸ、Ⅻ不同程度地增加，在妊娠 3 个月左右达高峰，妊娠期凝血因子增多，可能与孕激素增多有关。胎盘蛋白是胎盘绒毛合体细胞分泌的一种糖蛋白，从妊娠 8 周开始升高，妊娠 3 个月即达高峰，胎盘蛋白的生物活性是抑制丝氨酸蛋白酶，它不仅抑制蛋白酶与凝血因子 Ⅹa，而且能强烈抑制纤溶酶导致妊娠期纤溶抑制物增加。此外，妊娠期抗凝血酶Ⅲ活性降低，血小板黏附性提高。在分娩后 12 小时，由于子宫创面止血栓子形成，导致血中血小板、纤维蛋白原及凝血因子Ⅷ水平急剧下降，通常产后第 2 天开始可见血小板、纤维蛋白原及凝血因子Ⅷ升高。

2. 血液流变性改变：在妊娠后期，由于血细胞比容和血浆纤维蛋白原含量升高，引起血液黏度增加。

3. 妊娠期隐性脱水：分娩时大量失血、排汗使血容量减少，血液黏稠，静脉血流速度减慢，静脉系统血流淤滞也是孕妇易发生静脉血栓的重要原因。

4. 妊娠期多数孕妇出现体重增加甚至肥胖（$BMI > 30kg/m^2$），目前已知肥胖是女性 CVT 的危险因素。

5. 妊娠期腹压升高，导致脑静脉回流压力升高，也可能是原因之一。

目前我国仍缺乏较大规模的妊娠和产褥期 CVT 的流行病学及临床数据。北京宣武医院的一项 CVT 回顾性研究发现，243 例患者中只有 53.9% 是女性，这一比例显然与之前国外女性患者明显占主导地位的报道不同，这意味着一些中国男性可能比预期的更容易受到 CVT 的影响。此外，中国女性口服避孕药使用率较低及妊娠保健的进步，可能导致中国患 CVT 的性别偏好不明显。与西方 CVT 研究报告的较高比例结果（35.2%～55%）相比，中国女性 CVT 患者使用口服避孕药和激素替代治疗的比例（18.3%）要低得多。造成这种差异的可能原因，一方面，根据联合国调查数据，我国 15～49 岁女性中只有 1.2% 选择口服避孕药作为主要避孕方法，远低于发达国家的比例（17.7%～44.8%）。另一方面，由于发展中国家的高生育率，妊娠和产褥期被认为是这些国家最强的危险因素，但中国以前实行了计划生育，且现在逐渐进入了低生育阶段，妊娠和产褥期 CVT 比例自然随之降低。通过比较不同国家的 CVT 数据，可以看出，随着生活水平和医疗服务水平的提高，CVT 患者中妊娠和产褥期的比例呈下降趋势。

四、感染

感染曾经是 CVT 最常见的危险因素，占 CVT 的 60%。随着抗生素的应用及卫生水平的提高，成年人感染性 CVT 已经较为少见，尤其在发达国家，感染性 CVT 的发生率明显下降，目前仅 10%～20% 的 CVT 患者归因于感染。但感染仍然是儿童 CVT 的最常见病因。美国一项包含 70 例 CVT 儿童患者的研究发现，其中 40% 的 CVT 患儿与感染相关。ISCVT 研究报道，12.3%CVT 患者发现有感染（中枢性感染、颜面部感染等）。VENOST 研究 1144 例 CVT 患者中，93 例（8.1%）患者有相关的感染：其中 70 例（6.1%）有颅旁感染，包括鼻窦炎、中耳炎、乳突炎；23 例（2.0%）有全身感染。颅旁感染的发生率随着年龄的增长而增加，并且感染病因在男性中更为常见。理论上任何颅内静脉附近的炎症，都可以造成血管炎，损伤血管内皮，造成静脉炎症，进而形成静脉血栓。

（一）中耳乳突炎

急性乳突炎的年发病率估计为 3.5～4.2 /10 万，0～3% 的急性乳突炎患者会出现脓毒性侧窦（乙状窦和横窦）血栓，尤其是抵抗力低下的儿童多见。慢性乳突炎伴有骨质破坏或胆脂瘤的患者中，侧窦血栓的发生率高达 5%～10%。

乳突内常含有大量气化的蜂窝状空腔，骨质菲薄，并存在大量分隔。中耳乳突炎引起 CVT 的机制有两种学说：①乙状窦在颞骨乳突部下降时与乳突气房相邻，中耳乳突化脓性病变导致气房骨质破坏，并直接破坏乙状窦表面骨板，形成静脉周围炎，炎症刺激导致静脉内膜损伤，静脉窦壁内膜逐渐粗糙不平，再加上血流迟缓，以致纤维蛋白、红细胞及血小板黏附于内膜表面，并激活凝血系统而形成血栓。血栓逐渐增大，导致血管闭塞。血栓向上可扩展至岩上窦、横窦、海绵窦等，向下可延伸至颈静脉球和颈内静脉。②中耳乳突炎性疾病累及乳突腔内微小血管或导静脉，引起小血管静脉炎，感染沿小血管蔓延至乙状窦，导致乙状窦静脉壁炎症反应而形成血栓。

对于化脓性中耳炎伴有乙状窦血栓的治疗，首先应积极处理感染灶，对患者静脉血及脑脊液进行细菌培养，根据药敏结果选择敏感且易通过血脑屏障的抗生素。对于病原菌不明确者，宜联合应用抗生素，抗生素应用时间通常不少于 1 个月（一般建议 3～8 周）。对于耳源性感染性疾病导致的 CVT，临床上除积极控制感染外，是否应用抗凝血药物需根据具体病情而定，原则上以适当使用抗凝血药物为宜。感染性因素导致 CVT 有关抗凝治疗的研究较少，因其有引发颅内出血之虞，仍有争议。

手术治疗分为涉及病变静脉窦的手术和不涉及病变静脉窦的手术。对于不涉及病变静脉窦的手术，目的是清除感染灶、引流脓液，消除血栓形成的诱发因素，主要有耳内置管术、乳突开放术、鼓膜切开术、针吸活组织检查术和静脉窦减压术等。对于涉及病变静脉窦的手术，目的是清除血栓、避免血栓延长或脱落造成更严重的并发症，主要有血栓切除术和颈内静脉结扎术。目前的文献报道显示，不涉及病变静脉窦的手术占了大部分，因为这足以使多数患者获得良好的预后。

（二）颜面部感染

1. 鼻窦炎　鼻窦炎是常见的感染性疾病，尤其是儿童，其颅内并发症最常见于年龄较大的男性儿童。并发症包括脑膜炎、硬膜外脓肿、硬膜下脓肿、脑脓肿和 CVT 形成。常见的致病菌是米氏链球菌和金黄色葡萄球菌等。筛窦炎和蝶窦炎是感染性 CVT 的常见致病因素之一，占感染性海绵窦血栓所有来源的 50% 以上。鼻窦炎引起的海绵窦血栓，在鼻窦炎颅内并发症中占 8% ～ 16%，鼻源性颅内感染最常源于额窦，其次是筛窦、蝶窦和上颌窦。

鼻窦炎引起 CVT 可能的机制如下。①间接血源性传播：额窦的静脉可以通过菲薄的后壁反流进入上矢状窦，同时颅内静脉也汇入上矢状窦，因此细菌性血栓性静脉炎可以通过此反流机制引起感染性 CVT；起源于额窦黏膜静脉的血栓性静脉炎可通过无瓣膜的板障静脉系统（Breschet 静脉）逆行延伸至颅内，与硬脑膜静脉相连，引发脑膜、颅骨和脑实质的感染，继发 CVT。②直接扩展：细菌渗入额窦后壁，通过骨髓炎的坏死区域直接进入颅内，感染邻近区域引起感染性脑膜炎，再继发 CVT。

2. 面部感染　面部感染是 CVT 的罕见但又危险的因素，在前抗生素和早期抗生素时代，面部感染是导致海绵窦血栓形成病例最常见的原因。其中又以"危险三角区"（图 2-3）发生的感染最为危险。海绵窦血栓是 CVT 的一种特殊类型，急性炎性海绵窦血栓多由头面部感染所致，慢性炎性海绵窦血栓多由蝶、筛窦炎或中耳炎扩散所致。

面部的血液循环十分丰富，纵横交错的血管在面部肌肉中穿梭。该区域静脉分布和动脉基本上是一致的，并分别构成深、浅两个网。深部静脉网不仅与浅静脉的属支相通，而且与眼眶、颅腔海绵窦相通（图 2-4）。头面部及三角区静脉的另一个特点是无瓣膜，不能防止血液逆流。因此，在挤压青春痘时，软组织中的细菌可能会通过丰富的面部吻合静脉逆行进入海绵窦，形成海绵窦炎，继而导致海绵窦血栓，引起严重的临床问题。

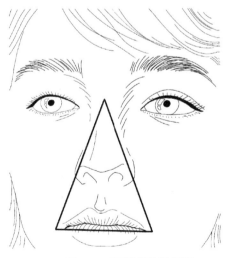

图 2-3　面部危险三角区

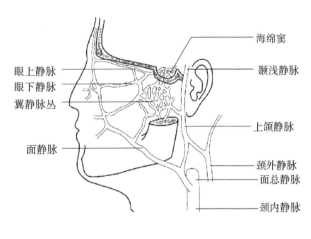

图 2-4　海绵窦和颜面部静脉的丰富吻合

因此，从解剖学和病理生理学角度而言，面部青春痘，尤其是"危险三角区"的青春痘，或者其他炎症如小疖肿、毛囊炎，以及口腔及牙齿感染，都有可能会引起 CVT，应该引起足够的重视。

（三）中枢性感染

1. 细菌性脑膜炎　中枢神经系统感染是 CVT 的危险因素之一。CVT 是细菌性脑膜炎的一种罕见并发症，发生率约为 1%，主要发生在昏迷、耳鼻喉器官感染和局灶性神经功能障碍的患者中。荷兰一项研究发现 2220 例细菌性脑膜炎病例中有 26 例（1%）发生 CVT，横窦最常发生血栓（18 例）。肺炎链球菌是最常见的致病菌，26 例患者中 17 例（65%）发现肺炎链球菌。所有患者均接受了抗感染治疗，11 例患者接受了肝素抗凝治疗，抗凝治疗的患者在住院期间均未出现脑出血。26 例患者中，14 例出现不良结果，其中 4 例（15%）死亡。追溯病史，有 16 例患者患有鼻窦炎或中耳炎，说明脑膜炎可能继发于鼻窦炎或中耳炎，再形成 CVT。

抗感染治疗是细菌性脑膜炎并发 CVT 最主要的治疗方式。在一项队列研究中，细菌性脑膜炎住院患者入院时使用抗凝血药物与颅内出血发生率较高相关。一项大型国际研究发现，感染患者诊断 CVT 后新发颅内出血的风险较高，但没有足够的数据来确定抗凝治疗是否会影响这种风险。CVT 国际指南并未针对脓毒症 CVT 病例使用抗凝治疗提供单独的建议。在缺乏抗凝治疗有无危害或益处证据的情况下，细菌性脑膜炎并发 CVT 患者的抗凝治疗仍存在争议。

2. 结核性脑膜炎　结核性脑膜炎在发展中国家仍然比较常见，尽管结核病经常以脑膜炎和中枢神经系统结核病的形式影响中枢神经系统，但很少有报道称结核病与脓毒症 CVT 有关。CVT 是结核性脑膜炎的罕见并发症，主要发生在有播散性疾病患者中，一些零星的个案报道描述了中枢神经系统结核导致 CVT 的发生。

对于结核性脑膜炎相关性 CVT，抗结核治疗是必需的。文献回顾研究中，大多数接受抗凝治疗的患者预后良好，并且没有出现新发脑出血，抗凝治疗可改善患者的预后。

3. 真菌感染　颅内最常见的真菌感染为隐球菌性脑膜炎，在发达国家已罕见，但在一些艾滋病高发的国家和经济欠发达国家仍有较高的发病率。隐球菌性脑膜炎的典型症状包括发热和剧烈头痛，但也可能存在颅内压增高的征兆。特征性脑脊液参数包括白细胞计数升高（以淋巴细胞为主）、蛋白质略有增高和葡萄糖浓度低。在 HIV 相关隐球菌性脑膜炎病例中，白细胞计数较低，通常可以正常。推荐的脑脊液检查包括检测隐球菌抗原和需氧培养。CVT 是隐球菌性脑膜炎罕见的并发症之一，迄今为止，文献报道能查阅到的均为个案报道，部分病例伴有艾滋病。由于隐球菌性脑膜炎的症状和 CVT 高度重合，往往会忽视 CVT 的诊断。真菌性 CVT 的治疗包括抗真菌、抗凝及降低颅内压。真菌性 CVT 预后差，在可以查到的文献中，超过 50% 的患者死亡或预后不良。

中枢神经系统感染（如细菌、结核、真菌）引发的 CVT，与脑膜炎有着相似的临床表现，如头痛、痫样发作等，因此并非所有脑膜炎患者都会接受 MRV 或 CTV 检查，导致 CVT 检出率较低。临床上应该注意该罕见并发症的甄别。

（四）其他感染

远隔部位的组织或器官感染引发脓毒血症后，可通过椎静脉丛逆行感染至颅内静脉窦。

五、自身免疫病

自身免疫病是 CVT 的重要危险因素，主要包括抗磷脂综合征、系统性红斑狼疮、白塞综合征等。

（一）抗磷脂综合征

抗磷脂综合征也称为抗磷脂抗体综合征，表现为抗磷脂抗体持续存在，造成高凝状态，导致反复性动脉或静脉血栓形成，并引起病态妊娠（习惯性流产）。它是一种罕见疾病，原发性占 50%～60%，其余则继发于其他风湿免疫性疾病。继发性病例最常见的是系统性红斑狼疮合并抗磷脂综合征，约占全部抗磷脂综合征的 1/3。其他还有狼疮样综合征、干燥综合征、类风湿关节炎、系统性硬化、系统性血管炎、皮肌炎等。抗磷脂综合征合并 CVT 是比较罕见的情况，目前研究已证实抗磷脂综合征是 CVT 的危险因素之一。

抗磷脂综合征的估计患病率为 50/10 万，并且男女患病率相似，年发病率为 1～2/万。抗磷脂综合征通常诊断于相对年轻的患者。欧洲的 1000 例抗磷脂综合征队列研究中，在 50 岁以后确诊的患者只有 12.7%。不同种族、不同地域的发病率和患病率可能存在差异；而中国人群尚缺乏相应的流行病学报道。

抗磷脂综合征患者发生卒中及神经系统相关并发症较为常见，约占 20%，与缺血性脑卒中的发生密切相关，但是临床证实的 CVT 比较少见，不足抗磷脂综合征病例的 1%。

国内外回顾性研究显示，患有 CVT 的抗磷脂综合征多见于青年女性，一般为亚急性发作，头痛是最常见的神经系统症状。CVT 最常见的发生位置是横窦和上矢状窦，常有双窦或多窦受累。接受常规抗凝治疗后，84.2%～92% 的患者预后良好，少部分患者出现复发。

抗磷脂抗体包括抗心磷脂抗体、β_2- 糖蛋白 1 和狼疮抗凝物，作用靶点是以血小板和内皮细胞上负电荷磷脂作为目标抗原的自身抗体，包括 β_2- 糖蛋白 I（β_2-GPI）、心磷脂等。形成血栓和血小板减少的机制：①抗磷脂抗体与血管内皮细胞的磷脂结合，从而导致扩张血管的作用受阻和使血小板聚集形成血栓；②抗磷脂抗体也可直接损伤血管内皮细胞、抑制纤溶酶原激活物释放而促进血栓形成；③抗磷脂抗体与血小板膜内侧面的磷脂酰丝氨酸磷脂结合，使血小板受损，从而发生聚集或被单核吞噬系统吞噬和破坏，造成血小板减少。目前认为 β_2- 糖蛋白 I（β_2-GPI）是抗磷脂抗体中最重要的抗体，与血栓形成显著相关。抗磷脂综合征中血栓形成，需要"二次打击"才能触发血栓事件。这一假说认为，抗磷脂抗体通过产生广泛的促凝状态提供第一次打击，由血管损伤、血流缓慢、吸烟或炎症等危险因素造成的第二次打击才触发血栓形成。流行病学研究表明，吸烟或口服雌激素治疗的年轻女性中，抗磷脂综合征相关性脑梗死的风险增加，也证实了这一点。

抗磷脂综合征的诊断比较复杂，早期的诊断和分类标准不统一，造成临床上存在一定混乱。1998 年国际专家于日本札幌制定了一个诊断和分类标准，称为札幌标准（Sapporo criteria）。2006 年第十一届抗磷脂大会在澳大利亚悉尼举行，会议上多国专家同意修订了诊断标准，被称为"悉尼抗磷脂综合征国际分类标准"，目前广泛用于抗磷脂综合征的诊断。

抗磷脂综合征是一类少见的自身免疫病，可导致高凝状态，进而导致 CVT。同样，在 CVT 的诊断治疗过程中，应警惕抗磷脂综合征的可能性，必要时需检查抗磷脂抗体。抗磷脂综合征合并 CVT，若处理及时，可获得良好的预后。

（二）系统性红斑狼疮

系统性红斑狼疮是一种由于各种自身抗体和免疫复合物在全身多系统出现炎症性病变，最终导致多系统出现破坏性组织损伤的自身免疫病。当中枢和周围神经系统受累时，被称为神经精神性系统性红斑狼疮。系统性红斑狼疮成人患者中神经精神性系统性红斑狼疮的发病率为 14% ～ 80%，在儿童中为 22% ～ 95%。CVT 是系统性红斑狼疮的并发症之一，当 CVT 的病因是系统性红斑狼疮时，称之为系统性红斑狼疮相关性 CVT，是神经精神性系统性红斑狼疮的一种类型，较为罕见，人群发病率不详。根据目前的报道，在系统性红斑狼疮患者群体中发病率为 0.36% ～ 0.52%，系统性红斑狼疮占 CVT 病因的 1% ～ 4%。以中年女性为主，更倾向于发生在系统性红斑狼疮活动度高者。

系统性红斑狼疮引发 CVT 的可能机制：①免疫复合物沉积介导的内皮细胞损伤相关血管炎，可能是系统性红斑狼疮患者并发 CVT 的主要发病机制；②与抗磷脂抗体（aPL）和狼疮抗凝物抑制蛋白 C、蛋白 S 相关的高凝状态，可能是另外一种机制；③其他相关机制还包括纤维蛋白溶解缺陷引起的高凝性、狼疮性肾病综合征中的抗凝血酶Ⅲ功能下降、高纤维蛋白原血症及凝血能力增强等。系统性红斑狼疮中与 CVT 相关的一些次要因素包括中耳、面部皮肤或脑室内感染。

大多数系统性红斑狼疮患者 CVT 呈亚急性或慢性起病的，与其他病因引起的 CVT 临床表现无明显区别。头痛是最常见的神经系统症状，也可以是仅有的表现。该疾病的诊断主要包括系统性红斑狼疮和 CVT，并排除了其他病因或风险因素。根据美国风湿病学会（ACR）1997 年推荐的系统性红斑狼疮 11 项分类标准，符合 4 项及以上者，在排除感染、肿瘤和其他结缔组织病后，可诊断为系统性红斑狼疮。CVT 的诊断则依赖于临床表现及 MRV、CTV 等影像学发现。

对于系统性红斑狼疮相关性 CVT 患者，发生 CVT 的根本原因是系统性红斑狼疮，此类患者系统性红斑狼疮的活动度通常较高。治疗方案主要是长程的免疫抑制和抗凝血药物治疗，其他治疗同其他病因的 CVT。目前具体抗凝时间尚不明确，一般建议长期维持治疗，至少持续 3 ～ 6 个月。患者常伴发血小板减少症，当血小板 ≥ 50×10^9/L 且血红蛋白水平稳定时，可给予标准抗凝治疗；当血小板 < 50×10^9/L 时，血栓形成风险仍高，虽然出血风险增加，但仍考虑使用，建议剂量减半，此时应使用糖皮质激素或静脉注射免疫球蛋白，将血小板升高到安全水平 [（30 ～ 50）× 10^9/L]。

以往，此类患者死亡率高达 30% ～ 50%，影像学技术提高了诊断成功率，将死亡率下降至 10% 左右，且大多数患者的神经精神症状可以完全或部分恢复，少数患者会遗留神经后遗症。系统性红斑狼疮本身无法根治，需要终身服药治疗。药物治疗可以减轻或阻止系统性红斑狼疮对神经系统的损害，并维持病情的缓解状态，但具体生存期无法预测。

（三）白塞综合征

白塞综合征是一种慢性、复发性、不明原因的多系统血管炎性疾病，其好发年龄是 16 ～ 40 岁，主要表现为复发性口腔溃疡、生殖器溃疡、眼炎及皮肤损害，也可累及消化系统、神经系统、关节、肺、肾脏、附睾等器官。大部分患者预后良好，但累及眼、神经系统、大血管的患者预后不佳。在国外的大样本研究中,神经白塞综合征发病率高达2.2%～49%,可表现为头痛、认知行为失调、偏瘫、眼肌麻痹、视野缺失、颅内动脉瘤等。白塞综合征的突出特点是血管炎,可累及动脉和静脉,其中CVT占神经白塞综合征的18%。

白塞综合征的国际诊断标准:眼部损害,2分;生殖器溃疡,2分;口腔溃疡,2分;皮肤损害,1分;神经病学表现,1分;血管表现,1分。评分＞4分即可诊断白塞综合征。

白塞综合征相关性CVT的最常见临床表现为颅内压增高,可表现为头痛、视力下降、视盘水肿、展神经麻痹等;也可表现为局灶性功能障碍,如锥体系受损表现,还可出现高热、癫痫发作和意识障碍等。白塞综合征相关性CVT发生在横窦、上矢状窦和乙状窦的比例相对较高。从理论上讲,白塞综合征本身就是一种血管炎性疾病,任何静脉窦均有受累的可能。

白塞综合征是一种全身性炎症性疾病,影响静脉和动脉血管。白塞综合征中CVT的发病机制仍不清楚。凝血功能失调被认为是CVT的主要原因,内皮功能障碍被认为是白塞综合征患者发生CVT的主要潜在触发因素。越来越多的数据表明内皮功能障碍促进了白塞综合征患者静脉血栓形成,中性粒细胞的活化也可能参与其中。在CVT发病期间,约50%的患者发现C反应蛋白和红细胞沉降率升高。

CVT是白塞综合征罕见的并发症之一,主要在活动期和白塞综合征发病后进行性发展。白塞综合征合并CVT患者常合并身体其他部位血栓形成,因此强烈建议进行系统性血栓筛查。

六、血液系统疾病

血液病是CVT的病因和诱因之一,主要包括骨髓增殖性肿瘤、血栓性血小板减少性紫癜、阵发性睡眠性血红蛋白尿、肝素诱导的血小板减少症、白血病和贫血等。

(一)阵发性睡眠性血红蛋白尿

阵发性睡眠性血红蛋白尿是一种罕见的克隆性造血干细胞疾病,其发病机制较为复杂,主要涉及磷脂酰肌醇聚糖补体群A(PIGA)基因突变,通过一系列反应引发血管内溶血,并释放游离血红蛋白和促凝微粒,导致血栓形成。血栓形成通常发生在腹腔和大脑,静脉血栓比动脉血栓更常见,也是此类患者死亡的主要原因。CVT在阵发性睡眠性血红蛋白尿患者中的发生比例为2%～8%,是仅次于肝静脉的第二种最常见的静脉血栓。

阵发性睡眠性血红蛋白尿的主要治疗策略是骨髓移植及使用单克隆抗体补体抑制剂依库珠单抗,这种抑制剂可以控制补体介导的血管内溶血。对于并发血栓的患者,需要立即使用普通肝素或低分子肝素抗凝治疗,随后进行长期的口服抗凝治疗。在急性血栓形成的情况下,应在最初24小时内开始使用依库珠单抗,以减少血栓的扩展和复发,如果患者同时合并严重血小板减少,需要在开始抗凝治疗前输注血小板。

(二)血栓性血小板减少性紫癜

血栓性血小板减少性紫癜是一种罕见但严重的血液疾病,其特征是微血管内血栓形成和血小板减少。其病理机制主要涉及遗传性或后天获得性ADAMTS13酶的缺乏或功能障碍,导致超大分子量的血管性血友病因子(von Willebrand Factor,vWF)多聚体在血管内皮表面积聚,从而引发血小板聚集和微血管血栓形成,这种微血管血栓不仅限于外周血管,还可影响脑静脉，导致 CVT 发生。血栓性血小板减少性紫癜合并 CVT 的治疗主要是基于原发病，自从将血浆置换作为标准疗法，并结合使用类固醇、利妥昔单抗、环磷酰胺或长春新碱进行免疫抑制以来，血栓性血小板减少性紫癜的存活率显著提高。最近，在血浆置换和免疫抑制的基础上加用抗 vWF 的人源化免疫球蛋白片段卡普赛珠单抗，可以降低其相关死亡和血栓塞事件的发生率。

（三）肝素诱导的血小板减少症

肝素诱导的血小板减少症是一种严重的免疫介导性血小板减少性疾病，其特点是在接受肝素治疗后，患者出现血小板减少和血栓形成。肝素诱导的血小板减少症可能的病理机制是体内产生一种特异性抗体 IgG，这种抗体能够与肝素 –PF4（血小板 4 因子）复合物结合，形成的免疫复合物激活血小板，产生促凝物质，从而导致血栓形成。由于与肝素诱导的血小板减少症相关的 CVT 具有更高的死亡率，患者应立即停用所有形式的肝素，包括普通肝素和低分子肝素，转而使用直接凝血酶抑制剂或其他非肝素类抗凝血药物，如阿加曲班和比伐卢定等。

（四）急性淋巴细胞白血病和急性早幼粒细胞白血病

急性淋巴细胞白血病和急性早幼粒细胞白血病均可并发 CVT，以前者更为常见。CVT 在急性淋巴细胞白血病患者中的发病率为 1.4% ～ 6.2%，明显高于其他恶性肿瘤患者，急性淋巴细胞白血病患者并发 CVT 的风险因素包括使用大剂量类固醇、L- 天冬酰胺酶和鞘内注射甲氨蝶呤。其并发 CVT 的病理生理机制可能涉及多种因素：一方面，白血病细胞在静脉窦的聚集和浸润，可能导致血流速度减慢；另一方面，肿瘤细胞通过直接或间接作用，合成各种促凝分子和炎性细胞因子，使血液处于高凝状态；此外，急性淋巴细胞白血病治疗中使用的化疗药物如天冬酰胺酶和类固醇，可诱导高凝状态。并发 CVT 使得急性淋巴细胞白血病患者的治疗变得复杂，国际血栓与止血学会建议此类患者至少使用低分子肝素抗凝治疗 6 个月，如果确定患者出血风险没有增加，则抗凝治疗应持续到化疗完成和达到完全缓解为止。对于合并严重血小板减少症的患者，应同时进行血小板输注，以维持血小板计数在（40 ～ 50）× 10^9/L 以上。在严重 CVT 病例中或由于严重血小板减少而存在抗凝剂使用禁忌的情况下，血管内机械取栓术可作为抗凝药物的替代方案。

（五）贫血

贫血是一种常见的血液系统疾病，其特征是红细胞数量或血红蛋白浓度低于正常水平。2016 年，Coutinho 等发现贫血在 CVT 患者中的出现率为 27%，明显高于对照组的 6.5%。进一步分析显示，贫血是 CVT 的独立危险因素，并且小细胞性贫血患者的 CVT 发病风险明显增加。此外，研究还发现贫血也是 CVT 患者不良结局的显著且独立的预测因素。

缺铁性贫血是最常见的小细胞性贫血，其发病机制并不清楚，大部分患者经补铁及抗凝治疗后预后较好。因此，可将缺铁性贫血视为 CVT 的短期风险因素，纠正贫血即可防范 CVT 的发生。

地中海贫血是一组血红蛋白合成障碍的遗传性疾病，此类患者发生 CVT 的原因在于其自身血液高凝状态，这种血栓栓塞事件又常见于 β 地中海贫血。β 地中海贫血按临床特点分为轻型、重型和中间型。中间型虽为轻中度贫血，无须定期输血，但更容易导致血液高凝状态，导致迟发性血栓栓塞事件发生，其中以静脉性血栓栓塞事件常见。既往有血栓史的中间型患者，卒中的发生率为 5%～ 9%，缺血性脑血管病的发生率高达 60%。β 地中海贫血患者高凝状态的发病机制包括血小板活化、红细胞膜改变、血管内皮细胞黏附分子表达增加及铁过载、脾切除术等。由于 β 地中海贫血患者高凝状态的形成原因复杂，病理生理过程至今不完全清楚，目前没有相应的防治指南供参考。普及地中海贫血相关知识，推广地中海贫血婚前筛查和产前诊断技术，对 β 地中海贫血患者高凝状态的防治很重要。高危因素包括年龄 ≥ 20 岁，有脾切除史，有血栓栓塞事件家族史和既往有血栓栓塞事件发生，不输血或少输血的患者。另外，女性、血红蛋白 < 90g/L 的患者更易患血栓栓塞事件。地中海贫血是遗传性疾病，无法治愈。因此，可将地中海贫血视为 CVT 的长期风险因素，需要对原发疾病进行长期有效控制。

七、肿瘤

肿瘤是 CVT 明确的长期风险因素，尤其是骨髓增殖性肿瘤和恶性肿瘤。既往研究表明，癌症患者发生静脉血栓栓塞症的风险增加 4 ～ 7 倍。CVT 的危险因素与腿部静脉血栓形成及肺栓塞的危险因素部分重叠，包括遗传性易栓症和口服避孕药的使用。ISCVT 研究表明，约 7.4% 的 CVT 患者患有癌症。癌症病史使 CVT 风险增加约 5 倍，在诊断后的第 1 年，这种关联与血液癌症最为密切。血液学类型癌症患者的 CVT 风险明显高于实体型癌症患者。

（一）骨髓增殖性肿瘤

骨髓增殖性肿瘤是一组由骨髓干细胞异常增殖引起的血液系统疾病，包括真性红细胞增多症、原发性血小板增多症和原发性骨髓纤维化等，作为同一组疾病，三者具有 3 种相互排斥的基因突变，包括 *JAK2*、*CALR* 和 *MPL3*。最常见的突变是 *JAK2*，它存在于 99% 的真性红细胞增多症患者、55% 的原发性血小板增多症患者和 65% 的原发性骨髓纤维化患者。

真性红细胞增多症常见于中年和老年人群中，平均发病年龄 60 岁。由于红细胞含量增多，患者常表现为血液黏稠度增加，导致血流减慢和血栓形成的风险增加，特别是血液中血小板计数明显增多时更易导致血栓形成。原发性血小板增多症通常存在 *JAK2*、*CALR* 和 *MPL3* 三种突变之一。10% ～ 20% 的原发性血小板增多症患者可能发生血栓并发症，年龄 > 60 岁和既往有血栓病史是高风险因素。*JAK2/MPL* 突变是其血栓形成的另一个独立风险因素。

不到 1% 的骨髓增殖性肿瘤患者会发生 CVT，但 3.8% 的 CVT 患者的潜在疾病是骨髓增殖性肿瘤，这表明两种疾病之间存在关联性。与 CVT 相关的风险因素包括原发性血小板增多症患者存在潜在的血栓形成倾向和 *JAK2 V617F* 突变。

（二）其他恶性肿瘤

其他恶性肿瘤包括白血病和其他实体肿瘤，恶性实体肿瘤是老年 CVT 患者的最常见原因。55 岁以上肿瘤患者 CVT 的发病率显著高于 55 岁以下患者，其中 55 岁以上患者实体肿瘤 CVT 发病率为 16.3%，显著高于 55 岁以下患者的 3.6%，而血液恶性肿瘤相关 CVT 在两个年龄段比较则无明显差别。

2017 欧洲卒中组织发布的脑静脉血栓形成诊断与治疗指南描述，5.6% 的 CVT 患者伴有实体或血液恶性肿瘤为诱发危险因素。VENOST 研究中 59 例患者（5.2%）与恶性肿瘤相关。最常见的恶性肿瘤包括乳腺癌、血液系统恶性肿瘤、结肠癌、中枢神经系统恶性肿瘤和肺癌。实体恶性肿瘤容易并发静脉血栓形成的原因可能如下。

1. 高凝状态 肿瘤细胞直接激活凝血系统，肿瘤细胞可以直接分泌癌促凝物质，主要有半胱氨酸蛋白酶、组织因子及黏蛋白促凝血物质。组织因子直接激活凝血因子Ⅶ，半胱氨酸蛋白直接激活凝血因子Ⅳ，黏蛋白促凝血物质既可激活凝血酶原，也可以激活凝血因子Ⅹ，可促进凝血酶产生、凝血因子活化及纤维蛋白原升高。肿瘤细胞还可以促使单核细胞或巨噬细胞释放细胞因子，如肿瘤坏死因子及白介素 –1，这些细胞因子可以使内皮细胞坏死和脱落，让血管表面发生有利于形成血栓的变化。

2. 抑制纤溶活性 肿瘤分泌纤溶酶活性抑制物，从而抑制纤溶活性。

3. 血小板异常 肿瘤继发血小板增多及肿瘤细胞分泌 ADP 或产生促凝血活性物质，促进血小板聚集。

4. 静脉血流淤滞 肿瘤患者因为手术或恶病质等原因，卧床时间延长，活动减少，从而导致静脉血流淤滞，血流缓慢。

5. 脱水 恶性肿瘤患者高消耗，因为化疗或自身原因导致进食饮水不够，持续较长时间容易造成不易察觉的"隐性脱水"，进一步促进血液高凝。

6. 抗肿瘤治疗 尤其是化疗后易形成血栓，化疗导致的血管内皮损伤及肝细胞受损引起的天然抗凝聚蛋白合成减少，是已经肯定了的危险因素；此外，某些化疗药物已被证实是 CVT 发生的高危因素。

当癌症患者出现严重头痛、局灶性神经功能障碍和痫样发作等症状时，临床医生除了考虑原发肿瘤脑转移外，还应该警惕 CVT 的可能。

八、避孕药及其他药物

可能导致 CVT 风险增高的药物包括口服避孕药、性激素替代治疗和某些抗病毒疫苗等，用于恶性肿瘤的化疗药物和激素也可能起此作用。其中口服避孕药见于 54% ～ 71% 患者中，性激素替代治疗见于 4% 患者中。其他药物还包括糖皮质激素、沙利度胺、他莫昔芬和左旋天冬酰胺酶等。

（一）避孕药

口服避孕药是雌激素和孕激素合剂，20 世纪 50 年代应用于临床。第一代孕激素即炔诺酮、甲地孕酮，雌激素含量 150μg；第二代孕激素即左炔诺酮，雌激素含量 50μg；第三代孕激素即去氧孕烯（地索高诺酮）、孕二烯酮，雌激素含量 20μg；第四代孕激素即烯诺孕酮、诺美孕酮、地诺孕素和屈螺酮，雌激素含量 < 20μg。第三代孕酮类药物（如去氧孕烯、孕二烯酮、屈螺酮或环丙孕酮）增加静脉血栓形成的风险比第二代孕酮类药物（如左炔诺孕酮或炔诺酮）高 2 倍。

目前，多数学者已对口服避孕药可增加静脉血栓栓塞症的危险性达成了一致意见。口服避孕药引起血栓形成的机制：①口服避孕药中的雌激素通过促进纤维蛋白原，凝血因子Ⅶ、Ⅳ、Ⅹ、Ⅻ等的增多，抗凝血酶的减少，使凝血功能亢进；雌激素还可通过蛋白 C 的增多、蛋白 S 的减少，使血小板聚集能力增强，使血小板对纤维结合蛋白、胶原蛋白Ⅰ、胶原蛋白Ⅲ的黏附性增加，从而使血小板黏附性增加。②孕激素能增加静脉的容积和扩张性，降低血流量，有危险因素的妇女将导致静脉淤血和血栓形成。有研究表明，孕激素对凝血参数的影响与其类型、剂量、是否含雌激素、给药途径及疗程有关。③口服避孕药能使体内合成抗雌、孕激素抗体，而免疫复合物在循环中的停滞将破坏血管内皮，干扰凝血因子和血小板聚集，从而形成血栓。

1970 年，Buchanan 首次报道口服避孕药可使妇女患 CVT 的危险性增加。随后众多研究证实，口服避孕药的患者发生 CVT 的概率明显增加。既往多数学者认为服用避孕药后静脉血栓形成的主要影响因素是雌激素，因此口服避孕药中雌激素的剂量逐渐由 100μg 下调至 15 ～ 20μg。但研究还发现，静脉血栓形成不仅与雌激素相关，可能与孕激素也有密切的关系。有研究表明，孕激素可以增加活化蛋白 C 抵抗，降低抗凝物质，抑制纤溶系统活性，有利于血栓的形成。目前第二代孕酮类药物在临床中被广泛应用于急性淋巴细胞白血病患者，以减少化疗期间的月经量，但其导致血栓形成的风险应当引起重视，尤其是使用培门冬酶化疗的患者，两种药物可能产生协同效应，共同打击患者的抗凝血系统，最终导致 CVT 的发生。

口服避孕药是 CVT 形成的一个独立危险因素。避孕药可以显著增加 CVT 发生的风险，在有遗传性易栓症的女性中，会使 CVT 的风险更高，这一观点获得了学术界一致共识。多项研究发现，口服避孕药者 CVT 的发生概率相对于未使用口服避孕药者增加 5.59 ～ 22.1 倍。此外，研究发现，口服避孕药合并易栓症发生 CVT 的风险远高于单一危险因素者，提示遗传因素造成的个体易栓状态的协同效应不可忽视。

口服避孕药作为 CVT 的一种高危因素，其发生比例在不同区域的流行病学调查中有较大差异。欧美国家的研究发现 CVT 患者口服避孕药高达 54.3%；拉丁美洲 CVT 女性患者使用口服避孕药比例为 46.7%；而南亚及中亚，服用口服避孕的女性患者为 12%；来自伊朗的一项研究显示，口服避孕药患者为 14.7%；来自北京宣武医院的单中心回顾性分析发现，口服避孕药及激素替代治疗的患者为 9.5%，这和联合国调查数据是吻合的，即中国 15 ～ 49 岁女性中只有 1.2% 选择口服避孕药作为主要避孕方法，远低于发达国家的比例（17.7% ～ 44.8%）。在 CVT 病例中，亚洲育龄期女性口服避孕药比例显著低于欧美女性，其差异主要源于避孕的习惯方式。

（二）性激素替代治疗

性激素替代治疗包括绝经后激素替代治疗、跨性别人群的激素替代疗法（主要是含有雌激素的制剂）和男性雄激素使用，可增加深静脉血栓和 CVT 的发生风险，3% ～ 4% 的 CVT 患者有使用性激素替代治疗史。

1. 绝经后激素替代治疗　指对存在雌激素缺乏的绝经后妇女补充雌激素及孕激素以缓解其更年期症状的治疗，由于雌激素具有明确的致血栓作用，增加了 CVT 形成的风险。对于此类人群，可通过停药消除激素相关的致血栓危险，故可认为绝经后激素替代治疗是 CVT 的短期风险因素。

2. 男性雄激素使用　仅有少数患者在雄激素治疗后出现 CVT。雄激素相关的静脉血栓形成的机制可能是：①雄激素通过增加血栓素 A2 的产生或减少前列腺素的产生，来增强体内和体外的血小板聚集；②雄激素的使用会增加血小板对胶原蛋白的敏感性；③雄激素也可能通过增加动脉血管组织和皮肤中的胶原蛋白和其他纤维蛋白，导致血栓形成。使用雄激素后出现 CVT，多见于爱好健身的年轻男性或职业运动员。竞技运动员或健美运动员在训练时可能会使用外源性雄激素提高运动能力及肌肉力量，导致包括 CVT 在内的脑卒中，因此临床医师在接诊发生卒中的运动员时，应询问其是否使用雄激素。

3.跨性别人群的激素替代疗法　跨性别人群的激素替代疗法是肯定其性别认同的一种卫生保健服务，通过外源性内分泌制剂的投药，使跨性别者身体的第二性征与其性别认同相符，促成其男性化或女性化的改变。男性化激素治疗一般使用睾酮等雄性激素，女性化激素治疗则包括雌二醇等雌性激素及螺旋内酯固醇等抗雄性激素。美国的标准跨性别激素替代方案包括低剂量口服雌二醇与抗雄激素螺内酯的组合。尽管目前使用较低剂量的雌激素治疗方案，但接受激素替代疗法的跨性别人群，仍有2%～6%终身静脉血栓栓塞的风险。跨性别人群的激素替代治疗需终身服药，是 CVT 的长期风险因素。目前文献报道多为个案，尚未见较大规模的跨性别人群激素替代疗法与 CVT 相关性的前瞻性或回顾性研究，但可以预计，随着西方世界少数群体运动的兴起，未来会有更大规模的跨性别人群出现，这一群体采取的性激素替代治疗引起的 CVT 将不容忽视。

（三）某些化疗药物

治疗急性淋巴细胞白血病的重要化疗药物左旋门冬酰胺酶可致使凝血系统发生改变而出现血栓或出血性并发症，导致凝血因子和凝血抑制因子下降，且于首剂左旋门冬酰胺酶应用后立即出现，1 周左右达最低点，停药后 2 周恢复正常。另外，他莫昔芬和沙利度胺已被证实可引发 CVT。

（四）糖皮质激素

使用外源性糖皮质激素可增加静脉血栓栓塞症的风险，这个观点已经形成共识。2013年美国医学会杂志 *JAMA Internal Medicine* 发表的一项报告显示，使用各种糖皮质激素类药物可使静脉血栓栓塞症风险增加 2～3 倍，风险增加程度取决于糖皮质激素的类型、给药途径和其他因素。库欣综合征是一种高内源性皮质醇状态，据报道是一种高凝状态，患者发生静脉血栓栓塞事件的风险增加。尽管发病机制尚不明确，但长期服用糖皮质激素的患者通常会发现血管性血友病因子增加、活化部分凝血活酶时间缩短和纤溶活性受损。2024 年美国心脏协会（AHA）最新科学声明将糖皮质激素视为 CVT 的短期风险因素。

（五）某些抗病毒疫苗

某些抗病毒疫苗可引起 CVT，是引起学术界关注的新议题。

九、物理和医源性因素

物理和医源性因素相关 CVT 指的是由外力机械作用或医疗操作引起的 CVT，包括颅脑损伤、神经外科手术、腰椎穿刺、颈静脉置管等。

（一）颅脑外伤

外伤后 CVT 是颅脑损伤后可能危及生命的严重并发症，其发生的可能原因包括：①脑外伤后大量组织因子释放入血，血液呈现高凝状态；机体创伤后产生并释放的细胞因子引发系统性炎性反应，可激活凝血系统。②脑外伤所致的跨越静脉窦或颈静脉球的颅骨骨折可能损伤静脉窦壁，引起血管内皮损伤，这是静脉窦血栓形成的明确危险因素。③脑外伤后应用高渗性脱水剂、止血药物等也是血液高凝状态的诱发因素。④脑外伤后颅内压增高，跨静脉窦的硬膜外血肿压迫可使静脉压力增高、静脉血流动力学紊乱，促发静脉窦血栓形成。脑静脉或静脉窦血栓形成后，可导致静脉血液流速下降，使其上游的小静脉和毛细血管进一步淤滞、血管内压增高，产生脑组织肿胀，从而降低了脑动脉血流灌注，进一步加重脑水肿，这种恶性循环最终可导致小静脉破裂和脑实质出血。

在伴有跨越静脉窦或颈静脉球部骨折的创伤性闭合性颅脑损伤患者中，约 34.9% 的患者伴有静脉窦血栓形成，男性患者比例高于女性。外伤后 CVT 的诊断需根据临床观察并选择合适的影像学检查方法，确诊需依靠 CTV 或 DSA 等静脉造影检查，影像学表现为靠近颅骨骨折附近的静脉窦显影缺损，部分患者的静脉窦血栓可发生在远离颅骨骨折的静脉窦内，常表现为浅表静脉窦血栓形成，脑深部静脉窦血栓发生少见。部分患者静脉栓塞后早期表现不典型，因此并非所有患者均能早期获得明确诊断。

对于外伤性静脉窦血栓形成，首选肝素抗凝治疗，但需权衡考虑颅脑损伤后发生脑出血的风险，目前具体抗凝应用时间尚无明确的临床指南和专家共识，临床医师可根据患者颅内出血进展情况，经验性地判断肝素抗凝的应用时机。一般认为，创伤性颅脑损伤发生72 小时后启动抗凝治疗是安全的，但也有报道称因颅内出血情况不稳定，因此主张延迟到外伤 7 天后启动抗凝治疗。一般建议肝素的使用从半量开始，使用过程中要注意复查颅脑 CT，观察颅内出血和脑挫裂伤是否进展，如脑外伤稳定则逐渐过渡到足量的肝素。一项研究比较了创伤性颅内静脉窦血栓形成分别接受抗凝治疗与非手术治疗的效果，发现接受抗凝治疗的患者静脉窦更容易完全再通，约占 54%，死亡率为 1%，明显低于未接受抗凝治疗组。该研究结果同时提示，创伤性静脉窦血栓形成患者年龄越大，发生死亡的可能性越高。对于静脉窦血栓导致窦腔完全闭塞后发生颅内压恶性增高的患者，必要时也可以采用介入治疗，以快速开放静脉窦，重建静脉血液回流。

创伤性颅脑损伤如伴有跨越静脉窦或静脉球的颅骨骨折，或跨静脉窦的硬膜外血肿，以及临床表现疑似脑静脉血栓形成的患者，须行 CTV 检查以排除静脉血栓形成。在权衡颅内出血风险后，应用抗凝治疗安全有效，有助于实现静脉或静脉窦的再通，改善患者预后。

（二）神经外科手术或相关操作

1. 神经外科手术　在神经外科手术中，因静脉窦的撕裂或过多地挤压、牵拉，可引起静脉内皮损伤而导致血栓形成。CVT 是神经外科手术的并发症之一，特别是在病变或手术入路涉及静脉窦的情况下，据报道发生率估计在 5% ~ 12%，但手术引起的 CVT 临床通常无症状，只有少数患者出现症状。症状的出现和严重程度取决于血栓形成的程度，更重要的是取决于是否有足够的侧支静脉代偿引流。一项前瞻性研究表明，颅后窝肿瘤术后 CVT 的影像学发生率高于先前回顾性研究报告的发生率，且均无症状，术后 CVT 和脑脊液漏之间可能存在关联，在没有症状的情况下，可以行非手术治疗。

有研究发现，脑膜瘤和前庭神经鞘瘤是颅后窝肿瘤术后发生 CVT 的危险因素。术后CVT 抗凝治疗与较高的颅内出血发生率相关，对于手术导致的临床无症状患者，需要谨慎决定是否开始抗凝治疗。前庭神经鞘瘤手术后 CVT 的总发病率为 6.4%，其中乙状窦后、经迷路和颅中窝入路 CVT 的发病率分别为 4.8%、9.6% 和 9.9%，CVT 的发生率与手术入路方法之间存在关联，术后乙状窦血栓形成的概率最高。

神经外科手术后 CVT 受到了越来越多的关注。尽管从文献报道上看多数患者症状轻微，但仍应尽量避免 CVT 的发生，术前规划时应选择对静脉窦或重要静脉相对干扰较小的入路；术中精细操作，尽量保护静脉窦及静脉，对于静脉的微小损伤出血，可予以明胶海绵轻压止血，尽量不用电凝止血；对于静脉窦的较大破裂出血，可用无损伤缝线缝合或用明胶海绵压迫止血，切勿将明胶海绵或其他止血材料塞入静脉窦内，导致窦内血栓形成并向远近端延伸，造成医源性 CVT 的发生。

2. 腰椎穿刺　　CVT 是腰椎穿刺的一种罕见并发症，据报道，发生率不到 0.5%。然而，越来越多的病例报告强调腰椎穿刺是 CVT 的危险因素。发生机制包括：①腰椎穿刺释放脑脊液的情况下，需要通过脑血管扩张来维持颅内容积，继而发生静脉充血和静脉血流速度降低，导致血液淤滞并随后形成血栓。经颅多普勒检测发现，硬脑膜穿刺后直窦血液流速减少 47%。②颅内低压会导致脊髓 - 颅内压的负梯度，导致脑血管拉伸，最终造成静脉内皮的创伤性损伤，这也可能导致血栓形成。③脑脊液漏出使其进入静脉窦的吸收减少，导致血液黏度增加。④合并其他危险因素，如大量注射糖皮质激素或处于长期卧床状态。

目前有报道的腰椎穿刺后 CVT 病例大多数为脱髓鞘疾病患者，接受腰椎穿刺治疗的同时给予大剂量静脉注射糖皮质激素。因此，建议此类患者腰椎穿刺后使用预防剂量的低分子肝素来预防 CVT；如果情况允许，在腰椎穿刺和高剂量注射糖皮质激素之间保留至少 1 个月的窗口期。

CVT 症状可能与腰椎穿刺后头痛的症状重叠，早期诊断通常具有挑战性。因为大部分患者腰椎穿刺后出现头痛是腰椎穿刺直接引起的，只有极少部分是 CVT 引起的。对腰椎穿刺后卧位时头痛未见改善、随时间加重或持续超过 1 周的患者要警惕 CVT 的发生。

3. 颈静脉置管　　颈静脉置管是经皮穿刺将导管插入到颈内静脉的一种方法，常用于外科手术患者围手术期给药及危重症患者的日常静脉给药。颈内静脉导管放置时间过久，可能会导致血栓形成，据统计，其发生率为 2%～5%。颈内静脉置管后首先发生导管周围的局部血栓，形成原因可能是血管壁损伤、静脉血液回流缓慢、血液黏稠及异物存在。血栓随即影响了颅内静脉血经颈内静脉回流，并进一步逆行向乙状窦及横窦延伸，最终导致颅内静脉血栓形成。如果颈内静脉发生血栓，患者可出现发热和全身不适，可能伴有胸锁乳突肌前缘疼痛和压痛；如果血栓向上延伸累及乙状窦，可出现颅内压增高，包括头痛、视盘水肿和复视等症状。临床需要警惕这种少见并发症。

4. 脑肿瘤压迫　　局部血流缓慢与局部静脉受压迫或损伤常是相辅相成的，而静脉血流缓慢或停滞是血栓形成的三大要素之一。脑表面的肿瘤，如脑膜瘤，可以压迫局部的静脉，使其回流受到影响，局部静脉内可以形成血栓；某些情况下，肿瘤甚至直接侵入静脉系统，将脑静脉或静脉窦"蚕食"。由于肿瘤压迫一般是一个慢性过程，故可以出现侧支循环代偿，即血流通过其他静脉属支绕道回流，不一定表现出严重症状。但如果侧支代偿的静脉流量不足，则可能出现脑组织水肿，产生局灶神经功能障碍和颅内压增高。

十、肥胖、脱水及其他因素

肥胖、脱水及一些全身性疾病，如甲状腺疾病、肾病综合征、炎性肠炎，也是 CVT 的风险因素。

（一）肥胖

多项研究已明确，肥胖是下肢深静脉血栓和肺栓塞（统称为静脉血栓栓塞症）的危险因素。体重指数（BMI）超过 $30kg/m^2$ 者，与其他 BMI 正常（$< 25kg/m^2$）人相比，静脉血栓栓塞症风险增加约 2 倍，BMI 越高，这种风险就越高。$BMI > 40kg/m^2$ 者风险大约高出 3 倍。2016 年以前，肥胖是否与成人 CVT 相关尚未得到评估。确立肥胖是 CVT 风险因素的文章发表于 2016 年 *JAMA Neurol* 杂志上。该研究发现肥胖（$BMI > 30kg/m^2$）致使 CVT 风险增加，在口服避孕药的女性中，肥胖使得 CVT 风险对比未使用口服避孕药、体重正常的女性增加近 30 倍；对于不使用口服避孕药的男性和女性，CVT 与肥胖之间没有关联性。

肥胖增加血栓形成风险的机制之一是凝血因子水平的变化。与体重正常的女性相比，肥胖女性的血浆促血栓因子浓度较高，例如纤溶酶原激活剂抑制剂 1 和血管性血友病因子。肥胖还与活化蛋白 C 抵抗力增加和凝血因子Ⅷ浓度升高有关，这些都是血栓形成的危险因素。使用口服避孕药还会导致活化蛋白 C 抵抗力增加，这可能解释了肥胖和口服避孕药两个危险因素的协同效应。另外，肥胖会导致腹压升高，通过将增加的腹压传递至脑静脉系统，从而减少了脑静脉的流出，改变了脑静脉的血流动力学，增加了 CVT 的风险。

因此，鉴于肥胖和口服避孕药使女性发生 CVT 的风险显著增高，临床医师在工作中应谨慎给予肥胖女性开具口服避孕药，并告知如果肥胖女性使用口服避孕药会显著增加血栓形成的风险，建议选择其他更为合适的避孕方式。

（二）过度脱水

1. **生理性脱水**　脱水是 CVT 的高危因素之一，尤其是新生儿和儿童。一般将血中尿素 / 肌酐（U/Cr）比值超过 80 定义为脱水状态。缺血性脑卒中患者脱水的发生率很高，为 29% ～ 70%。脱水与高凝状态的风险较高相关。脱水引起 CVT 的机制是水分大量丢失后血液浓缩，血液黏滞度升高、血流缓慢，凝血物质聚集，从而激活凝血系统引起血栓。2% ～ 19% 的 CVT 患者存在脱水现象。

成人脱水相关 CVT 常见于重度消耗性疾病或恶性肿瘤，患者因进食困难、补充水分和电解质不足时，脱水会成为导致 CVT 的重要因素。近年来，少数年轻人沉迷于电子游戏，长时间滴水不进造成隐性脱水，加上久坐引起的静脉循环减慢，最后导致 CVT 形成，这样的例子在临床上时常遇到。

脱水是婴幼儿 CVT 的重要危险因素。婴幼儿 CVT 患者中，绝大多数是由胃肠炎引起的腹泻和呕吐，导致体液和电解质丢失，产生严重脱水伴相对性红细胞增多所致。2001 年《新英格兰医学杂志》报道了 160 例 CVT 患儿，40 例为脱水状态，其中新生儿比例为 30%（21/69），非新生儿比例为 19%（21/91）。因此，在婴儿尤其是新生儿的照护中，应该关注严重脱水引起的 CVT。

2. **医源性脱水**　脱水治疗是临床上常采用的治疗措施。甘露醇和呋塞米等脱水药在神经内外科临床中经常被应用，可提高血浆晶体渗透压，缩小肿胀脑组织的体积，降低颅内压，还可降低血液黏度，增加红细胞变形性，减少红细胞聚集，提高脑组织灌注，有利于改善脑循环。但是，大剂量使用脱水药物可能使血液浓缩、血液黏滞度升高、血流缓慢，引起血液流变学变化，以致纤维蛋白、红细胞及血小板黏附于静脉窦内膜表面，并激活凝血系统而形成血栓，加剧静脉回流障碍。故在使用时要注意剂量不可过大，浓度不可过高，注意监测 24 小时出入量，防止过度脱水诱发 CVT 形成。

（三）使用止血药不当

抗纤溶药物通过抑制由纤溶酶所致的纤维蛋白溶解发挥止血的作用。有研究表明，颅内出血患者使用抗纤溶药物过程中其血液黏稠度升高，使脑缺血发生风险显著增加。有学者认为，止血药物使用不当与外伤性 CVT 关系密切；静脉使用止血药物是外伤后 CVT 发生的危险因素之一。近期研究表明，氨甲环酸治疗脑损伤后的肺栓塞发生率更高，并可增加静脉血栓形成事件。目前虽无直接证据显示静脉应用止血药物能增加颅脑损伤患者继发CVT 的风险，但建议仍要谨慎使用该类药物，权衡利弊，以免使静脉血栓风险增加。

（四）甲状腺疾病

甲状腺功能障碍是一种以甲状腺激素循环水平异常，引起以神经、循环、消化等系统兴奋性改变和代谢紊乱为主要表现的一系列临床综合征。甲状腺疾病在普通人群中尤其是女性中发病率较高。甲状腺功能障碍性疾病包括甲状腺功能亢进症、甲状腺功能减退症、桥本甲状腺炎等。CVT 是甲状腺功能亢进症的脑血管并发症之一，而未经治疗的甲状腺功能减退症也被认为是 CVT 的潜在病因。甲状腺功能障碍相关的 CVT 患者少见，其人群发病率不详。伴有甲状腺功能减退症的 CVT 患者多为女性，以 18～50 岁多见。

甲状腺功能障碍可以导致凝血 - 纤溶系统的改变，诱发高凝状态，从而增加血栓形成的风险，其可能的机制有：①甲状腺激素改变了凝血 - 纤溶系统的平衡，导致高凝状态和低纤维蛋白溶解状态，且凝血因子Ⅷ可增加儿茶酚胺的敏感性；②原发性甲状腺功能亢进可导致静脉血流淤滞和血流动力学的改变，增加血管内血栓形成的风险；③甲状腺功能障碍性疾病与巨细胞动脉炎密切相关，可导致血管壁异常，增加血栓形成的可能性；④甲状腺相关的自身免疫性凝血障碍可能与 IgM 心磷脂抗体有关，进而导致高凝状态；⑤甲状腺肿大压迫颈部静脉，导致颅内静脉流出受阻，进一步增加 CVT 的风险。

甲状腺功能障碍的 CVT 患者，头痛是最常见的临床症状，多数患者会出现一系列与原发性甲状腺功能亢进相关的症状，如心动过速、四肢震颤、怕热、心悸、多汗、体重减轻、恶心、呕吐及腹泻等。当甲状腺功能障碍患者出现神经功能障碍，且其影像学特征不典型时，应考虑 CVT。为防止 CVT 进展，宜迅速给予充分的抗凝治疗。除抗凝治疗外，还需要识别和治疗血栓形成的根本原因。在抗甲状腺治疗几周后，凝血因子Ⅷ的活性通常会恢复正常。因此，纠正甲状腺功能障碍是 CVT 治疗策略的重要组成部分。在进行充分的抗凝治疗后，大多数患者可以在数周至数月内完全康复。同时，对甲状腺功能进行定期评估和管理也是防止 CVT 复发和进展的重要措施。

（五）炎性肠病

炎性肠病是一组以慢性胃肠道炎症为特征的疾病，包括克罗恩病和溃疡性结肠炎。炎性肠病患者具有更高的血栓形成风险，尤其是在疾病活动期，发病率为 0.5%～1.5%，远高于普通人群。特别是在溃疡性结肠炎和克罗恩病患者中，CVT 的风险分别为普通人群的 3 倍和 6 倍。中国 IBD 患者中 CVT 的发病率约为 1.2%，与发达国家相比，炎性肠病患者的 CVT 发病率略低，可能与早期诊断和治疗的普及程度有关。

炎性肠病患者发生 CVT 的风险显著增加，可能与炎性反应、免疫介导机制、内皮细胞功能障碍及血液高凝状态等多种因素有关。①免疫反应：炎性肠病患者的免疫系统异常活跃，导致全身性和局部性免疫反应增强。炎性肠病患者的免疫系统会释放大量促炎细胞因子，激活血小板和凝血因子，增加血液的凝固性，最终导致血栓形成。此外，炎性肠病患者的自体免疫反应可能会攻击血管内皮细胞，进一步增加血栓形成的风险。②内皮细胞损伤：炎性肠病患者肠道的慢性炎症和免疫反应可通过血液传播影响到远端的血管系统。持续的炎性反应会导致内皮细胞损伤，破坏血管内皮的屏障功能。受损的内皮细胞会暴露出基底膜和胶原纤维，吸引血小板附着并激活凝血级联反应，最终形成血栓。此外，内皮细胞损伤还可释放组织因子（TF），进一步加速凝血过程。③炎性介质的作用：炎性肠病患者体内的炎性介质水平显著升高，如C反应蛋白（CRP）、血管内皮生长因子（VEGF）等。这些炎性介质可通过血液循环影响全身多个器官和系统，通过促进血小板聚集、激活凝血系统、增加血液黏滞度等多种途径，显著提高血栓形成的风险。此外，炎性介质还可诱导血管内皮细胞表达更多的黏附分子。④血液高凝状态：炎性肠病患者常处于一种血液高凝状态。其体内的凝血因子水平升高，如纤维蛋白原、凝血因子Ⅷ和血栓调节蛋白，这些变化使得血液更容易凝固。此外，炎性肠病患者还可能出现抗凝血酶Ⅲ和蛋白C、蛋白S等天然抗凝物质的水平下降，进一步加剧血液高凝状态。

发生CVT的炎性肠病患者中，女性患者的发病率高于男性，特别是在育龄期女性中，这可能与激素水平变化有关。其次，年龄较轻的炎性肠病患者，尤其是20～40岁的成人，更易发生CVT。此外炎性肠病活动期和复发期患者的CVT风险显著增加，这可能与疾病期间炎性介质和免疫反应的剧烈变化有关。其他危险因素包括长时间的肠道出血、贫血和脱水。使用糖皮质激素和免疫抑制剂治疗的炎性肠病患者也显示出较高的CVT风险。而且炎性肠病患者常合并其他高凝状态，如抗磷脂综合征和遗传性凝血障碍，这进一步增加了CVT的发生风险。

对于炎性肠病患者出现新发的严重头痛、视觉障碍或癫痫发作等症状，应考虑CVT的可能性。急性期治疗主要以抗凝治疗为基础。除了抗凝治疗外，免疫治疗是控制炎性肠病活动的重要手段，能够减少炎症反应，从根本上降低血栓形成的风险。免疫抑制剂如硫唑嘌呤和甲氨蝶呤，以及生物制剂如英夫利昔单抗和阿达木单抗，均可有效控制炎性肠病的炎症活动，从而间接预防CVT的发生。

研究表明，在接受规范抗凝治疗的患者中，约80%的患者在治疗后6个月内症状得到明显改善，死亡率低于5%。然而，对于那些延迟诊断或未能及时接受治疗的患者，其病死率可高达15%～20%。在接受规范抗凝治疗的炎性肠病患者，其CVT复发率在1年内可降低至10%以下，而未接受规范治疗的患者复发率可高达20%～30%。

（六）肾病综合征

肾病综合征（NS）是临床表现为蛋白尿、低白蛋白血症、高脂血症和不同程度水肿的临床症候群。肾病综合征通常伴有高凝状态，易导致血栓形成，血栓好发于下肢深静脉和肾静脉、肺静脉，极少出现于颅内静脉。CVT是肾病综合征患者一种相对罕见却可致命的血栓并发症。成人肾病综合征并发CVT可发生在不同病理类型，其中微小病变性肾病最多见。

肾病综合征并发CVT好发于年轻患者，发生率为0.67/10万。肾病综合征是CVT的一种罕见的潜在病因，占全部CVT患者的1.67%～3.8%。肾病综合征的血栓并发症的发生风险在病程早期最高，在白蛋白水平较低时血栓形成的风险明显增加。儿童血栓栓塞事件大多发生在确诊肾病综合征后 3 个月内，成人血栓栓塞事件大多发生在确诊肾病综合征后 6 个月内。

一般认为肾病综合征并发 CVT 是由抗凝 – 纤溶机制失衡引起的：①由于肾小球缺陷导致高分子量蛋白漏出，许多重要的抗血栓形成因子，包括抗凝血酶Ⅲ、蛋白 C 和蛋白 S，亦随尿液丢失；②肝脏合成凝血因子增多，血栓前因子（凝血因子 V 和Ⅷ）合成增加，纤维蛋白原和维生素 K 依赖性凝血因子等促凝蛋白的血浆浓度显著升高，导致血栓形成风险增加；③有效循环血量减少导致血液黏度增大并减缓血流，引起红细胞聚集和血凝块增多；④低白蛋白血症、循环免疫复合物沉积、高脂血症、血小板聚集的增加和血小板高反应性，均可促使血栓形成；⑤医源性因素，如使用利尿药剂导致的低血容量，治疗原发病使用的大剂量激素，通过刺激血小板生成、引发脂代谢紊乱等，加重肾病综合征的高凝状态。

肾病综合征合并 CVT 的症状缺乏特异性，早期确诊困难。对于突然出现头痛或头痛加重的肾病综合征患者，要警惕合并 CVT 发生，在进行 CVT 风险因素的评估时，即使患者没有水肿表现，也应考虑合并肾病综合征的可能。由于肾病综合征患者常伴随肾功能不全，存在发生对比剂肾病的风险，对肾功能影响较小的影像学检查，如普通颅脑 CT 或 MRI，可作为怀疑 CVT 的肾病综合征患者的初始评估选择。无须对比剂的 TOF–MRV 是肾病综合征并发 CVT 诊断和随访的首选方式。

肾病综合征背景下的 CVT 治疗，包括积极治疗原发病和针对 CVT 的治疗。肾病综合征并发 CVT 治疗与一般人群中的 CVT 治疗方案相同，包括治疗潜在的高凝性病因、抗凝、溶栓和对症治疗。由于肾病综合征伴有血小板增多、血小板高反应性和高纤维蛋白原血症，CVT 患者仍可从抗血小板或去纤维蛋白原治疗中获益。肝素主要通过激活抗凝血酶Ⅲ起作用。然而，由于肾病综合征患者的尿液中抗凝血酶Ⅲ和肝素本身会流失，抗凝治疗可能很困难。因此，直接补充抗凝血酶或使用新鲜冷冻血浆有助于实现充分的抗凝治疗。低分子肝素常作为治疗肾病综合征 CVT 的首选。即使肾病综合征症状改善，患者的高凝状态仍会持续数月甚至 1～2 年，应维持 6～12 个月或更长时间的口服抗凝治疗。在低白蛋白血症的高危患者中，抗凝治疗可能需要持续更长时间。鉴于较低白蛋白浓度下血栓形成的风险增加，有学者提出，应考虑对血清白蛋白＜20g/dl 的高危患者进行预防性抗凝治疗。对于膜性肾病类型的成人肾病综合征，也建议进行预防性抗凝治疗，但对于儿童肾病综合征，无论病理类型如何，是否进行预防性抗凝治疗仍存在争议。只有当指标（血清白蛋白＜20g/L、纤维蛋白原＞6g/L、抗凝血酶＜70%）提示肾病综合征儿童存在高凝状态时，才建议进行常规预防抗凝治疗。预防性抗凝治疗对预防肾病综合征相关血栓栓塞的有效性和安全性尚有争议，对于血栓栓塞风险高的肾病综合征患者，包括严重低白蛋白血症（血清白蛋白＜25g/L）、重度蛋白尿和既往血栓形成病史，可能受益于预防性治疗。对于血栓风险较低的肾病综合征患者，可以给予抗血小板药物预防血栓栓塞发作，从而抑制血栓的产生。

肾病综合征患者 CVT 的预后与普通人群相似，早期诊断、积极治疗是肾病综合征合并 CVT 预后良好的关键。

十一、小结

CVT 形成常是多因素共同作用所致，接近 50% 的 CVT 患者有不止一种危险因素，筛查时不能满足和局限于第一发现，应注重遗传性易栓症和获得性危险因素的协同效应。CVT 不仅涉及神经内外科，还涉及急诊科、内科、肿瘤科、血液科、风湿免疫科、产科、儿科及全科医学等多个学科，因此提高医务人员对该疾病的认识，有助于临床降低延误诊断或漏诊、误诊的发生。

（洪景芳　赵清爽　李　军　吴贤群　黄银兴　裴家生　朱先理）

第三章 脑静脉血栓的诊断

第一节 脑静脉血栓临床表现

脑静脉血栓（CVT）的临床表现因血栓形成部位、血栓负荷量、累及范围和相应的神经功能区域，以及起病急缓等多种因素影响而有所不同，常见的表现包括头痛、癫痫发作、视物障碍、肢体无力、失语、偏盲、不同程度的意识障碍或认知障碍等，也可表现为硬脑膜动静脉瘘等。但其临床表现有时缺乏特异性，容易与其他疾病相混淆，临床上应注意甄别。

一、一般临床表现

（一）头痛

头痛是神经系统疾病常见的症状，可发生于各个年龄段，引起头痛的原因繁多复杂，要根据具体情况个体化分析。头痛也是 CVT 最常见的临床表现之一，尽管 CVT 发病率很低，但是进行鉴别诊断时，不应忽视 CVT 这种罕见疾病。

1. CVT 引起的头痛 CVT 引起的头痛属于继发性头痛，是 CVT 最常见的症状，见于 75%～95% 的 CVT 患者中，通常也是最先出现的症状。在 6%～23% 的 CVT 病例中，头痛是发病时的唯一症状，也称为孤立性头痛。ISCVT 队列研究中，89% 的 CVT 患者出现头痛。ACTION-CVT 研究中，这一比例为 75.4%。CVT 相关性头痛通常为急性起病，逐渐加重并持续存在，没有明显的头痛缓解期，未经治疗不能缓解。重者伴有恶心、喷射性呕吐、视物模糊、肢体抽搐、意识模糊及其他神经功能障碍，如失语、肢体麻木或瘫痪等，与常见的偏头痛、紧张性头痛在发生和发展过程、症状特点、伴随表现等多方面有区别。高龄 CVT 患者头痛发生率较低，可能与老年人脑萎缩后颅内压增高相对不显著及老年人对疼痛的反应性降低有关。

CVT 引起头痛可能有以下几个原因：①静脉回流障碍导致颅内压增高，使硬脑膜受到弥漫性牵拉，引起全颅头痛。②闭塞的静脉窦壁中的神经纤维和痛觉感受器受到机械拉伸刺激：静脉窦的阻塞可导致静脉容量增大和静脉窦、皮质静脉和脊髓静脉扩张，静脉内神经纤维的压迫会引起头痛。由于颅底静脉窦周围的硬脑膜受三叉神经支配，局部硬脑膜拉伸，三叉神经血管系统可能会被激活，因此被传导至同一侧并引起偏侧头痛。③由于静脉血液回流受限，皮质梗死可引起局灶性颅内压改变和炎性反应，这也可能加剧疼痛。④感染性 CVT 患者，炎症反应导致的血管痉挛或扩张、硬膜神经末梢感受器受刺激等，也会导致头痛。

因为 CVT 导致的头痛因素各异，因此症状也多种多样，通常为整个头部、双额部或头顶的剧烈或搏动性的疼痛，约 1/5 患者呈局灶性头痛，1/3 患者表现为偏侧头痛，需同偏头痛相鉴别。最常见的头痛特征是搏动性头痛，也可能出现与偏头痛或雷击样头痛相似的急性表现。头痛部位与静脉窦血栓形成部位之间有无关联，仍有争议。由于 CVT 可为多个静脉窦受累而致颅内静脉回流障碍，因颅内压增高而造成广泛的硬脑膜受到拉伸刺激，引起全颅头痛，所以一般难以确定静脉窦血栓形成部位与偏侧的头痛之间存在直接相关性，虽然与受累静脉窦同侧的单侧头痛或偏头痛可能是由于受累静脉窦局部硬脑膜拉伸所致，其疼痛机制往往是因为局部硬脑膜受三叉神经分支支配，因此该侧硬膜受刺激产生有定位意义的疼痛，表现为患侧头痛或偏头痛。诱发颅内压增高的行为，如瓦氏（Valsalva）动作（深吸气后，在屏气状态下用力作呼气动作 10～15 秒）、咳嗽、弯腰和头低于胸的卧位，常会加剧 CVT 头痛。

CVT 患者的头痛特征与偏头痛等其他几种原发性头痛相似，需注意鉴别。可以提示为 CVT 相关头痛的线索有头痛呈亚急性或急性发作，疼痛通常呈弥漫性和搏动性，同时伴有畏声、畏光，可伴有某些神经功能障碍（如肢体麻木、无力、抽搐、失语，意识障碍等），可随 Valsalva 动作而加重，并可能有颅内压增高的征象，如视盘水肿。

CVT 患者的头痛可能会持续数周至数月。超过 50% 的患者遗留 CVT 后慢性头痛，表现为紧张型头痛和偏头痛。

2. 可能患有 CVT 的头痛患者　头痛患者经常就诊于神经外科、神经内科及急诊科，对于具备下列特征的头痛，应高度警惕 CVT 的可能：①存在 CVT 风险因素，如口服避孕药、妊娠期或产褥期、恶性肿瘤、贫血等；②既往有原发性头痛的患者出现新发头痛或性质和特征不同的头痛；③伴有颅内压增高的相关症状和体征，如视盘水肿、喷射性呕吐等；④伴有新发局灶性神经系统体征，如偏瘫、失语等；⑤头痛伴有不同程度的意识障碍；⑥伴有局灶性或全身性痫样发作。对于伴有上述特征的头痛患者，有较大的可能为 CVT 相关性头痛，应进行进一步的检查以明确诊断。

（二）癫痫发作 / 癫痫

癫痫发作 / 癫痫是 CVT 最常见的临床症状之一，高达 40% 的 CVT 患者在病程中会出现痫样发作的症状。

1. 癫痫发作 / 癫痫的诊断　癫痫是一种以具有持久性的致癫痫倾向为特征的脑部疾病，以脑神经元过度放电导致反复性、发作性和短暂性的中枢神经系统功能失常为特征。癫痫不是单一的疾病实体，而是一种有着不同病因基础，临床表现各异，但以反复抽搐发作为共同特征的慢性脑部疾病。

癫痫发作又被称为"痫样发作"或"痫性发作"，它是因为脑神经元异常过度、同步化放电活动所造成的一过性肢体抽搐等临床表现，其临床特征为突发突止、短暂性、一过性的抽搐性发作，脑电图上可发现过度的异常同步化放电。按照有无急性诱因，癫痫发作大体上可分为诱发性发作和非诱发性发作。诱发性发作最常见于中枢神经系统疾病（如感染、卒中等）或全身系统性疾病（如血糖异常、电解质紊乱、中毒、发热等）的急性期，是一种急性症状性发作。这种发作仅代表疾病急性期的一种症状，不意味着急性期过后一定反复出现癫痫发作。非诱发性发作则找不到明确的急性诱因。如病毒性脑炎急性期出现的癫痫发作是诱发性发作，而脑炎数年后出现的癫痫发作则为非诱发性发作。

有癫痫发作但通常不诊断为癫痫的情况包括新生儿良性发作、热惊厥、酒精或药物戒断性发作、中枢神经系统或全身系统性疾病的急性期出现的发作。

2. 与 CVT 相关的癫痫发作 / 癫痫

（1）CVT 癫痫发作 / 癫痫的界定：将急性期 CVT 引发的肢体抽搐发作性事件定义为癫痫发作。因为这种癫痫发作是由中枢神经系统疾病（即 CVT）诱发的，且处于急性期，因此即使症状反复发作，但在急性期也不应该被定义为癫痫，而应称之为早期癫痫发作更为准确，英文称为 seizure（抽搐）。对于急性期过后（一般为 2 周）的癫痫发作，如果只发作一次，称之为晚发癫痫发作。但对于反复多次的晚发癫痫发作，达到癫痫诊断标准者，即晚发癫痫，英文以 epilepsy（癫痫）表示。

（2）癫痫发作的发病率和发病类型：CVT 是一种特殊类型的脑静脉卒中，其痫样发作的发生率远高于脑动脉卒中及其他缺血性脑卒中，有时甚至可出现癫痫持续状态，危及患者生命。癫痫发作见于 37% 的成人 CVT、48% 的儿童 CVT 和 71% 的新生儿 CVT。颅内压增高头痛合并癫痫发作是 CVT 常见的急性发病方式，高度提示 CVT 的可能。

癫痫发作可发生在 CVT 早期或确诊后的几周内，并可在病程后期发生或复发。目前仍没有具体的指南对这些癫痫发作进行归类，但最普遍接受的时间界限是在 CVT 确诊后2 周为临界点。最初出现抽搐症状或在确诊后 2 周内的发作，通常被归类为早期癫痫发作，而在 2 周之后出现的癫痫发作则被归为晚发癫痫发作。有研究报道称，32% 的 CVT 患者可出现癫痫发作，其中 2% 的患者在住院期间出现癫痫发作；只有 9.5% 的患者出现晚发癫痫发作，并且癫痫发作并不是 1 年预后的预测指标。一项关于儿童 CVT 的研究发现，伴发皮质静脉血栓与癫痫发作有关。围生期的 CVT 患者癫痫发作可高达 76%，故临床诊断为"子痫"的围生期孕妇，也应注意是否有 CVT 形成的可能。

动脉性脑梗死引起癫痫发作的主要表现为局灶性癫痫发作，而 CVT 合并癫痫发作则主要以全身性大发作多见。CVT 患者癫痫发作概率明显较高的可能原因是 CVT 病灶影响大脑皮质静脉回流，导致功能区锥体细胞、轴突等功能异常，且皮质区较其他深部脑区产生异常电活动癫痫发作的阈值低，受累皮质神经元异常放电，容易发生超级同步化而出现癫痫发作。CVT 患者出现早发性癫痫发作的机制尚不明确，据认为可能是因为 CVT 早期脑静脉淤血、脑组织缺血缺氧及周围组织水肿，导致细胞膜钠泵、钙泵衰竭，细胞 Ca^{2+}、Na^+ 堆积及谷氨酸兴奋性递质大量释放，致使细胞膜稳定性降低而过度除极，引起痫性放电。

（3）癫痫发作的相关因素：引起 CVT 后癫痫发作的各种风险因素有局灶性神经功能缺损、幕上实质病变、脑出血、局灶性水肿 / 缺血性梗死、上矢状窦血栓形成、皮质静脉血栓形成及妊娠或产褥期等。一项研究显示，在 CT/MRI 显示实质性病变的患者中，早期癫痫发作的可能性升高 3.7 倍，而在有感觉障碍患者中，早期癫痫发作的可能性升高 7.8 倍。

（4）癫痫发作的预后：合并癫痫发作的 CVT 患者可伴发局灶性神经功能障碍和头痛，如果未能积极控制局部神经功能状态，可能发展为癫痫持续状态。尽管大部分 CVT 患者预后良好，但关于 CVT 患者癫痫发作与预后之间的相关性仍有争议，既往有研究表明，早期癫痫发作（尤其是癫痫持续状态）是 CVT 患者残疾和死亡的重要原因。但大多数研究认为，癫痫发作不影响患者的远期预后。

（三）意识障碍

CVT 患者可表现为不同程度的意识障碍、认知和（或）精神障碍。14% ～ 18% 的 CVT 患者急性期存在意识障碍，同时可能伴有局灶性神经功能障碍及癫痫发作。另有研究报道，有近 20% 的 CVT 患者可出现严重意识障碍甚至昏迷。亚急性或慢性发病者可出现认知和精神障碍，表现为痴呆、胡言乱语、行为异常等。一项纳入 114 例 CVT 昏迷患者的研究显示，约 1/3 的患者可完全康复，1/10 的患者遗留严重残疾，1/3 的患者最终死亡。意识障碍通常与深静脉系统受累有关，这是 CVT 患者病情轻重的重要衡量指标，也是预后不良的预测因素。意识障碍加重往往意味着病情恶化，需要更积极的治疗措施。

（四）局灶性脑损害

约 40% 的 CVT 患者出现局灶性神经功能障碍，可单侧或双侧，或左右交替出现，包括运动或感觉障碍、失语、偏盲和脑神经麻痹等。研究发现，约 62% 的单纯大脑皮质静脉血栓形成患者表现为局灶性脑损害，临床表现和受累皮质静脉所在的功能区相关。如果由于 Trolard 静脉引流的额叶或顶叶梗死，则可能表现为偏瘫。如果 Labbé 静脉（负责引流颞叶）受到影响，也可能表现为失语（优势半球颞叶受损）或意识模糊。海绵窦血栓形成可表现为典型的局灶性神经功能障碍，出现头痛、眼痛、眼球突出、球结膜水肿、眶周水肿和眼球运动麻痹及海绵窦综合征等特征性局灶性神经功能障碍。局灶性神经功能障碍往往提示出现了相应的局灶性脑功能区损害，包括脑水肿、脑梗死或梗死性脑出血。

（五）视觉障碍

CVT 导致颅内压增高的机制包括静脉回流障碍和脑脊液回吸收下降。部分患者可表现为视觉损害，包括视力（视敏度）下降、视野缺损，眼底检查可见视盘水肿。弥漫性颅内压增高导致视盘水肿的患者更常出现视觉障碍，孤立性皮质静脉血栓患者视盘水肿较少见。一项大型研究发现，有近 30% 的患者急性期存在视盘水肿，有 6.7% 的患者在随访期间仍然存在视觉障碍。另一项研究发现，有 27% 的 CVT 患者急性期视物模糊。尽管视觉损害是 CVT 常见的临床表现之一，但 CVT 导致的严重视力丧失很少发生（2% ～ 4%）。视盘水肿可导致短暂性视觉障碍，如果持续时间较长，则可能导致视神经萎缩和失明。视觉丧失往往是隐匿性的，可表现为逐渐频繁的黑矇、视野逐渐缩小、中心视力下降。

颅内压增高患者的眼底检查可见视盘的变化，从极早期的视盘边缘模糊（即视盘周围视网膜纤维层显示不清）、视盘周边肿胀，边缘显示不清，逐渐发展到视盘周围有火焰状出血，自发性静脉波动缺如；严重的视盘水肿还可表现为视杯消失、视盘周围晕轮变窄、分界不明显、视网膜静脉充血、纡曲，视盘血管扩张。随着时间的推移，未经治疗的视盘水肿消退，视盘开始萎缩，视网膜血管逐渐变细并被覆鞘膜，这表明视神经已经发生萎缩性改变。

视盘水肿演变为视神经萎缩所需的时间取决于多种因素，包括颅内压增高的严重程度及持续时间。部分病例在最初观察到急性视盘水肿后数周甚至数日即可出现视神经萎缩改变，尤其是当颅内压迅速、重度和持续增高时，这部分患者很快发展为完全性视盘水肿，甚至没有经历慢性视盘水肿期就进入视神经萎缩状态；颅内压增高对视神经的非特异性影响导致中心视力的不可逆性损伤；而持续的视盘水肿则可致盲。导致患者视觉障碍的另一个原因是上矢状窦后部及邻近引流静脉血栓形成，导致枕叶视皮质出血和（或）脑水肿累及膝距束，产生视野缺损和皮质盲。因此，CVT患者视力下降可表现为从轻微的视物模糊到最为严重的全盲。

（六）蛛网膜下腔出血

CVT可导致脑实质损伤，包括脑水肿、缺血性脑卒中和出血性脑卒中（单纯脑出血、静脉梗死性出血及蛛网膜下腔出血）。CVT导致蛛网膜下腔出血非常少见，一项纳入233例CVT患者的研究发现，有10例患者出现凸面蛛网膜下腔出血，且均为上矢状窦血栓形成所致。其出血特点与颅内动脉瘤破裂所致的蛛网膜下腔出血显著不同，出血位置往往局限于上矢状窦旁或大脑凸面，邻近静脉窦或皮质静脉血栓形成的区域，呈局灶性的孤立性蛛网膜下腔出血，其中多数患者不伴有颅内出血。

由于CVT所致蛛网膜下腔出血的量较少，在急性和亚急性蛛网膜下腔出血的诊断和定位方面，MRI优于CT扫描，尤其是FLAIR序列，灵敏度极高。CVT后发生蛛网膜下腔出血者，若常规MRI影像未能显示CVT的直接或间接征象，需结合患者是否具有CVT的易感因素、临床表现，再辅以颅脑MRV或DSA等影像学检查才能确诊CVT。

CVT导致蛛网膜下腔出血的可能机制：①脑静脉本身的解剖学因素，其管壁菲薄且没有肌纤维，在静脉血栓的远心侧静脉压增高，或者静脉窦血栓形成延伸到皮质小静脉，这均会导致局部静脉高压，并最终导致脆弱的静脉破裂，局部出血进入蛛网膜下腔，这是最有可能的发生机制；②CVT可引起局部炎症反应，血管通透性增加，使血液渗漏至蛛网膜下腔；③CVT可导致静脉性脑梗死后出血，血液进入蛛网膜下腔。

CVT可导致蛛网膜下腔出血，但是其病理生理过程和影像学检查所见与动脉瘤性蛛网膜下腔出血或外伤性蛛网膜下腔出血有本质上的不同。此外，因为发生CVT的具体原因各异，临床表现不一，导致此类蛛网膜下腔出血的表现具有较大的非特异性和高度变异性，这就要求神经内、外科医师及神经放射科医师深入了解CVT与蛛网膜下腔出血之间的关系，积极追寻相关旁证，以利于早期确诊和治疗，使患者获得良好预后。

（七）硬脑膜动静脉瘘

硬脑膜动静脉瘘是指硬脑膜及其附属结构中的动静脉异常交通，主要由硬脑膜动脉供血，动脉血流通过动静脉瘘口而没有通过毛细血管直接流入静脉窦和（或）皮质静脉引流。硬脑膜动静脉瘘的病因和发病机制尚不完全清楚，有研究表明，硬脑膜动静脉瘘多为后天获得性因素所致，如头部外伤、血栓、颅内炎症反应、开颅手术、肿瘤等。少数硬脑膜动静脉瘘患者由静脉窦发育异常及自身基因突变等先天性因素导致。硬脑膜动静脉瘘患者可伴发CVT，血栓多位于瘘口周围或下游静脉血管内。一项纳入69例硬脑膜动静脉瘘患者的研究发现，27例（39%）合并CVT，并且大多数血栓位于硬脑膜动静脉瘘的下游静脉。

硬脑膜动静脉瘘与CVT的因果关系复杂，目前比较一致的认识是硬脑膜动静脉瘘为CVT的远期并发症之一，海绵窦、侧窦或上矢状窦的血栓形成可以引起迟发的硬脑膜动静脉瘘形成，皮质静脉血栓形成可继发软脑膜动静脉瘘。并非所有的CVT都会发生硬脑膜动静脉瘘，CVT后硬脑膜动静脉瘘的发生概率尚不清楚，临床上对CVT患者进行影像学随访发现，只有少部分患者会继发形成硬脑膜动静脉瘘。伴有静脉压增高的持续性静脉窦闭塞是发生瘘的原因，如静脉窦血栓形成引起的静脉流出道梗阻，静脉压增高使脑膜动脉与硬膜静脉窦之间的生理性短路扩大，同时，因为静脉压力增高、静脉回流受阻，导致脑灌注减少，促进硬脑膜上新生血管形成。动物实验结果支持了静脉高压促进硬脑膜动静脉瘘形成的理论。

因此，如果既往 CVT 患者出现新的持续性或严重的头痛，应考虑评估 CVT 复发和颅内压增高，如果合并了颅内轰鸣样血管杂音、搏动性脑鸣、结膜充血水肿等，则要考虑硬脑膜动静脉瘘形成的可能，数字减影血管造影（DSA）可明确诊断。

二、不同部位静脉窦血栓临床表现

CVT 可以发生在颅内静脉的任何一处或累及多处，根据血栓形成部位不同，CVT 大致可以分为颅内静脉窦血栓、脑皮质静脉血栓及脑深静脉血栓。临床上以累及多个部位的静脉窦血栓最为常见，尤其是上矢状窦血栓和横窦血栓，其中上矢状窦占 25% ～ 45%，横窦占 25% ～ 60%，直窦占 15% ～ 18%，海绵窦血栓相对较为少见。由于各个静脉或静脉窦引流的区域各有不同的神经功能，因此在不同的静脉发生血栓后，临床表现也会有所不同。

（一）上矢状窦血栓形成

1. 病因及发病机制　上矢状窦是脑皮质静脉和脑脊液回流的必经之路，主要收集大脑浅静脉的血流，其窦壁粗糙，窦腔内有纤维小梁、蛛网膜颗粒和静脉陷窝。这些解剖结构导致血栓容易在此部位形成，从而造成脑静脉循环障碍及脑脊液循环障碍。上矢状窦血栓形成是 CVT 中最为常见的类型，大多为非感染性，以婴幼儿、产褥期妇女及老年患者居多。感染性上矢状窦血栓少见。

2. 临床特点

（1）常为急性或亚急性起病，早期即可出现颅内压增高的表现，如头痛、呕吐、视盘水肿等。头痛是最早的症状，为上矢状窦扩张牵拉所致，头痛无明确定位意义，一般为弥漫性头痛且呈持续性进展。发生于婴幼儿者可见喷射状呕吐，颅骨缝分离，未闭的囟门隆起，面、颈、枕静脉怒张。当血栓位于上矢状窦的前部时，由于大脑顶叶和枕叶的静脉回流几乎不受影响，故颅内压增高较轻；若血栓位于上矢状窦的后部，因其所累及的引流区域更广泛，故导致的颅内压增高更为严重、迅速，甚至出现不同程度的意识障碍。老年患者的临床表现略轻，仅有头痛、头晕等。

（2）由于上矢状窦引流双侧额顶叶凸面和内侧面的静脉血，此区域的主要神经功能是肢体运动、感觉和精神活动，因此除了颅内压增高的表现外，还可出现肢体或全身癫痫发作、偏瘫或双侧肢体瘫痪、感觉障碍、双下肢瘫伴膀胱功能障碍、失语、视觉障碍等。上矢状窦血栓形成常可表现出不同类型的肢体瘫痪，出现偏瘫、单瘫，如果累及双侧运动区皮质，则可出现四肢瘫痪、双下肢瘫痪，且往往下肢瘫痪重于上肢。如果发生梗死后出血播散到蛛网膜下腔，还可有颈项强直等脑膜刺激征表现。

（3）如血栓进展进一步扩延，累及大脑皮质静脉，可引起大脑半球实质性损害，常引起局限性癫痫发作或全身性发作。病情进一步加重可使癫痫发作更为频繁，甚至发生癫痫持续状态。

（4）上矢状窦血栓引起的脑实质性损害常累及双侧大脑半球，故其引发的脑梗死或脑出血往往累及双侧半球，分布在上矢状窦两侧的额、顶、枕叶。双侧多发脑实质性损害是其特征性表现。

（二）横窦、乙状窦血栓形成

1. 病因及发病机制　横窦、乙状窦血栓又称为侧窦血栓，发生率仅次于上矢状窦血栓，可为感染性或非感染性。感染性血栓主要病因是由化脓性中耳炎、乳突炎、蜂窝织炎、颈部淋巴结炎等侵及乙状窦的骨壁形成血栓，或先导致汇入乙状窦的静脉发生血栓，然后血栓再蔓延至乙状窦所致，这种情况多见于婴幼儿及儿童，化脓性中耳炎或乳突炎的患儿出现败血症是乙状窦血栓形成的高危因素。非感染性血栓则多继发于机体的高凝状态。

2. 临床特点

（1）继发于化脓性中耳炎、乳突炎的患者，除原发病的炎症表现（如发热、寒战、局部皮肤红肿、疼痛、压痛及外周血白细胞升高）外，主要表现有头痛、呕吐、视盘水肿等颅内压增高的症状和体征，也可伴有精神症状。血栓如果向远心端延伸，可累及上矢状窦或直窦；若向对侧延伸，则形成双侧横窦、乙状窦血栓。血栓如果向近心端延伸，可导致颈静脉血栓形成。若血栓向岩下窦扩展，可致展神经麻痹，出现复视；若血栓向岩上窦扩展，可致三叉神经和展神经麻痹，出现复视、同侧面部疼痛及面部感觉减退等；向颈静脉扩展，则可出现颈静脉孔综合征（吞咽困难、饮水呛咳、声音嘶哑及同侧胸锁乳突肌和斜方肌无力）。

（2）颈静脉或横窦、乙状窦血栓形成时，也可表现为孤立的搏动性耳鸣。少数横窦血栓形成可累及上矢状窦而出现抽搐、偏瘫、偏身感觉障碍等，严重者可出现颅内压增高症状和意识障碍。优势半球为左侧的患者，左侧横窦闭塞时可发生失语。如果颅内同时或先后多个静脉窦血栓形成，病情往往更加危重，此类患者可并发脑膜炎、脑脓肿、硬膜下或硬膜外脓肿。非炎性血栓多继发于机体的高凝状态，部分患者仅表现为隐匿起病的所谓"良性颅内压增高综合征"。

（3）横窦和乙状窦引流颞中回和颞下回的静脉，因 Labbé 静脉闭塞引起颞叶出血性梗死是其特征性表现，若影像学检查提示此情况，可能是侧窦血栓的间接征象。

（4）如 CVT 仅累及同侧侧窦，则腰椎穿刺测压时，患侧压颈试验颅内压增高缓慢或不升高，而压迫健侧颈静脉则颅内压迅速增高。如为感染性 CVT，腰椎穿刺脑脊液检查可见细胞数和蛋白增高，呈炎症表现。

（三）海绵窦血栓形成

1. 病因及发病机制　海绵窦血栓是 CVT 的一种特殊类型，多为感染性 CVT，常继发于眶部、鼻窦及上面部皮肤的化脓性感染或全身性感染。随着生活水平的提高、抗生素的广泛应用和健康知识的普及，其发病率显著下降，近年来少见报道。急性感染性海绵窦血栓多由头面部感染所致，慢性感染性海绵窦血栓多由蝶、筛窦炎或中耳炎扩散所致。非感染性的海绵窦血栓罕见。

2. 临床特点　因为海绵窦特殊的解剖特点，海绵窦血栓临床表现具有一定特异性。急性感染性海绵窦血栓患者往往起病急骤，首发症状常为头面部疼痛，眼睑和结膜充血，可伴有发热、眼球疼痛和眶部压痛。眶内静脉回流受阻可出现眶内软组织、眼睑、眼结膜、前额部皮肤水肿，眼球突出。动眼神经、滑车神经、展神经、三叉神经眼支和上颌支行于海绵窦内，受累时可出现海绵窦综合征：患侧眼睑下垂、眼球各向活动受限或固定、瞳孔散大、对光反射消失、三叉神经眼支和上颌支分布区感觉减退、角膜反射消失等。

视神经受累较为少见，受累后 10% 可引起视力下降，眼底检查可见视盘水肿、眼底静脉淤血怒张甚至玻璃体下出血等。双侧海绵窦通过海绵间窦相沟通，若炎症由一侧海绵窦波及对侧，则可出现双侧眼球症状，这一特征对海绵窦血栓的诊断具有重要意义。此类患者可并发脑膜炎、脑脓肿、颈内动脉病变、垂体和下丘脑功能损害，若垂体发生脓肿和坏死，可引起水盐代谢紊乱等内分泌异常。若炎症累及蛛网膜下腔，脑脊液检查可见细胞数有不同程度增高。某些患者病情进展迅速，血栓累及脑深静脉而出现昏迷，则提示预后不良。

三、脑深静脉血栓形成

脑深静脉血栓形成是指发生于大脑内静脉、基底静脉和 Galen 静脉的血栓形成，常累及直窦并伴有广泛的静脉窦血栓形成，是 CVT 的一种特殊类型，约占 CVT 的 10%，可导致脑深部的中线部位重要神经结构损害，多数病例预后差，死亡率较高。

（一）解剖和病理机制

1. *解剖*　颅内深静脉（图 3-1）包括 Galen 静脉、成对的基底静脉和大脑内静脉。引流区域除半球深部的髓质、基底神经核区、丘脑和脉络丛等处外，还包括脑室旁白质、边缘叶、视觉皮质、脑干及小脑的一部分静脉。这些静脉所负责引流的都是非常重要的神经结构，如血栓形成会产生非常严重的后果。

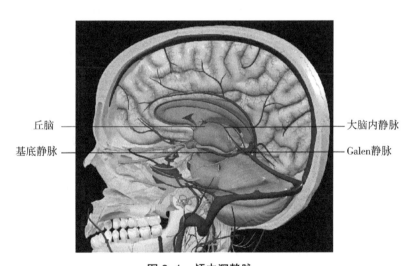

丘脑　　　　　　　　　　　大脑内静脉
基底静脉　　　　　　　　　Galen 静脉

图 3-1　颅内深静脉

2. *病理生理*　基底静脉主要由大脑前静脉、大脑中深静脉汇合而成，与颅内其他静脉和静脉窦有丰富的吻合支，除与 Galen 静脉的联系外，还与岩上窦、海绵窦或侧窦、直窦、蝶顶窦等都有吻合支。丰富的侧支循环对轻度的血液回流受阻尚可代偿，因此单侧深静脉血栓形成时临床可无明显表现。但当双侧大脑深静脉血栓形成时，导致深部灰质（丘脑、基底核）区唯一的一条静脉回流受阻，因此产生的局部脑水肿和静脉性脑梗死，使颅内压显著增高，临床病情恶化。此外，颅内静脉和静脉窦缺乏静脉瓣，使血栓更容易扩展和迁移。大脑大静脉管壁薄而脆，在静脉压增高时，易破裂出血，导致脑内大量出血甚至破入脑室。大脑大静脉内血栓形成后，引发所属区域脑组织发生血管源性水肿、脑梗死甚至出血，导致脑深部重要神经结构产生不可逆性损害，发生灾难性后果，临床预后极差。

脑深静脉血栓形成可引起丘脑与基底神经核区的脑水肿或出血性梗死，导致室间孔或第三脑室水平的脑脊液流出受阻，从而出现梗阻性脑积水。

（二）临床特点

1. 临床表现　脑深静脉血栓可分为两种类型：孤立性脑深静脉血栓及合并其他脑静脉的脑深静脉血栓。对于合并其他脑静脉的脑深静脉血栓，临床表现和常见的 CVT 较为相似，但因为受累脑组织更广泛、颅内压增高更严重，故意识障碍发生率更高，可因颅内高压致脑疝而死亡。孤立性脑深静脉血栓可以没有特征性临床表现，以头痛、意识障碍和认知功能障碍为主，容易与脑炎、动脉性脑梗死、脑肿瘤等相混淆，难以在早期进行有效鉴别。

脑深静脉血栓一般为非感染性血栓，以急性、亚急性起病，也有个别病例表现为慢性起病和反复发作，多表现为颅内高压表现：头痛、呕吐、视盘水肿，急性发病者可以出现不同程度的意识障碍，部分患者以突发幻觉、精神行为异常为首发症状。根据受累的具体神经结构功能状况不同，还可出现嗜睡、精神症状、反应迟钝、记忆力和计算力及定向力的减退、运动障碍（四肢轻瘫或波动性交替性轻瘫）、手足徐动或舞蹈样动作等，严重时出现昏迷、高热、癫痫发作、去大脑强直甚至死亡。存活者可遗留手足徐动症、舞蹈样动作等锥体外系功能障碍。

2. 影像学特征　临床对于可疑脑深静脉血栓患者，须及早进行相关的影像学检查。颅脑 CT 在脑深静脉血栓急性期显示 Galen 静脉、大脑内静脉呈现高密度条索影，其局部引流区如双侧丘脑、尾状核和苍白球区呈低密度改变。脑深静脉血栓在 CT 影像上的间接征象为双侧丘脑和基底神经核区梗死或伴出血；MRI 可显示深静脉引流区脑水肿、坏死和出血情况；MRV 可显示受累静脉（窦）血流信号缺失、狭窄、边缘模糊、充盈缺损及侧支循环出现等情况，MRI 信号特征可以随着病程而变化。由于影像学检查所固有的局限性，在常规颅脑 CT 和 MRI 上有时难以推断深静脉内是否存在血栓形成，需要依据具体情况采用不同的影像检查序列或方法，以获取更确切的临床证据。

在其他神经系统疾病，如脑炎、威尔逊病、韦尼克脑病、缺氧缺血性脑病和自身免疫性脱髓鞘疾病（如多发性硬化症），MRI 都呈现双侧丘脑受累，不易与脑深静脉血栓相鉴别。如，流行性乙型脑炎的 MRI 表现与脑深静脉血栓非常相似，在 T_2 加权图像上显示双侧丘脑的高信号病变。CVT 的脑脊液分析通常为蛋白质水平升高，伴有淋巴细胞增多，与病毒性脑膜脑炎的脑脊液生化检查非常相似。因此，脑深静脉血栓的初始临床表现和脑脊液检查很容易与病毒性脑膜脑炎混淆，脑脊液病毒抗原检测和 MRV 有助于鉴别。

3. 治疗和预后　脑深静脉血栓的临床治疗与其他 CVT 的治疗原则相似，主要是抗凝和溶栓，以恢复或增强静脉回流的代偿，保护神经功能。无论有无出血性梗死，都应积极进行抗凝治疗。近年来脑深静脉血栓的溶栓治疗及血管内介入治疗亦见诸报道，特别是针对病情持续进展恶化甚至昏迷的患者，作为挽救措施之一，仍有可能因此获益。

脑深静脉血栓是 CVT 中最高危的一种类型，其早期没有明显的颅内压增高并缺乏特异性神经功能障碍的定位诊断线索，早期临床表现与脑炎等其他神经系统疾病相似，因此容易误诊、漏诊。因为受累区域是重要的神经结构，静脉回流障碍致使脑深部重要神经结构及核团发生严重损害，在急性期往往发展迅速，严重者可导致患者发生严重神经功能障碍后遗症，甚至死亡。

四、孤立性皮质静脉血栓

（一）病因及发病机制

孤立性皮质静脉血栓（ICVT）是一种由一支或多支皮质静脉血栓形成而不伴有静脉窦或深静脉血栓的罕见疾病，是 CVT 的一种特殊类型，约占所有 CVT 的 6%。局灶性神经功能障碍是其最常见表现，如果受累静脉及其属支影响范围较小，颅内压增高和意识障碍就很少出现。临床容易误诊为脑肿瘤、血管畸形等病变。

ICVT 的人口学特点与静脉窦血栓相似，平均发病年龄约为 39 岁，与 CVT（39.1 岁）基本一致，女性比例高于男性。血液本身异常或高凝状态为首要致病原因，其次为颅内低压综合征，可能机制为脑脊液减少导致大脑组织下移，引起硬脑膜和皮质静脉机械性牵拉或扭曲，激活内源性凝血通路导致皮质静脉内血栓形成。另外，感染和头部外伤也可引发ICVT。

（二）临床特点

1. 临床表现　CVT 和 ICVT 常见的表现均为头痛、癫痫发作和局灶性神经功能障碍，头痛可能是唯一的症状。ICVT 一般呈急性或亚急性起病，临床神经功能障碍与病变静脉所引流的局部脑组织功能有关，因此表现多样，缺乏特异性。临床表现中，头痛最常见（44%～71%），且往往比较剧烈，严重者与蛛网膜下腔出血的霹雳样头痛相似，头痛的严重程度与受累皮质静脉在蛛网膜下腔的走行有关；其次为局灶性癫痫发作（39%～58%），可伴有或不伴有继发性全身性肢体抽搐。根据受累功能区不同，患者也可出现偏瘫、失语、偏盲等局灶性神经功能障碍。对于受累脑组织范围较小的患者，因为没有弥漫性颅内压增高或颅内压增高程度较轻，故较少出现视盘水肿和意识障碍。值得注意的是，ICVT 患者基本不会出现视盘水肿，其原因是颅内主要静脉窦通畅，主要静脉回流未受累而没有发生弥漫性颅内压增高。ICVT 较 CVT 更易出现局灶性脑水肿和出血性脑梗死。

2. 影像学特征　尽管在大多数情况下 CT 检查难以获得确诊 ICVT 的直接征象，然而，如果颅脑 CT 发现高密度"绳索征"或"点征"，则是皮质静脉血栓形成的典型表现，特别是在排除该征象为脑深静脉血栓或静脉窦血栓的延伸之后。颅脑 MRI 检查除了可显示受累脑回肿胀、脑沟消失和血管源性水肿外，还可以发现 ICVT 所致的脑组织高 T_1、高 FLAIR 信号，在 T_2WI 或磁敏感加权成像（SWI）均可见皮质弯曲的"管状"低信号或"线形""点状"低信号。MRV 检查有助于揭示累及粗大皮质吻合静脉的 ICVT。然而，在发病早期（0～5 天），因为血栓为低信号，容易与正常的静脉流空所混淆而难以判断确诊。据报道，T_2^*SWI 序列和 T_2^*GRE 序列对诊断 ICVT 的敏感度可达 95%，因为这些序列能更敏感地显示栓塞皮质静脉中的脱氧血红蛋白。DSA 检测 ICVT 的阳性率低于 MRI，DSA 诊断多依靠间接征象诊断 ICVT，包括：①局部皮质静脉显影延迟；②与正常侧相比，病灶侧皮质静脉缺损或周围被扩张的皮质静脉环绕；③侧支静脉通路开放。

3. 治疗和预后　ICVT 作为 CVT 的一种少见亚型，在基本治疗原则上与 CVT 相同，均须采用抗凝对症治疗；对于大范围缺血或出血导致的严重颅内高压或出现早期脑疝者，应紧急行开颅去骨瓣减压手术；对于伴有视力进行性下降的颅内压增高患者，可考虑行视神经鞘减压术以挽救视力。

ICVT 预后良好，一项纳入 325 例病例的系统评价发现，住院死亡率为 3.0%，超过 90% 的患者出院时或一年内随访结果良好，接受 6 个月长期抗凝治疗的患者可以完全或部分恢复临床症状。总体而言，经过及时治疗的 ICVT 患者的总体预后比其他类型的 CVT 更好。

五、小结

CVT 是一种静脉回流障碍性脑血管疾病，共同的常见临床表现包括颅内压增高、卒中及脑病样症状。头痛是颅内压增高最常见的临床表现；卒中表现包括因出血性或缺血性静脉性梗死导致的局灶性神经功能障碍，影像学表现可呈多发性小出血灶；脑病样症状虽然少见，但最为严重，临床表现有癫痫发作、精神异常、意识障碍甚至昏迷等。根据血栓形成部位的不同，其所受累区域产生的神经功能障碍的临床表现与影像学表现也有所不同，孤立性皮质静脉血栓容易发生漏诊误诊，T_2^*SWI 序列和 T_2^*GRE 序列敏感度高，推荐用于孤立性皮质静脉血栓的诊断；脑深静脉血栓形成影像学表现为双侧丘脑、尾状核和苍白球区的脑梗死性改变。脑深静脉血栓是 CVT 中最危重的一种类型，一旦确诊，除了常规抗凝治疗外，可能需要更积极的血管内介入治疗。

（周　建　林　洪　洪景芳　朱先理）

第二节　特殊人群脑静脉血栓临床特点

成年人中，CVT 好发于妊娠期和产后妇女，老年人 CVT 发病比例相对较低，而儿童 CVT 的发病率则要高于成年人。由于不同的生理发育和危险因素，儿童 CVT、孕产妇 CVT 和老年人 CVT 患者具有相对不同的临床特点，治疗及预后也有所差异。

一、儿童脑静脉血栓

血栓形成的三要素包括内皮损伤、血流淤滞和高凝状态。儿童脑静脉内腔光滑、平整，其血管内皮的完整程度无疑明显优于成年人，另外儿童较少存在常见的后天性血栓形成因素，如口服避孕药、激素替代疗法、妊娠和产褥期、吸烟、恶性肿瘤等。所以从血栓形成要素看，似乎儿童脑静脉血栓的发生率应该低于成年人。但真实情况是，成人 CVT 的年发病率为 2/100 万～ 5/100 万，而儿童 CVT 的年发病率为 7/100 万，其中 30% ～ 50% 为新生儿。

（一）病因及发病机制

儿童 CVT 的危险因素与年龄有关。在新生儿中，休克和脱水是静脉血栓形成的常见原因。在年龄较大的儿童中，通常是局部感染，如乳突炎或颅内感染，凝血障碍也是病因之一。新生儿发生 CVT 的风险更高，可占全部儿童 CVT 患者的 43%，通常发生于脱水、缺铁、贫血或头部外伤的患儿中。具体原因可能有：①出生时新生儿头部受到较大的挤压，颅骨会沿缝隙移动，因而可能牵拉或损伤其内面的硬脑膜静脉窦，而致血栓形成。②新生儿本身有较高的血栓形成倾向。原因包括其母体循环血中的抗磷脂抗体会经胎盘转移至胎儿，抗磷脂抗体的存在可持续至新生儿期；新生儿血液循环中抗凝血蛋白因子水平偏低，包括蛋白 C、蛋白 S 和抗凝血酶，而血细胞比容则高于成人。③新生儿出生后第 1 周可因生理性体液丢失或相对脱水而发生血液浓缩。超过 50% 的新生儿 CVT 存在多种危险因素，妊娠和分娩的并发症可增加 CVT 的发生风险，孕产妇先兆子痫或子痫是新生儿 CVT 的危险因素，新生儿疾病包括头颈部感染、脑膜炎、继发于喂养困难或胃肠炎所致的脱水及先天性心脏病，也均会引起 CVT。④在年龄较大的儿童和青少年中，感染可能是最主要的危险因素。儿童静脉血栓症口服利伐沙班试验纳入 114 例 CVT 患儿，其中 74 例患有头部或颈部感染：59 例患有中耳乳突炎，21 例患有中枢神经系统感染，18 例患有鼻窦炎，9 例患有其他上呼吸道感染，29 例患有头部或颈部多个部位感染。系统性红斑狼疮、肾病综合征、白血病及创伤，均为已报道的 CVT 病因，而缺铁性贫血是明确的 CVT 危险因素。

（二）临床特点

新生儿 CVT 常表现为癫痫发作或嗜睡，而婴儿和儿童 CVT 的表现与成人相似，通常为癫痫发作、意识水平改变、进展性头痛伴视盘水肿、孤立性颅内压增高或局灶性神经功能障碍。在一项儿童 CVT 的回顾性研究中，52% 的患儿有脑实质病变（如脑水肿、脑梗死或脑出血），上矢状窦和横窦是最常见的血栓形成部位，脑实质性病变的位置通常与病变静脉引流区域相关。脑出血在新生儿（76%）和婴儿（75%）中更为常见。在足月新生儿脑室内出血患者中，34% 的病因是 CVT，且 CVT 通常与丘脑出血有关。

（三）治疗和预后

儿童 CVT 成功治疗的关键在于早期诊断，在出现头痛、癫痫发作、局灶性神经功能障碍或昏迷等症状时，以及在败血症（包括乳突炎、Lemierre 综合征、COVID-19 和脑膜炎）、头部创伤、缺氧和脱水等典型情况下应考虑 CVT 的可能，需进行相关的血液学和影像学检查，尽早明确 CVT 诊断以及时进行治疗。

抗凝是主要的治疗方法，包括应用低分子肝素、普通肝素和华法林。有限的证据表明，对早产儿和足月新生儿，急性期抗凝治疗是合理的，抗凝治疗可有效抑制血栓的扩散，获益大于出血的风险。其他支持治疗措施包括适当的补液、控制癫痫发作和颅内压增高。对儿童 CVT 尤其是新生儿 CVT 的具体治疗措施，目前各医疗中心之间尚存在较大的差异。儿童血栓疾病治疗持续时间的多中心评估试验比较了 6 周与 3 个月的抗凝治疗急性诱发性静脉血栓栓塞症（即静脉血栓栓塞症与促血栓形成临床风险因素相关），其中 25% 的患儿为 CVT，结果显示，6 周的抗凝治疗对复发性静脉血栓栓塞和出血事件的影响并不逊于 3 个月的抗凝治疗。在儿童静脉血栓症口服利伐沙班试验中，在初始肝素化后，114 例确诊为 CVT 的儿童被随机分配（2∶1）接受 3 个月的利伐沙班或标准抗凝治疗（继续使用肝素或改用口服 VKA）。结果显示，患 CVT 和相关头颈部感染且接受治疗性抗凝治疗的患儿发生出血和血栓并发症的风险较低，包括那些接受手术干预并延迟或中断抗凝治疗的患儿。虽然该试验结果显示应用利伐沙班获益颇多，但新型口服抗凝血药在儿童 CVT 治疗中的应用仍需要更广泛的评估。

儿童 CVT 的死亡率为 3%，复发性静脉血栓形成发生率约为 6%，通常与未行抗凝治疗及静脉未再通有关，需要机械通气、昏迷和出现脑出血或脑梗死的患儿死亡风险明显较高，预后不良的比例很高，有较大的可能遗留神经功能障碍。长期研究表明，尽管接受了治疗，但 1/4 的儿童可能会遗留晚发癫痫、新生儿 CVT 后婴儿痉挛、认知障碍或颅内压增高。

二、孕产妇脑静脉血栓

与一般人群相比，CVT 在妊娠和产褥期妇女中更为常见，约占所有 CVT 病例的 20%，其中 90% 以上发生在妊娠末 3 个月或产后的前 6 周。在妊娠期和分娩后 6～8 周，产妇患静脉血栓事件的风险增加。加拿大 50 700 例次的入院分娩中，有 87.5% 的 CVT 发生于分娩后。产褥期发病的 CVT 患者 20%～30% 为急性发病（＜2 天），50%～60% 为亚急性发病（2 天至 1 个月），10%～20% 的病例为慢性发病（超过 1 个月）。在西方国家，妊娠和产褥期的 CVT 发病率估计为 1/10 000～1/2500。在发展中国家，产褥期 CVT 的发病率要显著高于发达国家。在文化和经济水平相对落后的发展中国家，CVT 更可能急性发病。这与妊娠晚期水分摄入减少、非专业辅助的自然分娩、产后高脂肪高热量饮食、器械分娩或剖宫产导致分娩过程失血过多继发血容量不足、产后感染等原因导致的产后高凝状态进一步恶化有关。值得注意的是，妊娠年龄较小（14～25 岁）也被认为是产科 CVT 发生的独立危险因素。

（一）病因及发病机制

孕产妇容易发生 CVT 的具体机制已在风险因素一节中详细阐述，包括：①凝血亢进；②血液浓缩；③感染因素；④与椎静脉有沟通，且无静脉瓣，细菌可逆行到达颅内静脉；⑤长期卧床、血流减慢；⑥孕产妇出现体重增加甚至肥胖（BMI ＞ 30kg/m^2）；⑦妊娠期腹压升高，导致静脉回流压力升高。

（二）临床特点

妊娠期和产褥期最常见的症状包括头痛、反应迟钝、运动障碍、癫痫发作和视力变化。头痛通常是进行性颅内压增高的表现，在 Valsalva 动作和平卧时（姿势相关）加重，查体可能发现视盘水肿、脑膜刺激征（如发生了皮质梗死继发蛛网膜下腔出血）及局灶性功能障碍，脑脊液化验可提示蛋白质或细胞含量增加。患者常主诉弥漫性头痛或雷击样头痛。将头痛症状错误地归因于先兆子痫或硬膜穿刺麻醉后头痛，是产后 CVT 诊断延误的主要原因。患者癫痫发作的发生率远高于动脉卒中，通常为部分性发作，伴或不伴继发性全身性发作。

MRI 和 MRV 是诊断 CVT 的可靠工具，但孕妇检查时最好避免使用钆类对比剂，动物研究表明，重复超临床剂量的钆与胎儿死亡和畸形有关。

（三）治疗和预后

围生期 CVT 的治疗包括抗凝治疗、降颅内压、控制癫痫发作、抗感染等。妊娠晚期和产后超急性期发生的 CVT 的标准治疗是皮下注射低分子量肝素。低分子肝素具有安全性良好、高生物利用度、血浆半衰期长的优点，不会穿过胎盘，也不会通过母乳排泄。此外，还可降低先兆子痫和子痫发生与复发的风险。妊娠期间低分子肝素的推荐初始剂量为每 12 小时皮下注射 1mg/kg，但应在引产或剖宫产前 24 小时停药，并在阴道分娩后 4～6 小时或剖宫产后 6～12 小时恢复使用。妊娠期发生 CVT 的患者，建议产后至少 6 周内继续维持低分子肝素治疗，整个治疗持续时间为不小于 6 个月。妊娠期发生 CVT 的患者禁用维生素 K 拮抗剂和口服抗凝剂（如阿哌沙班、依度沙班、利伐沙班或达比加群），因为这些药物可穿过胎盘并导致神经发育致畸和胎儿出血。

抗凝治疗是围生期 CVT 的标准疗法，但对于血栓大量形成且抗凝治疗无效的患者、需要重症监护的患者和疫苗诱导的免疫性血栓性血小板减少症患者，尽管缺乏足够的证据，但为了挽救母亲的生命，应充分考虑血管内治疗。对于 CVT 急性发病，且合并大面积出血性静脉性梗死乃至脑疝形成的患者，还应考虑去骨瓣减压手术以控制颅内压增高，避免缺血性脑损害进一步加重。

围生期 CVT 患者的预后不尽相同，死亡率 4%～33%。如果仅出现单纯性头痛而无运动障碍或意识水平改变，则预后良好。不良预后因素包括急性爆发性病程、双侧梗死性脑出血和弥漫性脑水肿，其他不良预后因素还包括格拉斯哥昏迷评分（GCS）＜9 分、脑深静脉系统受累及存在预后不良的潜在全身性疾病（恶性肿瘤和脑或全身感染）。围生期 CVT 患者在后续妊娠中 CVT 复发的风险较低，流产率与一般人群无显著差异。对于有 CVT 病史的女性，应避免使用含雌激素的避孕药，且需在妊娠期间预防性使用低分子肝素治疗。

（四）孕产妇 CVT 的健康教育

孕产妇是发生 CVT 的高危人群，尤其在产褥期。因此，有必要对孕产妇本人及产科工作人员进行针对性的健康教育，进行有针对性的预防。

1. 妊娠期加强保健，合理营养，积极控制妊娠期肥胖、高血压、高血糖等病症，减少血栓形成的高危因素。

2. 严格掌握剖宫产指征，降低剖宫产率；术前明确有无血栓史，检查凝血功能；剖宫产术中轻柔操作，减少血管损伤，缩短手术时间；术后注意补充液体，保持水、电解质平衡。术后少用或不用止血药，以减少血栓形成。

3. 摒弃传统的产后"坐月子"的陋习，产后早期可在床上适当活动，可以调动小腿肌肉泵的作用，增加静脉血的流速，避免久坐久站。

4. 加强产妇的心理护理，保持心情舒畅。产妇情绪低落可引起交感迷走神经功能紊乱，血管舒缩功能失调，影响静脉回流。

5. 对于有血液高凝状态的高危产妇，妊娠期预防性应用低分子肝素，防止血栓形成。

三、老年脑静脉血栓

CVT 在儿童和中青年人群中占主导地位，很少发生在老年患者中。ISCVT 研究中，年龄＞65 岁的老年 CVT 患者占 8.2%。发病率较低的原因，一方面是由于检出率降低，老年患者通常会忽视症状，不愿就医，直至脑静脉循环明显受限、颅内压增高症状明显加重，甚至出现出血性转化，导致严重影响生活的肢体感觉和运动功能障碍才寻医问诊；另一方面是由于一些常见的危险因素，如产褥期和使用口服避孕药，在老年患者中不存在，而其他危险因素，如自身免疫病，则发生率已明显降低。与老年性 CVT 有关的危险因素主要包括脱水、恶性肿瘤、头面部局部感染，但这些疾病的临床发病率也并不高。研究显示，老年 CVT 患者治疗后复发的相对危险度达 3.87 倍、全因死亡风险达 7.56 倍。

（一）病因

研究发现，年龄在 55 岁以上的 CVT 患者中，每 4 例患者中就有 1 例有癌症病史。恶性肿瘤是老年患者发生 CVT 的重要危险因素，尤其是在肿瘤确诊后的第一年内及血液系统癌症的患者。手术和化疗也会相应增加血栓形成的风险。与未患恶性肿瘤的患者相比，恶性肿瘤患者发生 CVT 的相对危险度为 4.86 倍。与实体肿瘤患者相比，血液系统肿瘤患者发生 CVT 的相对危险度为 25.14 倍。白血病患者的 CVT 风险最高，相对危险度达 51.2 倍。就实体肿瘤而言，发生 CVT 相对危险度最高的三类实体瘤分别为肺癌（32.43 倍）、胃肠道肿瘤（5.77 倍）和乳腺癌（2.58 倍）。此外，恶性肿瘤远处转移后，发生 CVT 相对危险度还将增高 2.74 倍。

感染也是老年人发生 CVT 的危险因素。由于起居不便，自身卫生护理能力下降，老年患者发生头面部感染的风险较中青年明显增加，尤其是在合并慢性基础性疾病的情况下，老年患者卧床时间较长，继发 CVT 的临床危险也因此增加。因为头面部感染及咀嚼肌和咽旁间隙感染导致的牙源性感染，可通过面部静脉丛扩散，或从蝶窦直接扩散到相邻的海绵窦，从而形成海绵窦血栓。大多数病例表现为发热、眶周疼痛和肿胀，并伴有全身症状和体征。感染通常发生在面部中央或鼻旁窦。该疾病可迅速蔓延至对侧，如果未确诊和未治疗，可能会导致严重的并发症，甚至死亡。

（二）临床特点

老年 CVT 患者的临床特点与其他年龄组不同。老年患者中，孤立性颅内压增高综合征的发病率较低，而意识障碍和精神状态改变在老年人中更为常见。老年患者的预后明显差于年轻患者，只有 49% 的老年患者完全康复（而年轻患者为 82%），在随访结束时，27% 的患者死亡，22% 的患者不能自理（而年轻患者分别为 7% 和 2%）。在随访期间，老年患者更容易发生血栓事件，并且更少出现严重头痛。老年人因颅内压增高而发生头痛的比例较低，这与老年人脑组织体积萎缩后对颅内压增高的代偿能力增加，以及老年人对疼痛的反应性降低有关。中女性患者的数量少于年轻患者；老年患者的随访结果更差。

总之，老年 CVT 患者具有较独特的临床表现：头痛的发生率和疼痛程度较年轻患者低，而意识障碍和精神情感障碍更为常见，预后也较差。其临床症状不如年轻患者典型，容易漏诊，在诊治时应引起足够的警惕。

四、小结

CVT 常见于孕产期妇女、儿童和老年人等特殊人群，但危险因素各异。在新生儿中，休克和脱水是 CVT 形成的常见原因。在年龄较大的儿童中，通常是局部感染。恶性肿瘤是老年人 CVT 的危险因素。临床表现在各年龄组也有差异，儿童患者多表现为痫样发作和意识改变，孕产妇多表现为头痛，老年人意识障碍和精神情感障碍发生率高而头痛发生率较低。因此，对于这些特殊人群以及他们的监护人，应加强健康宣教，消除危险因素，注重高危患者的筛查和及时治疗。

（周　建　林　洪　赵清爽　朱先理）

第三节　脑静脉血栓影像学检查

CVT 临床症状多样且无明显特征性，仅依靠临床表现极易漏诊误诊，往往需要通过 CT、MRI 和 DSA 等多种影像学检查才能获得确诊依据。对于医学影像，需要基于"直接征象（病理组织呈现的影像）"和"间接征象（继发性病理改变呈现的影像）"进行经验性推断，因此，熟知影像学检查成像原理和 CVT 的发病过程及其原发性和继发性病理变化，有的放矢地选择合适的影像学检查方法，是临床医师知识水平和工作能力的体现。CVT 患者影像的常见直接征象包括血栓的部位、范围、形态、密度/信号特征等，并能根据信号特征推测血栓形成的大概时间；间接征象包括脑水肿、脑出血、脑梗死，以及静脉窦闭塞后侧支循环的代偿增生等。

一、CT 影像学表现

（一）CT 表现

颅脑 CT 通常是门、急诊对疑似脑血管疾病患者的首选检查。同样，颅脑 CT 对于 CVT 有重要的诊断价值，可对很多与 CVT 有类似临床表现的疾病（如动脉性脑梗死、基底神经核出血、蛛网膜下腔出血、脑肿瘤等）提供鉴别信息。CT 检查还可为 CVT 的早期诊断提供重要线索，如感染性乙状窦血栓患者乳突骨质的异常改变等。CVT 的 CT 征象包括直接征象和间接征象。

1. CT 直接征象（图 3-2）　脑静脉或静脉窦内血栓的 X 线吸收值与脑组织和邻近组织不同，因此 CT 有时可以呈现血栓的征象，故可以直接反映脑静脉及静脉窦血栓的存在，这些征象有高密度"条索征（带征）"、高密度"三角征"和"Delta 征（空三角征）"。

（1）高密度"条索征（带征）"（图 3-2A、图 3-2C）：在 CT 检查中可能呈现皮质静脉内匐行的高密度血栓。此征象的出现提示大脑皮质静脉有新鲜血栓形成。相似的高密度征象也可在横窦、大脑内静脉和 Galen 静脉看到，提示这些部位有血栓形成。但是这一征象仅见于血栓形成的早期阶段，在亚急性及慢性期，血栓密度下降，其 CT 值与周边组织差异减小，因此在 CT 平扫时难以分辨血栓的高密度"条索征（带征）"。一般来说，CT 平扫所见该征象的阳性率不超过 20%。此外，对于新生儿的 CT 影像判读时，需考虑其髓鞘尚未发育，加上血细胞生理性增多，大脑镰和静脉窦呈相对高密度，应结合临床或其他检查进行甄别，不可轻易误认为有血栓形成。

（2）高密度"三角征"（图 3-2B）：常见于上矢状窦，也可以出现于其他横截面为三角形的静脉窦。上矢状窦内的新鲜血栓被三面铸型为三角形，因此在横截面影像上表现为三角形的高密度影，这种异常高密度也可见于其他静脉窦，例如横窦和直窦。但须注意，这一征象需要与正常情况下稍高密度的上矢状窦和窦汇进行鉴别，因为正常的静脉窦也可呈现稍高密度影，尤其在儿童或脱水的患者。

高密度"条索征"和高密度"三角征"均为CT平扫征象，其本质上为深部静脉、脑皮质静脉和静脉窦内的血栓，新鲜血栓CT值为50～90HU，高于邻近的脑组织，因而可在CT平扫时被呈现。条索征呈现的是大脑皮质表面或深部静脉内血栓，而高密度"三角征"则是截面为三角形的静脉窦内的血栓。因此，这两种征象在影像病理的本质上也可归为同一类，是CVT新鲜血栓在不同部位的表现。新鲜血栓在CT平扫显示为高密度灶，这一征象一般可持续两周，随着时间推移，新鲜血栓的CT值逐渐下降，因此这一征象极少见于亚急性和慢性期。在实际临床影像中，这些脑静脉（窦）内血栓形态可多种多样，这取决于CT扫描切面方位和病变血管之间的关系：当扫描切面与血栓垂直时，血栓呈为圆点状（静脉内）或三角状（静脉窦内），而当扫描面平行于静脉走行时，高密度则呈条索状。

（3）"空三角征（Delta征）"（图3-2D）：这一征象见于CT增强扫描时，表现为三角形的上矢状窦断面上，窦壁强化呈高密度，与腔内低密度血栓形成明显对比，此形态类似于希腊字母"Δ"，故此得名。形成这一现象的机制是由于静脉窦闭塞，对比剂通过静脉窦的侧支吻合、未完全闭塞的静脉及增生的毛细血管进入血栓周围的窦隙，同时，由于构成窦壁的硬脑膜充血强化，形成了边缘强化，而其内部的血栓不被强化故其CT值较低。在CT增强影像上，这一征象常见于轴位扫描的上矢状窦的后1/3段，或冠状位像的顶部上矢状窦。Delta征是CT诊断CVT最佳和最常见的直接征象，然而，其出现率变化很大，主要取决于血栓的部位、CT扫描的时间及检查时采用的技术参数，有文献报道其阳性率为35%。当血栓不累及上矢状窦后部，或发病5日内及2个月后行CT增强扫描时，则不出现该征象。上矢状窦高位分隔、硬膜外脓肿、硬膜下血肿、蛛网膜下腔出血、窦内中隔等情况则可能导致"Delta征"假阳性的出现。因此"Delta征"阳性时，仍需要临床和其他影像学检查的支持。

CT的直接征象特异性较高，但是阳性率低，且有假阳性可能，不能单凭直接征象进行确诊。

2. CT间接征象（图3-3）　发生CVT后，静脉或静脉窦内血栓阻滞了相应区域的脑组织静脉引流，可以产生局部脑组织肿胀、脑梗死和梗死后出血（包括脑组织内点状或灶状出血、蛛网膜下腔出血甚至硬膜下血肿），局部脑肿胀导致的局灶性或广泛性颅内压增高造成的脑池或脑室受压变形，CT检查所呈现的这些现象虽然不是病理血栓，但它们都是由静脉血栓所导致的结果，并可以作为推断CVT的支持证据，故称为间接征象。

（1）脑室变小：脑室变小是本病常见的征象，此现象由弥漫性严重脑水肿所致，见于20%～50%的患者，通常与其他异常征象并存。然而，它也可以是本病仅有的异常表现。当它单独出现时，仅提示颅内压增高而不一定对病因的推断具有特异性。此外，脑深静脉血栓形成时，因为双侧丘脑水肿压迫室间孔和第三脑室而导致脑脊液通路阻塞，可能出现脑积水而表现为脑室扩大。

（2）脑水肿：脑实质水肿表现为无强化的脑实质低密度，见于40%～70%的患者，包括弥漫性脑水肿、不对称性脑水肿和脑白质水肿等。低密度病变可表现为双侧弥漫性或局灶性，有时可伴有占位效应，表现为脑室偏移和脑沟变浅、消失。局灶性脑水肿伴有该区域内"条索征"等直接征象，是CVT的强烈支持证据。

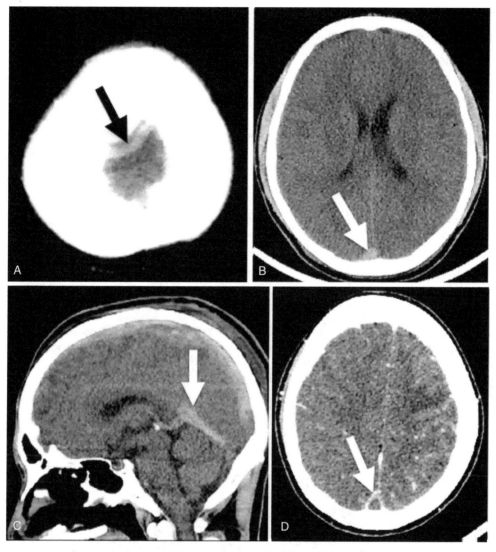

图 3-2 CVT 的 CT 扫描直接征象

A. 右侧顶叶皮质静脉"条索征"（黑箭头），提示皮质静脉血栓形成；B. 上矢状窦高密度"三角征"（白箭头），提示上矢状窦血栓形成；C. 矢状位 CT 扫描，直窦及大脑大静脉走行部位呈高密度"条索征"（白箭头），提示直窦与大脑大静脉血栓形成；D. 增强 CT 轴位扫描，上矢状窦后部呈"Delta 征（空三角征）"（白箭头），提示上矢状窦后部血栓形成

（3）静脉性脑梗死：静脉性脑梗死在 CT 上可表现为多种改变，包括出血性梗死与非出血性梗死。出血性梗死见于 10%～50% 的病例。病灶范围与血栓静脉所引流范围的静脉内高压有关，但因为代偿性静脉血流的存在，故大多数病例出血灶较小，其周围可见正常脑组织或大小不等的低密度病灶，这种小出血灶通常是多发的。较大出血灶也有报道，表现为近皮质下、边缘不规则的多发出血灶，但有时与脑内其他原因的自发性出血难以区别。在少数病例，还可伴有蛛网膜下腔出血或硬膜下血肿。非出血性梗死与出血性梗死一样常见，占 CVT 患者的 10%～40%。它们的表现形式多种多样，最常见的类型是皮质下

低密度影和不同程度的占位效应。根据血栓静脉引流区域产生的病理影响，出血性或非出血性静脉性梗死病变可以为单侧或双侧，单发或多发。它们常与水肿及占位效应并存。这些病灶与动脉分布不一致，最常见于上矢状窦血栓形成，梗死部位表浅，累及皮质和邻近白质。深静脉系统血栓所致的梗死是双侧性的，较少有出血，它们可累及全部或部分相应引流区，包括基底神经核、中线结构周围白质和中脑上部。

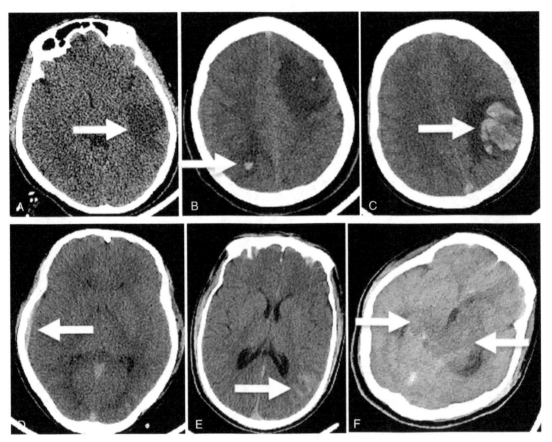

图 3-3　CVT 的 CT 扫描间接征象

A. CT 轴位扫描，可见左侧颞叶皮质及皮质下低密度影（白箭头），为非出血性脑梗死；B. CT 轴位扫描，提示右侧顶叶片状低密度区，内部可见小团块状高密度影（白箭头），提示出血性脑梗死；C. CT 轴位扫描，可见左侧顶叶多发、散在性近皮质下出血，整体见边缘不规整，周围水肿明显（白箭头）；D. CT 轴位扫描，可见右侧颞部颅骨内板下脑表面高密度影，提示硬膜下血肿（白箭头），同时合并上矢状窦高密度"三角征"，提示上矢状窦血栓形成；E. CT 轴位扫描，提示左侧顶枕交界区域沿脑沟分布的高密度影（白箭头），考虑蛛网膜下腔出血；F. CT 轴位扫描，可见双侧丘脑、脑干低密度影（白箭头），伴有直窦高密度"点征"，提示大脑深静脉血栓形成伴双侧丘脑、脑干静脉性梗死

（二）CTV 表现

CTV 是一种无创脑血管成像技术。通过静脉注射对比剂，根据对比剂流经组织的时相设置 CT 采样时间等参数，再通过后期计算机图像处理，获得脑静脉血管影像。

1. 直接征象和间接征象　较大的静脉窦血栓，轴位原始图像可呈现典型的 CT 表现，如"空三角征"、静脉内充盈缺损和异常静脉侧支。如前所述，注射对比剂后，静脉窦壁可被强化，因此静脉窦的横截面上可呈现典型的"空三角征"，而在平行于静脉窦方向的切面上，血栓的填充使得血流局部受阻而表现为局部充盈缺损改变的"轨道征"，即双侧窦壁增强而窦腔充盈缺损，这一影像学特征可能在发病后几天出现，但会持续数周。间接征主要：大脑镰和小脑幕的异常强化；脑穿通髓静脉扩张；脑室扩张或缩小；不被强化的脑白质低密度影等。综合 CT 平扫与 CTV 影像信息，结合患者接受 CT 检查时的病程，仔细观察判读直接和间接征可减少漏诊。

2. 假阳性　对于疑似 CVT 患者，宜及时行 CTV 检查以获取诊断和鉴别诊断证据。但对影像解读时应注意鉴别假阳性征象，如，较大的蛛网膜颗粒突向静脉窦，可能被误认为静脉窦内充盈缺损而误诊为静脉窦血栓。对此的鉴别点是：蛛网膜颗粒常较为局限，形态圆钝，边缘清楚，相邻的脑实质密度正常；而静脉窦血栓的范围大多较为广泛，边缘毛糙，相邻脑实质常有异常密度（脑水肿或梗死甚至梗死后出血）或异常侧支血管影。其他需考虑的鉴别情况还有：静脉窦的解剖变异也可能被误诊为血栓形成，最常见的情况如静脉窦发育细小甚至闭锁，CTV 不能令其显影而可能导致误判；此外，窦汇区解剖变异常可表现类似"空三角征"的改变。这些解剖学上的变异在经过计算机后处理重建的图像上更易发生误判，连续的薄层原始图像结合间接征象和其他临床证据，对解剖变异和静脉窦内血栓的综合鉴别有重要价值。

颅脑 CT 与 CTV 的优点在于无创，可迅速完成检查，检查费用较低，特别适用于急诊进行 CVT 的筛查，尤其是不能耐受 MRI 检查的意识障碍患者或体内有铁磁性金属植入物的患者，其敏感度可达 75% ～ 100%，特异度可达 81% ～ 100%。研究证实，其在显示脑静脉窦方面与 TOF-MRV 没有显著性差异，对下矢状窦和非优势横窦的评估效果更佳。然而，CTV 的缺点在于其不能很好地区分和识别不同时期的血栓。此外，CTV 对脑深静脉的评估灵敏度不如静脉窦。

二、MRI 影像学表现

MRI 和 MRA 对于 CVT 有重要诊断价值，是 CVT 最敏感的检查方法。两者联合是目前诊断 CVT 的首选方法。对 21 项研究（共 1773 例 CVT 患者）的荟萃分析显示，常规 MRI 序列的敏感度为 82%，特异度为 92%。常规 MRI 序列、特殊序列及 MRV 结合，可以大大提高 CVT 的影像学诊断准确率。

（一）MRI 常规序列 T_1WI、T_2WI

对于 CVT 的诊断，标准自旋回波 T_1/T_2WI 比 CT 平扫更为敏感。血栓信号强度在常规 MRI 的表现根据血栓的不同时期而异，主要与血流速度、红细胞破裂与否及血红蛋白的演变过程有关。在常规 MRI 影像中，正常流动的静脉窦通常显示为低信号流空。血栓形成后，这些正常静脉流空信号被血栓代替而发生改变，在血栓发展的不同阶段，由于血红蛋白降解产物的顺磁性作用而产生不同的信号强度。根据血栓形成的时间可将其分为急性期（＜1周）、亚急性期（1～2周）和慢性期（＞2周），在 CVT 的不同时期 MRI 呈现的血栓信号演变如表 3-1 所示。

表 3-1　不同时期脑静脉血栓 MRI 信号的变化

MRI 序列	正常静脉窦	急性期血栓	亚急性期血栓	慢性血栓
T_1WI	低信号	等信号	高信号	信号多变
T_2WI	低信号	低/等信号	高信号	信号多变
增强 T_1WI	可增强	空三角征	空三角征	空三角征或增强

1. 急性期（图 3-4）　10% ～ 30% 的 CVT 患者在早期影像学检查时处于急性期（< 1 周），受累静脉窦或静脉内正常血管流空现象消失，此时血栓中红细胞未破裂，细胞内以氧合血红蛋白为主，血栓呈 T_1WI 等信号，T_2WI 低信号，但静脉内流速缓慢的血流也可表现为等信号，因此急性期血栓与正常静脉窦内的缓慢血流有时难以鉴别；在 T_1WI 低信号、T_2WI 极低信号时，仅依靠 MRI 推断容易漏诊；对于可疑 CVT 的患者，需进一步行 MRV 和（或）DSA 检查。

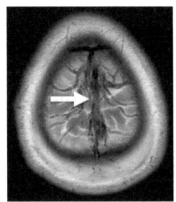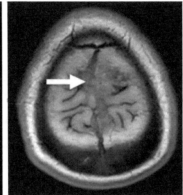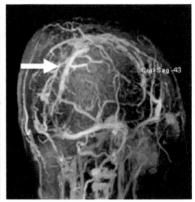

图 3-4　急性期 CVT 的 MRI 表现

上矢状窦呈等 T_1、短 T_2 信号，MRV 提示上矢状窦中后部充盈缺损

2. 亚急性期（图 3-5）　约 55% 的 CVT 患者在亚急性期（1 ～ 2 周）接受影像学检查，此时血栓中红细胞破裂，脱氧血红蛋白均匀分布，MRI 显示受累静脉窦内有三角形、类圆形或长条形异常信号，该亚急性期血栓表现为 T_1WI 高信号，T_2WI 高信号，较容易诊断；受累静脉窦在 MRV 重建影像上管腔呈不规则狭窄。

3. 慢性期（图 3-6）　在慢性期（> 2 周），静脉窦可出现部分再通。理论上血栓呈 T_1WI 等或低信号，T_2WI 等或低信号。然而，在疾病的慢性期，静脉窦内血栓实际上混杂了不同时期形成的血栓成分，因此 MRI 的信号相对复杂多变，表现为各种信号均有可能。MRI 增强扫描可以显示静脉窦内充盈缺损，亦可以表现为窦内血栓呈中等度强化，邻近脑实质有片状异常信号，T_1WI 等或低信号，T_2WI 不均匀高信号。慢性期还可以观察到的间接征象：T_1WI 显示皮质肿胀，脑沟变浅；同时伴有不同时期脑回状出血；受累静脉窦血流信号减弱或消失，静脉窦及相连脑静脉变细，局部狭窄，病变区静脉属支增多、增粗、杂乱。需注意的是，慢性血栓具有可显著强化的影像学特征，故慢性期行 CE-MRV

检查注射增强剂后血栓强化，影像上呈现出高信号，会被误认为是含对比剂的血流信号而误判为管腔通畅，因此可能会出现假阴性而漏诊，这时需要结合 DSA 影像信息进行诊断（图 3-5）。

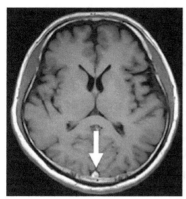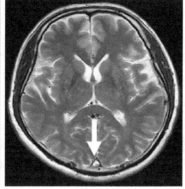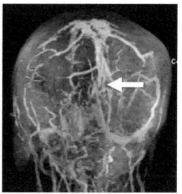

图 3-5　亚急性期 CVT 的 MRI 表现

上矢状窦呈短 T_1、长 T_2 信号，MRV 提示上矢状窦后部充盈缺损

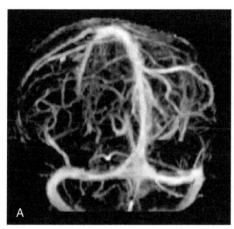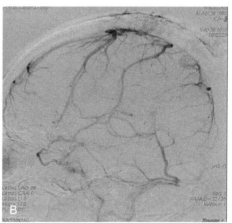

图 3-6　上矢状窦后部血栓形成慢性期

CE-MRV（A）可见上矢状窦后部均呈现高信号而可能误为血流通畅，同期 DSA（B）可见上矢状窦后部显影缺失，提示 CE-MRV 诊断慢性静脉窦血栓影像可出现假阴性征象，需结合 DSA 影像进行判断

（二）MRI 特殊序列

1. T_2^*SWI 和 T_2^*GRE 是诊断 CVT 最敏感的磁共振成像序列。与 T_1 序列相比，T_2^*SWI 序列可提高 CVT 的检测阳性率，因为 T_2^*SWI 序列对皮质静脉内血栓中含有的脱氧血红蛋白非常敏感，因此极大地提高了 CVT 的检出率。T_2^*SWI 对急性期静脉窦血栓诊断灵敏度为 90%，对皮质静脉血栓灵敏度高达 97%，对诊断孤立性皮质静脉血栓具有很大的优势。但该序列采样扫描时间较长，需要进一步优化参数以缩短成像时间。T_2^*GRE 序列具有较高磁敏感性，近年来越来越多地用于检测血液分解产物，因为沉积的血液分解产物（即含铁血黄素、高铁血红蛋白、脱氧血红蛋白）会导致信号丢失夸张，有助于描绘腔内血栓，

因此对显示血栓节段有放大效应，使其更为明显，而在其他序列中血栓信号可能不明显。GRE 序列可作为常规 MRI 检查为阴性的 CVT 患者的重要辅助检查方法，其中 T_2^* GRE 序列多用于诊断孤立性皮质静脉血栓。常规 CT、MRI 检查可诊断较大的皮质静脉，而对于诊断较小皮质静脉血栓仍较困难。由于磁敏感效应，急性期皮质静脉血栓在 T_2^* GRE 上表现为显著低信号环绕周围，慢性期磁敏感效应仍存在，尽管范围较前减小，因此，该序列有望成为皮质静脉血栓重要的辅助检查方式。

2. 弥散加权成像技术（DWI） DWI 序列主要用于鉴别静脉性梗死和血管源性水肿，也可用于观察静脉腔内血栓，约 41% 的 CVT 病例都表现出高信号和表观弥散系数（ADC）降低。DWI 高信号的患者恢复时间较长，血栓完全再通的概率较低。DWI 对组织水肿检测非常敏感，细胞毒性水肿表现为病灶部位的 DWI 高信号、ADC 低信号，血管源性水肿表现为病灶部位的 DWI 低信号、ADC 高信号，从而可以对两者加以区分。

3. MRI 黑血血栓成像技术（MRBTI） 是一种基于快速自旋回波技术的重 T_1 加权序列，可直接显示血栓。它通过不同的预脉冲对血液产生抑制信号，使流动的血液、血管壁和周围脑组织呈较低信号，同时利用血红蛋白的 T_1 缩短效应来对血管腔内血栓进行显像，从而实现对血栓的直接成像。该序列通过与血管腔、血管壁形成良好对比，能够较准确识别不同时期的血栓。MRBTI 技术利用其血池清零的能力将 T_1 加权 SPACE 应用于 CVT 检测，可将血栓与周围组织（包括管腔和壁）很好地分离，并且很容易识别完整的血栓体积。得益于 MRBTI 的黑血脉冲的应用，静脉窦腔内的血流被充分抑制，呈低信号，故急慢性血栓会被凸显出来而易于检出。随着 CVT 病程的演变，MRBTI 显示静脉窦血栓的信号会出现相应的改变：急性期血栓富含去氧血红蛋白，呈等信号；亚急性期血栓富含高铁血红蛋白，呈高信号；慢性期血栓中出现机化、纤维化等变化，呈等信号。此外，MRBTI 可以清晰地显示静脉窦解剖结构，如窦壁、蛛网膜颗粒及周围脑组织。另一方面，黑血对比有助于减少由于在 TOF 上观察到的血流伪影而导致的假阳性诊断。更有意义的是，MRBTI 检查时无须注射对比剂，因而避免了过敏反应发生的风险，可作为 CVT 临床随访的重要工具，特别适用于孕产妇及有严重肾功能不全的患者。

（1）MRBTI 的形成演变过程：MRBTI 影像的形成是基于顺磁高铁血红蛋白引起短 T_1 信号，即血栓内血红蛋白与短 T_1 之间的线性关系。MRBTI 所呈现的血栓信号根据血栓形成的时间变化而不同，可以根据血栓形成的时间分为超急性期、急性期、亚急性期和慢性期。超急性期血栓内以氧合血红蛋白为主，在 MRBTI 会表现为与邻近组织等强度的信号；急性期中期，血栓内主要含脱氧血红蛋白，其顺磁性效应对 T_1 值不产生明显影响，在图像上血栓仍呈等信号；在急性期的后期，随着时间延长，血栓内红细胞破裂，血栓主要含高铁血红蛋白，在 MRBTI 呈现越来越高的信号。在亚急性期，血栓仍以高铁血红蛋白为主，其具有较强的顺磁性，可使血栓 T_1 值缩短，在 MRBTI 呈高信号。在慢性期，各脉冲序列血栓信号减低，可表现为等信号，为血栓机化和纤维化的表现。

（2）MRBTI 在脑静脉成像中的应用：2016 年，北京宣武医院杨旗等将 MRBTI 运用在静脉及静脉窦血栓成像中，分别对不同静脉窦和大脑深、浅静脉血栓进行成像，并且根据血栓的成像特点，可实现急、慢性血栓分期。研究发现，MRBTI 使静脉血呈现为极低信号而"压黑"，对静脉窦、皮质静脉、深静脉等静脉系统不同部位的血栓均能直接成像，诊断敏感度和特异度分别为95.6%和98.0%，诊断阳性率超过传统成像方法。另外一项小样本研究显示，在23例CVT患者中，MRBTI正确诊断了116个节段中的113个血栓，敏感度为97.4%，通过将血栓与血管腔及脑灰质噪声对比，所有CVT患者均完成血栓体积定量分析，不同时期血栓信号与体积也有明显差异。

（3）MRBTI序列的优点：作为一种新的MRI成像方法，MRBTI在显示CVT方面相比传统成像具有以下明显优点。

1）降低了假阳性率：正常人脑静脉解剖走行变异较多，存在静脉窦发育不全或闭锁，大脑结构移位推移或牵拉可以产生静脉窦狭窄的假阳性表现，而MRBTI对血栓直接成像，不受解剖结构异常的影响，出现假阳性的概率较小。

2）对蛛网膜颗粒显影较好：当使用不同的预脉冲时，蛛网膜颗粒也会清晰显影，从而将其与血栓相鉴别。

3）可对皮质静脉血栓直观显像：对于孤立的皮质静脉血栓，其临床表现及影像学表现多种多样，有时与肿瘤类似，需病理活检才能区分，传统成像对皮质静脉血栓形成诊断率低，而MRBTI可清楚识别位于皮质静脉内不同时期的血栓信号，显著提高了阳性率。

4）MRBTI对急性期、亚急性期、慢性期的血栓成像各有典型的特征，可以对静脉及静脉窦血栓进行分期，进行定性及定量分析。

5）MRBTI检查时无须注射对比剂，因而避免了发生过敏反应及肾毒性损害的风险，可作为CVT临床随访的重要工具，特别适用于孕产妇及有严重肾功能不全的患者。

（三）MRV

MRV是诊断CVT的主要影像学手段。目前用于诊断CVT的主要成像序列有TOF-MRV、相位对比血流成像（PC-MRV）、3D-CE-MRV，前两者是非对比剂显影技术，后者是对比剂增强技术。

1. TOF-MRV　TOF-MRV采用"流动相关增强"机制，使成像容积内的流动血流产生较强信号，与静态组织形成强烈对比。根据数据采集处理模式的不同，分为二维时间飞跃法（2D-TOF）和三维时间飞跃法（3D-TOF）两种。3D-TOF法对慢血流不敏感，不宜应用于诊断CVT。临床多应用2D-TOF-MRV，与3D-TOF相比，未增强的2D-TOF-MRV是一种对慢血流特别敏感的技术，对垂直于采集平面的冠状位像血流灵敏度最高，采集时间较短，背景抑制效果好。主要缺点是层面内血流饱和效应，血流过慢会导致血流信号丢失，出现血流中断的假象。同时，2D-TOF-MRV通过管腔成像可间接判断是否存在血栓，但是无法排除由于静脉窦狭窄或静脉窦先天发育不良所造成的管腔不连续或纤细所造成的假阳性。当静脉窦血栓在T_1WI、T_2WI上均呈高信号时（亚急性期血栓），在2D-TOF-MRV上可表现为与血流信号一致的高信号，常被误认为窦通畅，没有血栓形成（假阴性）。因此，应用2D-TOF-MRV判断静脉窦有无异常或诊断静脉窦血栓有时较困难，常需结合常规T_1WI及T_2WI。

2. PC-MRV　PC-MRV原理是血流在梯度磁场中有相位的改变，相位改变程度表示血管内的信号强度，当使用两个大小和持续时间相等、方向相反的双极梯度脉冲时，由于静止血流和组织无相位改变，即没有信号，从而获得良好的背景抑制，而流动血流有显著相位差,即显示高信号。按采集方式的不同,该方法可以分为二维相位对比法(2D-PC法)和三维相位对比法(3D-PC法)。PC-MRV的优点:①对慢血流敏感,受饱和效应影响小;②背景抑制好;③可形成电影PC(Cine PC)以及对血流流速、流量和方向进行测定。它的缺点是需要在成像之前对流速做出估计,设定合适的速度编码值。该技术属于血流动力学检查方法,能够对血流速度进行测定,具有空间分辨率高、部分容积效应小的优点,能够较好地显示颅内静脉系统及其异常。但该检查扫描时间相对较长,动静脉同时显影,可能影响诊断。临床上较少将PC-MRV用于CVT的诊断。

3. CE-MRV CE-MRV原理是通过静脉内注射顺磁性对比剂,对比剂在血管内短时间的高浓度状态使血液形成明显的高信号,而周围组织信号明显受抑制,形成强烈的对比效果。该技术通过静脉注射钆对比剂,缩短T_1弛像时间,对颅内静脉及静脉窦显像,有助于早期诊断血栓。CE-MRV可以更好地显示脑静脉结构,且不依赖于血流信号,比TOF-MRV更敏感,但对孤立性皮质静脉血栓检出灵敏度欠佳。相比于TOF-MRV,CE-MRV的优点在于可显示颅内小的皮质静脉、蛛网膜颗粒及先天静脉窦狭窄,从不同视角三维立体清晰显示颅内静脉系统,不依赖于血液流动现象,减少了静脉内慢血流或湍流对诊断的影响。CE-MRV的缺点在于对慢性期血栓成像时可能出现假阴性:CVT进入慢性阶段时,血栓机化后微血管增生,注射增强剂后血栓强化,因此在CE-MRV影像上呈现出"高血流"信号,会被误认为管腔通畅,出现假阴性。

4. 4D-CE-MRV Meckel等提出4D-CE-MRV,这一技术能够实时显示对比剂流入静脉窦内的动态变化过程,对诊断慢性血栓具有较高价值。这是通过将增强3D T_1序列的数据与动态1.5秒3D增强T_1WI的数据相结合并产生减法数据来实现的。瑞士的一项回顾性研究,比较了T_2WI、GRE及2D-TOF-MRV、4D-CE-MRV的敏感性和特异性,结果表明4D-CE-MRV在评估所有阶段的CVT形成方面具有最好的敏感性和特异性,但对于皮质静脉血栓显示欠佳。

三、血管造影和DSA

血管造影技术是将对比剂直接注入动脉或静脉,利用对比剂在血管内流动时连续快速拍摄X线而呈现血流影像。DSA是通过计算机处理,去除骨质等其他组织的遮挡,从而更清楚地获得血管内流动血流的影像。此技术是很多脑血管疾病诊断的金标准,但对于CVT来说,DSA并不是最常用和最精确的检查手段。

对比剂不能流过静脉窦内的血栓,所以CVT的DSA影像主要表现为"空窦现象",即静脉窦完全被血栓阻塞。此外,DSA还可显示其他征象,如皮质静脉或深静脉显影不佳、头皮静脉和导静脉明显扩张、动静脉循环时间延长(正常情况下,对比剂注入颈动脉后4～5秒可出现早期静脉模糊显影,整个脑静脉系统显影需要7～8秒,而CVT患者由于血流迟缓,静脉期显影时间延长＞10秒),以及扩张纡曲的侧支循环形成和发生静脉逆流现象等征象。皮质静脉血栓的DSA表现为在其回流分布区不能显影。

在某种意义上,DSA的影像学表现更多的是"间接征象"。因为对比剂无法进入血栓内部,也不能通过被血栓阻塞的静脉,所以在DSA影像上看不到血栓的实体,仅能显示被血栓阻塞的远心端和"空窦现象"及各种间接征象。DSA检查的有创性和对诊断单纯皮质静脉血栓形成时的不足，是它的另一缺点。然而，DSA也有CTV和MRV不具备的优点：①DSA是动态的影像，可以显示动静脉循环的时间，还可以显示静脉血液的流动方向，有助于判断静脉压及静脉侧支代偿情况；②DSA可用于血管内治疗，具备检查和治疗同步的优点，术中可反复动态造影判断血管内治疗的效果；③DSA可用于脑静脉逆行造影。

利用血管内介入技术可进行直接脑静脉逆行造影，经股静脉或颈内静脉穿刺插管，将导管置于静脉窦内注射对比剂造影，更清晰地显示局部静脉窦血栓及静脉引流情况。直接脑静脉造影一般在血管内治疗过程中进行。在直接脑静脉造影中发现CVT患者静脉腔内血栓既可呈现充盈缺损（非闭塞性血栓）表现，也可完全无充盈（闭塞性血栓）状态，完全闭塞的静脉窦在血栓处影像可呈杯口状。直接行脑静脉造影时可同时进行静脉压测量，以确定是否存在静脉压升高。静脉压升高与脑实质病变的程度与血栓形成的不同时期相关，这些变化在急性血栓形成时期最为显著。

总之，CVT患者的DSA影像为血栓形成后的血流分布及回流的影响情况提供更多的信息。而CTV和MRV影像更多提供的是血栓的性质、范围及其对脑组织的影响情况，它们各有优缺点，又能在影像信息上互补，临床医师应熟知影像形成原理，结合患者具体病情进行针对性选择。对于怀疑CVT的患者，DSA仅适用于MRV或CTV检查结果仍不能确诊CVT，或准备进行血管内介入检查并同时进行血管内治疗的患者。

四、不同影像学检查的选择

（一）不同影像学检查的比较

CT、CTV、MRI、MRV和DSA都用于CVT的诊断。CTV和MRV是目前临床指南推荐的检查方法。已经有多项研究将MRV与DSA进行了比较，证实了两种技术结果之间具有良好的一致性。MRV在显示较大的脑静脉和静脉窦方面对比DSA毫不逊色，DSA则在评估较小的皮质静脉方面比MRV更敏感。与DSA相比，CTV显示脑内静脉循环具有较高的灵敏度。对于疑似CVT的患者，CTV可作为DSA的可靠替代方案，用于CVT的诊断。

CTV的优点是可快速获取图像，并且没有体内植有起搏器和铁磁装置的禁忌证，但其缺点是大量暴露于电离辐射，并且需要静脉注射对比剂。对于CVT的诊断，CTV和MRV一样准确。MRI具有显示血栓本身的优点，并且能更敏感地显示脑静脉闭塞引起的脑实质变化（如脑水肿）。一项研究显示，MRI在25%的CVT病例观察到局灶性水肿，而CT只有8%。总体上，CTV和MRV表现相当，都可以用于CVT的诊断和评估，如果需要对血栓进行分期，则MRI更有优势。

2023年《中国脑血管病临床管理指南（第2版）（节选）—第7章脑静脉血栓形成临床管理》推荐，当CT（MRI）平扫提示CVT的可疑表现时，应及时选择颅脑CTV或MRV等检查手段明确诊断，以降低误诊、漏诊及诊断延误。常规MRI/MRV是推荐的检查方法，怀疑皮质静脉血栓时推荐SWI、MRBTI和T_2^*GRE；特别是对慢性血栓，推荐增强MRBTI及4D-CE-MRV序列。

（二）不同病程时期 MRV 的选择

在 CVT 的早期诊断中，当患者临床表现不能用 CT 表现解释时，应及时行 3D-CE-MRV 或冠状位 2D-TOF-MRV 检查，以排除 CVT 的可能。根据血栓形成特点和磁共振成像原理，在 CVT 发展的不同时期，选择不同的 MRV 成像模式，可以提高诊断的准确性。

1. 急性、亚急性 CVT 的确诊及治疗后复查　优先行 CE-MRV 检查。3D-CE 法因其成像原理为通过静脉内注射顺磁性对比剂，对比剂在血管内短时间的高浓度状态使血液形成明显的高信号，而周围组织信号明显受抑制，取得强烈的对比效果，较少出现类似 TOF 法的信号丢失现象，故急性和亚急性期首选 CE-MRV 检查。

2. 慢性 CVT 确诊及治疗复查　宜同时行 3D-CE-MRV 和冠状位 2D-TOF-MRV 检查。如前所述，慢性 CVT 形成时，3D-CE-MRV 影像上可能会呈现高信号，会被误认为是血流信号而错误地推断为管腔通畅，导致假阴性判断而漏诊。而 TOF-MRV 尽管受饱和效应影响而易导致血流信号丢失，但检查时不需要注射对比剂，没有血栓强化现象，故其显示的血栓信号不受病程时间长短的影响，在慢性 CVT 诊断中有一定优势。两者结合可提高慢性 CVT 的诊断准确率。

3. SWI 序列或 T_2^*-GRE 等磁敏感成像技术　有助于提高 CVT 诊断率，特别是在单纯皮质静脉血栓形成及 CVT 发病的急性期。MRI 特殊序列包括 CE-3D-MPRAGE 或 3D-T_1-SPACE，对单纯皮质静脉血栓的诊断敏感度较高，且能更好地鉴别非血栓性静脉窦狭窄，可用于特殊病例的鉴别诊断。MRBTI 还可以提高 CVT 的诊断率，适于 CVT 的临床随访，特别适于孕产妇及严重肾功能不全的患者。

五、小结

神经影像对 CVT 的诊断尤为重要，常用的影像学检查包括 CT、CTV、MRI、MRV 和 DSA。CT 扫描是急诊常用于脑血管病检查的手段。CT/MR 平扫出现 CVT 可疑影像学表现时，应及时选择颅脑 CTV 或 MRV 等检查手段明确诊断，以降低误诊、漏诊及诊断延误。常规颅脑 MRI（MRV）是推荐的检查方法，怀疑皮质静脉血栓时推荐 SWI、MRBTI 和 T_2^*GRE；慢性血栓，推荐 MRBTI 及 4D CE-MRV 序列。MRBTI 技术可以避免 CT 电离辐射危害并弥补其对深静脉血栓成像的不足，避免较大的蛛网膜颗粒在 MRI 上引起的假阳性表现，还能鉴别 CTV/MRV 成像时的充盈缺损是否为静脉窦发育不全或闭锁的解剖变异，它可以对血栓直观成像，并且可以对血栓进行定性、定量分析，有望成为 CVT 筛查、监测血栓进程及随访的优选成像方法。当 CTV/MRV 等无创影像学检查仍不能明确诊断时，或考虑进行血管内治疗时，推荐进行 DSA 检查。

（李　军　叶　景　洪景芳　朱先理　王守森）

第四节 脑静脉血栓实验室检查

虽然影像学检查可以是脑静脉血栓（CVT）诊断的直接证据，但实验室检查也是重要的支持旁证，特别是对这种发病率较低、需要考虑多种鉴别诊断的疾病。临床工作者需要汇总多方面信息才能获得更准确的结论。实验室检查比影像学检查能更快速地获取结果且价格相对低廉，某些血液指标对于确定 CVT 的原发病因和筛选高危因素有不可忽视的价值，因此实验室检查对诊断和治疗仍然具有一定的指导意义。

一、血常规及炎性指标

对于感染性 CVT 患者，血常规中白细胞数量、C 反应蛋白、红细胞沉降率等指标如果显著升高，提示有感染性疾病存在。如伴有中耳炎、鼻窦炎病史，且有典型的 CVT 症状，则有助于建立临床鉴别线索，探寻并明确 CVT 的病因诊断。对于确诊为感染性 CVT 的患者，这些指标有助于判断抗生素治疗的有效性。

二、脑脊液检查

CVT 患者脑脊液压力升高可见于超过 80% 的患者。对于以头痛就诊者，颅内压增高可以成为诊断 CVT 的重要线索。CVT 无特定的脑脊液异常表现，常见脑脊液细胞计数升高（约占 50.0%）和蛋白水平升高（约占 35.0%），但脑脊液检查结果阴性并不能排除 CVT。静脉性梗死后发生蛛网膜下腔出血者，脑脊液可发现红细胞，感染性 CVT 患者脑脊液细胞学和生化检查可以发现有炎症指标改变，同时伴有脑脊液压力升高。脑脊液的 NGS 基因检测还有助于明确感染的病原体。

三、D- 二聚体检测

D- 二聚体是交联纤维蛋白经活化和水解后形成的降解产物，其水平可反映机体凝血系统及纤溶系统的变化。在血栓形成过程中，纤维蛋白单体经过一系列反应交联成网状，形成稳定的纤维蛋白聚合体，是血栓的重要组成部分之一；与此同时，机体进行自我调节，启动纤维蛋白溶解的过程，纤维蛋白聚合体不断降解，降解过程中形成 D- 二聚体。生理状态下机体的 D- 二聚体水平较低，而血栓形成相关疾病患者的 D- 二聚体水平升高，因此，D- 二聚体水平升高提示血液的高凝状态和继发性纤溶亢进，常用于排查深静脉血栓和肺栓塞等血栓性疾病。CVT 患者 D- 二聚体的中位水平为（1.0 ± 0.57）μg/ml（$0.19 \sim 2.45$μg/ml），而正常人群平均水平为（0.50 ± 0.45）μg/ml（$0.15 \sim 1.73$μg/ml）。然而，D- 二聚体在实际临床应用中存在一定的局限性：①D- 二聚体检测方法较多，不同检测试剂对其检测的结果不具可比性；②患者年龄越大，其 D- 二聚体基线水平越高，目前年龄调整临界值尚未统一；③妊娠和产褥期，以及炎症、创伤、手术、肿瘤等多种因素，都可影响其参照意义。总体而言，D- 二聚体敏感性较高，但特异性较差。

一项前瞻性多中心研究结果显示，敏感度为 97.1%，特异度为 91.2%，阴性预测值和阳性预测值分别为 99.6% 和 55.7%，表明 D- 二聚体可用于临床排除 CVT。出现假阴性可能存在 3 种因素：① D- 二聚体水平随着症状发作的时间而下降，以亚急性或慢性症状就诊的患者更可能出现 D- 二聚体阴性；②血栓形成的静脉窦解剖范围及血栓负荷量可能与 D- 二聚体水平相关，血栓负荷较小的患者可能表现为假阴性；③ D- 二聚体的检测方法不同，其结果存在差异。因此，《美国卒中协会 / 美国心脏协会 CVT 管理指南》建议，D- 二聚体水平正常可能有助于识别 CVT 可能性低的患者；如果临床高度怀疑 CVT，即使 D- 二聚体水平正常也应进一步行影像学评估。在《2024 年的德国 CVT 指南》最新推荐中，不建议常规进行 D- 二聚体检测以排除 CVT，仅在特定情况下（临床少见的孤立性头痛，无明显神经系统症状且症状持续时间＜ 30 天），D- 二聚体阴性才具有足够可靠的阴性预测价值。在这种情况下基本可以排除 CVT，不必一定进行神经 CTV 或 MRV 等影像学检查。

头痛往往是 CVT 患者常见的症状，对于不同寻常或不明原因的头痛，以及 CVT 病因或危险因素不明确时，检测 D- 二聚体水平对 CVT 患者的诊断和病情评估能够提供一定帮助。在 CVT 急性期或亚急性期，D- 二聚体水平升高明显，尤其对于急诊就诊的患者，以及无法紧急进行脑血管造影或磁共振影像学检查的患者，D- 二聚体的检测可用于 CVT 患者初步诊断的筛选手段。尽管 D- 二聚体在影像学检查前是一种潜在有用的诊断和预测指标，但其对孤立性头痛或症状超过 1 周的 CVT 患者可能会出现假阴性结果。目前的研究表明，D- 二聚体水平在一定程度上与患者的病情严重程度相关，其与 CVT 患者的临床预后有无关系尚无定论，但大多数研究表明 D- 二聚体水平高的患者预后较差，D- 二聚体水平正常的患者预后较好。

总之，对于临床怀疑 CVT 的患者，D - 二聚体水平升高可作为支持 CVT 诊断的重要的初步筛选指标之一。但是 D- 二聚体水平正常并不能排除 CVT，需结合临床病程、临床危险因素以及影像学检查（如 CTV、MRV 等）作出判断，尤其是对于病程较长或者孤立性头痛为主要症状的患者，应进一步寻找和排查 CVT 的诊断依据。

四、特殊实验室检查

在临床中，凝血因子 V 的 Leiden 突变、凝血酶原 G20210A 突变、蛋白 C、蛋白 S 或抗凝血酶缺乏、抗磷脂抗体综合征等被归类为严重血栓形成倾向的疾病，该类易栓症患者更容易形成血栓，是 CVT 的重要诱因或病因。2023 年《中国脑血管病临床管理指南（第 2 版）（节选）——第 7 章 脑静脉血栓形成临床管理》建议，对于病因不明、复发、有静脉血栓家族史的 CVT 患者，应进行血栓形成倾向易患因素检查，以明确病因，并选择更合适的防治策略。

对于已经确诊为 CVT 的患者，进一步查找 CVT 相关疾病对建立系统的治疗方案有重要意义。除了易栓症，指南还建议筛查以下疾病：①血液疾病相关指标，如缺铁性贫血、血小板增多症、肝素导致的血小板减少症、血栓性血小板减少性紫癜；②风湿免疫疾病相关指标，如抗磷脂抗体综合征、高同型半胱氨酸血症、阵发性睡眠性血红蛋白尿、肾病综合征、炎性肠病、结缔组织病（系统性红斑狼疮、白塞综合征）；③相关肿瘤标志物，尤其是老年 CVT 患者，应进行常规肿瘤指标筛查。

进行全面的实验室检查，是为了进一步探究 CVT 形成的可能病因，在未来的治疗和随访中更有针对性地避免高危因素，以期获得更好的疗效，指导随后的分层抗凝治疗策略，减少复发的概率。

五、小结

实验室检查在 CVT 的诊断和治疗中仍然具有一定的指导意义。D- 二聚体是最常用于辅助诊断的检查，其对 CVT 具有较高的特异性，在急性期或亚急性期，D- 二聚体水平可明显升高。但 D- 二聚体对于孤立性头痛和病程较长的 CVT 敏感性较差，其水平正常并不能排除 CVT，需结合临床表现及影像学检查进一步确认。其他常规性血液学指标和脑脊液检查，对 CVT 的诊断和治疗也有一定的指导价值。易栓症的筛查及 CVT 相关疾病的检查，对于病因治疗及指导 CVT 的分层抗凝治疗具有重要意义。

（林　洪　刘海兵　李兵兵　王守森）

第五节　脑静脉血栓临床诊断

CVT 的诊断是建立在全面的病史记录、细致的神经系统检查、合理的实验室检查和针对性的影像学检查基础上的，获取多方面的信息并综合分析，有针对性地进行鉴别诊断，才能最终获取准确的诊断证据。临床医师既要遵循指南和专家共识的诊断路径，又要建立科学灵活的临床思维，从而减少漏诊、误诊和延误诊断。

一、临床诊断路径

与其他临床疾病相同，熟知 CVT 的病理基础和病理生理过程，对建立正确的诊疗思路十分重要。参照 2023 年《中国脑血管病临床管理指南（第 2 版）（节选）—第 7 章脑静脉血栓形成临床管理》，基本的诊断流程见图 3-7。

二、静脉窦血栓与特发性颅内高压

CVT 是一种由于脑静脉或静脉窦血栓形成导致的疾病，可能引发严重的神经系统症状和并发症。特发性颅内高压是以头痛、视盘水肿等颅内压增高的相关症状和体征为主要临床表现，但影像学检查未发现颅内占位、血管性病变、脑积水或其他结构性病变，且脑脊液成分正常的一组临床综合征。尽管 CVT 和特发性颅内高压的病因和发病机制有所不同，但它们的发病过程均涉及静脉窦和静脉高压，同属于静脉回流受阻引发颅内压增高的情况，因此在临床表现和诊断上有一定的重叠，这给临床医师的鉴别诊断带来了挑战。

（一）流行病学

流行病学研究显示，这两种疾病总体发病率较低，仅在特定人群中有较高的发病率，CVT 与遗传性或获得性的血液高凝状态、口服避孕药物、感染和妊娠 / 产褥期有关。特发性颅内高压好发于育龄期的女性，与肥胖明显相关。根据多个国家发病率的数据统计，特发性颅内高压在普通人群中的年发病率为 0.9/100 000，15 ～ 44 岁年轻女性中的年发病率为 3.5/100 000，在 20～44 岁超过标准体重 20% 的肥胖女性中的年发病率上升至 19.3/100 000。近年来，随着磁共振成像方法的进步和静脉窦内测压技术的出现，发现大多数特发性颅内高压患者存在静脉窦狭窄，且其中部分患者存在静脉窦高压，并伴有狭窄两端的压力梯度增大。研究表明，CVT 患者中有一部分会逐渐发展为特发性颅内高压，此外，特发性颅内高压患者在行静脉支架置入治疗过程中，可能会并发 CVT，这使得两者之间的关系更加复杂。

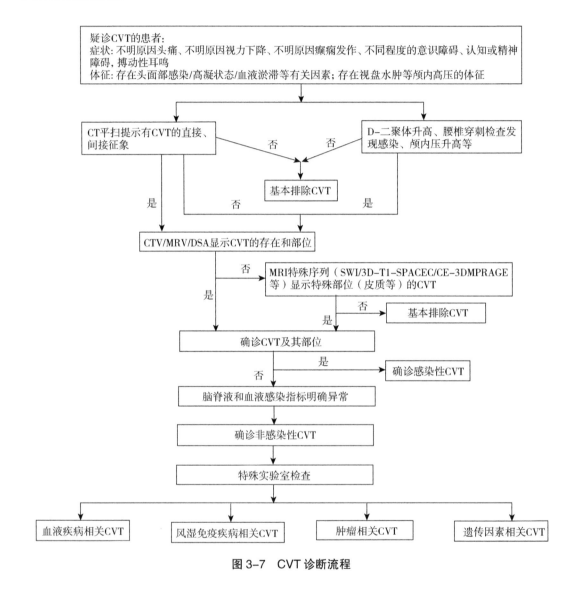

图 3-7　CVT 诊断流程

（二）病理生理机制

特发性颅内高压的命名之所以含有"特发性"一词，就是因为其确切的发病机制尚不清楚，否则就是"继发性颅内压增高"了。目前，关于特发性颅内高压的发病机制主要有几种假说，包括脑脊液分泌过多和流出梗阻、脑内静脉和淋巴管回流障碍及静脉窦压升高等。研究表明，特发性颅内高压患者常伴有静脉窦狭窄，这种狭窄会导致静脉回流受阻，进而引起颅内压增高。对于静脉窦狭窄和特发性颅内高压发病机制关系方面的研究，目前有内源性狭窄及外源性狭窄两种学说：外源性狭窄机制认为，是其他因素首先造成了颅内压增高，进而压迫静脉窦，导致静脉窦壁塌陷并造成外压型狭窄；内源性狭窄机制认为，静脉窦狭窄可能是蛛网膜颗粒增大或静脉窦血栓机化等因素造成窦腔内狭窄，从而引起静脉回流障碍并导致颅内压增高。尽管两种发病机制有所不同，但焦点均集中在静脉窦内压力增高。静脉窦狭窄引起的静脉窦压力升高越来越被认为是特发性颅内高压的一个重要相关因素，而静脉窦狭窄与 CVT 之间又存在双向关联，CVT 可能导致静脉窦狭窄，而静脉窦狭窄又可能进一步增加 CVT 的风险。有研究表明，10% 的 CVT 患者在后续病程中发展为特发性颅内高压，抗凝治疗后血管未再通，以及初次诊断时出现视觉症状，是 CVT 发展为特发性颅内高压潜在的风险因素。因此，特发性颅内高压可能作为 CVT 后的一种临床并发症出现。上述研究表明，静脉窦压增高在特发性颅内高压的发病机制中起着关键作用，进一步研究静脉窦狭窄的病理生理机制将有助于揭示特发性颅内高压的病因。

（三）临床表现和诊断

CVT 会阻碍脑脊液的正常回流，导致颅内压增高，这种情况下，患者可能会出现与特发性颅内高压相似的症状，如头痛和视盘水肿，两种疾病在临床表现上互有重叠，同时也各有特点。CVT 的典型症状包括头痛、癫痫发作、局灶性神经功能障碍和意识障碍等，这些症状的出现通常与静脉血栓的位置和范围有关。特发性颅内高压的主要症状包括持续性头痛、视盘水肿和视力障碍，其头痛通常是弥漫性的，常在早晨或卧位时加重，与颅内压的变化密切相关。CVT 患者更容易出现急性神经功能障碍，而特发性颅内高压患者则主要表现为慢性头痛和视觉问题，且常伴有搏动性耳鸣。

在特发性颅内高压的诊断中，MRI 通常被用于排除其他导致颅内压增高的原因，但常规 MRI 序列有时不足以捕捉到血栓。为了不遗漏 CVT 的诊断，对于特发性颅内高压患者，通常选择能更好地显示静脉结构的 MRV 或 CTV。在影像判读时需注意，颅脑静脉成像中观察到的闭塞或充盈缺损，尤其是在横窦部位，可能会将静脉窦发育不良或蛛网膜颗粒所致的静脉窦狭窄误判为血栓，从而引导临床予以不当的抗凝治疗。同时，当特发性颅内高压合并横窦狭窄被误诊为血栓后，可能延误支架置入治疗的时机，并增加颅内高压损害的风险。因此，通过影像学分析鉴别静脉窦狭窄的原因至关重要：蛛网膜颗粒在平扫 CT 上呈低密度，CTV 或 MRV 上呈现为静脉窦腔内边界清晰的结节样充盈缺损，增强后少有蛛网膜颗粒可见强化；而血栓在 CT 上通常呈高密度，一些特殊的 MRI 序列，如 SWI 和 MRBTI 技术，对静脉窦血栓极为敏感。与 CVT 不同的是，特发性颅内高压患者通常在 MRI 中还可以观察到视神经鞘扩张和空蝶鞍等一些间接征象。超声技术在特发性颅内高压的诊断中也显示出重要价值，通过经眶超声可以测量视神经鞘直径和视盘隆起，血管内超声可以用于区分内源性狭窄和外源性狭窄。灵活应用这些不同的辅助诊断技术，可以获取多方面信息，以提高诊断的准确性，并为治疗方案的制订提供重要依据。

（四）治疗

特发性颅内高压的治疗策略分为非手术治疗和手术治疗，非手术治疗通常包括体重管理和药物治疗（如乙酰唑胺），药物主要通过减少脑脊液的生成来降低颅内压。对于药物治疗效果不佳或病情进展迅速的患者，可选择手术治疗，常见的手术方法包括脑室腹腔分流术、视神经鞘切开减压术和静脉窦支架置入术。视神经鞘切开减压术能够迅速缓解视神经水肿，防止视力进一步恶化。静脉窦支架置入术作为一种微创手术，已被证明对合并静脉窦狭窄的特发性颅内高压患者有效。通过支架成形，解除静脉窦的狭窄，增加静脉的回流，从而促进脑脊液吸收，进而降低颅内压。研究表明，该手术的临床疗效与脑室腹腔分流术或视神经鞘减压术相当，甚至更优。然而，静脉窦支架置入术也可能引发 CVT 等并发症，因此在进行静脉窦支架置入术时必须仔细评估患者的血栓风险，并在术后进行密切监测和管理。尽管静脉窦支架置入术可取得显著疗效，但目前缺少专门的静脉窦支架。与动脉病变不同的是，由于窦壁的弹性回缩及静脉血管内没有使之保持通畅的高压血流，因此静脉窦狭窄极少对单纯球囊扩张有效，只有支架可保证静脉窦的持续畅通。由于脑静脉窦管径较大且并非圆形，需要有一定径向支撑力且直径较大的血管支架系统，目前大多数神经介入医师都是使用颈动脉支架来替代，未来需要开发专用的脑静脉窦支架系统，以便于该技术的推广应用。

综上所述，CVT 与特发性颅内高压不仅在临床表现上有许多相似之处，而且在病理生理机制上也存在潜在的联系，临床工作中对这两种疾病的准确鉴别至关重要。未来的研究应进一步揭示特发性颅内高压的病因，深入探讨 CVT 与特发性颅内高压的相互作用机制，从而开发更为先进的诊断技术和治疗方法，以改善患者的预后。

三、常见诊断误区

与其他类型的脑血管疾病相比，CVT 不仅发病率低，发病过程也往往十分隐匿，最初可能表现为非特异性的临床症状，对于缺乏临床经验的年轻医师和基层医疗机构的医师，CVT 漏诊、误诊及延误诊断发生率相对较高。在美国，每 30 例住院的 CVT 患者中，就有 1 例在急诊科被漏诊。在 ISCVT 研究中，CVT 患者在症状出现后平均 4 天才到医院就诊，症状出现后平均 7 天后才确诊为 CVT。在 ACTION-CVT 研究中，从症状出现到诊断的中位时间为 4 天，22.7% 的患者 CVT 诊断延迟（诊断时间中位数 > 10 天），统计分析显示孤立性头痛、高龄和视盘水肿与诊断延迟相关。部分静脉性梗死后脑出血的患者，即使做了颅脑 CT 扫描，也有可能因为未能认识到其影像学特征与其他相似疾病的微妙差别，而难以得到及时准确的诊断。

（一）脑静脉血栓并发脑出血与其他原因的脑出血

30% ~ 40% 的 CVT 患者可表现为脑出血，CVT 患者脑出血的特征包括前驱的头痛（这一点与其他原因脑出血有很大不同）、双侧脑实质异常及高凝状态的临床证据。但这些特征也可能并不显著，临床医师需保持警惕。CVT 引起的脑出血为静脉性梗死后脑出血，不同于动脉性脑出血，应从基于疾病的病理改变，理解 CVT 并发脑出血的影像特点。对于原因不明的脑叶出血患者或跨越典型动脉供血区边界的脑梗死患者，应进行脑静脉系统的影像学检查。

CVT 并发出血性梗死的机制：脑静脉或静脉窦梗阻后，静脉内血液回流受阻，血液淤滞于小静脉和毛细血管内，菲薄且缺乏弹力层的小静脉和毛细血管内压增高，局部脑组织血容量增多，此时除了脑组织水肿、肿胀外，还可发生静脉性脑梗死或梗死后出血。脑静脉阻塞后发生渗血的过程可能是：静脉血淤积，血流缓慢，血氧分压降低，受累区域脑组织得不到充分的氧合和营养物质；代谢中间产物聚积，神经细胞变性、坏死；静脉压升高导致局部脑组织灌注压下降，使脑血管自动调节功能受损，以至于脑血流量降至神经细胞生存所需的最低水平以下；毛细血管壁损伤，致使其通透性增高，血浆成分渗出；毛细血管和小静脉内流体静压升高，血管破裂，血浆和红细胞外溢。

静脉系统出血性脑梗死与动脉系统出血性脑梗死，两者的病理生理机制不同，其病理学表现也不同：①前者出血性脑梗死的形态多为脑回样；②前者主要位于白质和皮质下，灰质的出血性脑梗死多位于与静脉窦相通的皮质静脉引流区；③脑静脉引流区变异大，因此，静脉梗阻所致的出血性脑梗死范围和部位与动脉梗阻所致的出血性脑梗死相比缺乏一致性；④前者多为单侧或双侧多发性出血性梗死；⑤前者脑水肿与出血性脑梗死的大小不成比例；⑥前者血液渗入到撕开的神经纤维之间，并沿着神经束蔓延，破坏阻塞静脉分布区的脑组织；⑦前者可见静脉窦和（或）皮质静脉扩张，有时可在脑表面静脉周围出现蛛网膜下腔出血。

因为出血病理机制和组织病理特征的不同，二者在影像学上的特征也存在细微的差别。CVT 形成后的影像学特点是脑 CT 扫描见椭圆形、扇形、楔形或不规则低密度梗死病灶，其中混杂有形状不规则、密度不均匀的点状、斑片状、环状、条索状或团块状高密度影。增强扫描后，低密度梗死区出现脑回样、斑片状或团块状增强影。如果发生了脑静脉性梗死，可根据是否继发出血分为两型：血肿型，表现为梗死区高密度影呈片状、团块状，血肿可单发或多发；非血肿型，表现为梗死区高密度影呈点状、斑片状、条状或环状，每个出血灶范围小，散在分布。MRI 可提供比 CT 扫描更多的脑梗死征象，且其信号特征随病程时间的推移而多变，在 SWI 序列上比 CT 上更容易发现微小出血灶。

（二）孤立性头痛

头痛是一种常见症状，CVT 诊疗中的孤立性头痛指的是患者仅表现为头痛，可伴或不伴有恶心、呕吐和视盘水肿，没有精神状态改变、癫痫发作、意识障碍和局灶性神经功能缺损等表现。研究表明，25% 的 CVT 患者表现为孤立性头痛。孤立性头痛在男性、有血栓形成倾向、有静脉血栓栓塞病史和侧窦受累的患者中更为常见。另一项研究中，孤立性头痛患者的诊断时间明显延迟（9±6.7）天，而其他患者为（4.5±4.2）天，近 50% 的患者在急诊室接受不熟悉 CVT 的医师的评估时，可被误诊为偏头痛或紧张型头痛。实际上，大多数孤立性头痛患者并非 CVT，毕竟，CVT 的发病率显著低于其他常见的头痛疾病，因此表现为孤立性头痛的 CVT 患者往往诊断较为困难，但接诊医师不应以发病率低和临床罕见而忽略了鉴别诊断线索，某些细微的特征可以提示 CVT 的诊断，包括新的不典型头痛，尽管有对症治疗但头痛在几天至几周的时间内仍持续加重，以及爆裂样头痛，平躺、Valsalva 动作和用力时头痛加重，出现这些临床特征时应进行 CTV/MRV 等影像学评估。此外，对于孤立性头痛伴高凝状态的患者，应高度怀疑 CVT 的可能性。对于孤立性头痛患者，确定 CVT 的最佳临床诊断路径和策略尚未明确，常规进行影像学检查的成本－效益和获益尚不确定。

（三）孤立性精神状态异常

孤立性精神状态异常表现为精神异常或者嗜睡，没有或极少有神经系统阳性体征。CVT 患者可无明显局灶性神经功能障碍，仅表现为嗜睡或精神异常，多见于老年人和脑深静脉系统血栓者。虽然有许多机制可以解释这种临床表现，但一个重要原因是深静脉系统受累所致的双侧丘脑病变。研究表明，老年 CVT 患者相对容易出现诊断延误，这与老年人头痛发生比例较低、表现为孤立性精神状态异常的比例较高有关。孤立性精神状态异常如发生在老年人，则容易被误诊为阿尔茨海默病性痴呆。颅脑 CT 扫描，尤其早期 CT 扫描的影像学特征可能无明显异常，但 MRI 常可显示异常。

（四）其他鉴别诊断

对于首次癫痫发作的青年或中年人，鉴别诊断须包括癫痫综合征、脑炎、脑肿瘤、脑动静脉畸形和海绵状血管瘤等。涉及皮质静脉的 CVT 可能表现为癫痫发作，但局灶性神经功能障碍和癫痫发作也可见于各种更常见的幕上皮质病变，在 MRI 常规序列上的表现可能与脑肿瘤类似，应行 T_2^*GRE 等特殊序列检查，否则可能会漏诊孤立性皮质静脉血栓形成。

表现为局灶性功能障碍（如失语症或偏瘫）和癫痫发作的 CVT，需与脑肿瘤、脑炎及脑血管畸形等相鉴别。相比于动脉性脑卒中，局灶性神经功能障碍和癫痫发作的组合更常见于静脉性脑卒中。

海绵窦血栓形成应与完全或不完全海绵窦综合征的其他原因相鉴别，包括颈动脉海绵窦瘘、海绵窦区肿瘤、眶部蜂窝织炎、糖尿病性眼肌麻痹和眼眶假瘤等。

四、人工智能的应用及其前景

CV 临床表现多样，常导致误诊或延迟诊断。CVT 患者的常见症状并不具备特异性，容易与其他神经系统疾病混淆。传统的诊断方法如 CT 或 MR 影像学虽然可以提供确诊依据，但对资源的依赖和时间的限制往往导致诊断延迟，增加了患者的风险。人工智能在神经影像学和临床数据分析中的应用，为改善 CVT 的诊断和管理提供了新的路径和工具。

目前人工智能已被应用于一些疾病的影像诊断，如肺部结节。但人工智能在 CVT 研究领域的应用尚待深入开发。*Stroke* 杂志发表了 Yang 等的研究，探讨了深度学习模型在 CVT 诊断中的应用，特别是卷积神经网络（CNNs）在处理常规脑 MRI 数据中的表现。该研究开发了一种基于深度学习的自动检测系统，能够从 MRI 中有效识别出 CVT 特征。这种方法不仅减少了对放射科医师主观判断的依赖，还显著提高了诊断的效率和准确性。深度学习模型的核心优势在于其强大的特征提取能力。卷积神经网络能够自动学习并提取影像数据中的复杂模式，这对于识别 CVT 这种表现多样且易被混淆的病理异常尤为重要。研究显示，该深度学习系统在 CVT 检测中的准确率达到 94%，显著高于传统的手工特征提取方法。同时，该系统还具有较高的敏感度和特异度，分别为 85% 和 90%，这表明它在减少误诊和漏诊方面有着良好的表现。

除了影像数据的分析，临床数据的整合也是人工智能在 CVT 诊断和治疗中的重要应用方向。Namjoo-Moghadam 等开发了一系列机器学习算法，专注于利用临床数据进行 CVT 诊断。这些算法包括支持向量机（SVM）、随机森林（RF）等。研究表明，通过整合患者的病史和实验室数据，这些模型能够实现高精度的 CVT 诊断，部分情况下甚至能够替代或辅助影像学诊断。机器学习模型的另一个重要应用是个性化治疗方案的制订。通过分析患者的多维数据，人工智能模型能够预测治疗的效果和副作用，为医师提供数据支持，从而制订出最适合患者的治疗计划。

深度学习和其他机器学习模型在 CVT 诊断中的应用，不仅能够优化诊断流程，还为个性化医疗的实现提供了有力支持。王守森团队在 CVT 炎症生物标志物和机器学习模型方面进行了多项尝试。研究主要集中在评估炎症生物标志物，如血小板与淋巴细胞比率（PLR）、中性粒细胞与淋巴细胞比率（NLR）和系统性炎症指数（SII）与 CVT 之间的相关性。这些标志物在机器学习模型中发挥了关键作用，帮助提高诊断的精确性。此外，还开发了支持向量机（SVM）等多种模型，用于预测 CVT 患者的预后。这些研究不仅验证了人工智能技术在临床诊断中的应用潜力，还为未来的研究提供了宝贵的数据和经验。

然而，在人工智能技术的广泛应用过程中，也面临着诸多挑战。首先，模型的可解释性问题亟待解决。尽管深度学习模型在数据分析中表现出色，但其复杂性往往导致难以解释的"黑箱"现象。其次，过拟合是另一个潜在风险，即模型在训练数据上表现优异，但在新数据上应用却可能出现离界结果。为避免这种情况的发生，需在模型开发过程中采用严格的验证和测试方法。此外，数据隐私保护和伦理问题也是其应用中的重要议题。

五、小结

作为罕见并且在发病早期缺乏特异性临床表现的疾病，CVT 的临床诊断相对较困难，对于不明原因的头痛、不明原因的视力下降、不明原因的癫痫发作、不同程度的意识障碍、认知或精神障碍，均应考虑到 CVT 可能。对孤立性头痛、孤立性精神状态异常等临床表现进行鉴别诊断时，也应该纳入 CVT 以避免漏诊和延误诊断；还应注意 CVT 与特发性颅内高压的诊断鉴别。掌握 CVT 的病理基础和病理生理变化，是建立正确诊疗思维的基础，提高急诊医疗人员对 CVT 的认识，强化 CVT 诊断路径的实施，有助于提高 CVT 的早期诊断率。

（洪景芳　吴贤群　李子祺　朱先理　王守森）

第四章 脑静脉血栓的治疗

脑静脉血栓（CVT）是脑静脉系统血栓形成，导致以脑静脉回流受阻和颅内压增高为特征的脑静脉回流障碍性疾病。因此其治疗主要针对两个方面：①以消除血栓为目的的抗凝和抗栓治疗；②治疗脑静脉回流受阻后引起的造成脑损害并威胁生命的并发症，如颅内压增高、癫痫发作、脑积水等。

随着对 CVT 发病机制和病理生理的更深入理解，CVT 的治疗方案目前趋于成熟。美国心脏协会/美国卒中协会（AHA/ASA）、欧洲卒中协会（ESO）每隔数年就会根据新的循证医学证据推出或更新指南，我国也相继发表了相关的指南及专家共识，用于指导 CVT 的临床诊治。目前主要的治疗方法包括病因治疗、抗凝治疗、血管内治疗和并发症处理等。一旦确诊为 CVT，应尽早参照指南建议的流程进行治疗（图 4-1）。

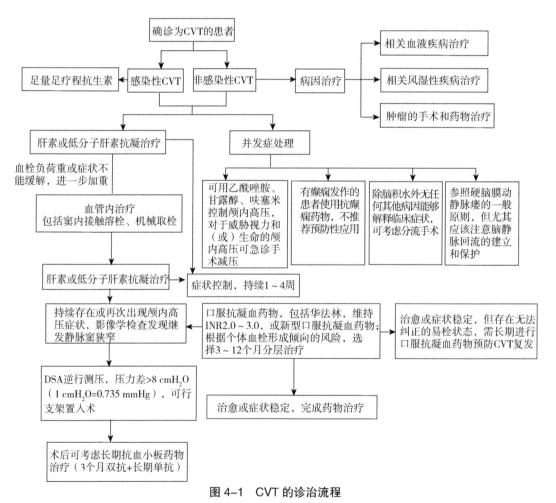

图 4-1 CVT 的诊治流程

（引自：中国脑血管病临床管理指南）

第一节 抗凝治疗

抗凝血是 CVT 治疗的基石，大多数患者可通过抗凝治疗获得良好的预后。抗凝治疗不仅能阻止血栓进展，促进血栓溶解，还能预防肺栓塞和深静脉血栓形成。肝素、华法林和新型口服抗凝血药（direct oral anticoagulants, DOACs）在 CVT 治疗中的应用不断发展，每种药物在疗效和安全性方面均有重要的循证医学证据支持。

一、肝素抗凝治疗

（一）肝素抗凝治疗的确立

1942 年，产科医师 Stansfield 成为第一个使用肝素治疗 CVT 的医生，患者是一例因 CVT 而出现局部神经功能障碍的产妇，经肝素治疗 4 天后康复，自此拉开了肝素治疗 CVT 的帷幕。1985 年，Bousser 等在 *Stroke* 上发文总结了 38 例 CVT 患者的治疗情况，其中 23 例接受肝素治疗的患者无一例死亡。

尽管肝素抗凝治疗取得了优良的效果，但是 CVT 经常伴有颅内出血，因此仍有反对使用肝素的声音，担心肝素会引起颅内出血扩大或新的出血。1991 年，Einhäupl 等在 20 例 CVT 患者（10 例肝素，10 例安慰剂）中进行了一项随机、双盲、安慰剂对照研究，评估了使用调整剂量（根据患者 PTT 确定肝素的使用剂量）静脉肝素抗凝治疗非感染性 CVT 的效果。研究认为，根据患者的 PPT 水平应用剂量调整的静脉肝素抗凝治疗，是 CVT 的有效治疗方法，并且伴发脑出血不是接受肝素治疗的禁忌证，剂量调整静脉肝素治疗不会促进脑出血。这项研究时间跨度长达 14 年（1977—1991 年），发表在《柳叶刀》杂志上，该研究结果确立了肝素抗凝血在 CVT 治疗中的一线治疗地位。更重要的是，这项研究表明，合理使用肝素不会引起出血并发症，而出血正是反对使用肝素抗凝血的主要因素。1999 年另一项随机对照双盲研究证实，使用低分子肝素抗凝治疗 CVT 不会造成新发的脑出血，且临床结果更好，尽管荟萃分析显示差异无统计学意义。其他研究表明，CVT 抗凝治疗后脑出血发生率很低。此外，在引入抗凝治疗之前，肺栓塞曾是 CVT 患者死亡的重要原因，但在接受肝素治疗的患者中，没有出现任何肺栓塞，而安慰剂组中有两例患者疑似发生肺栓塞，其中一例患者死亡。

20 世纪后期，肝素作为抗凝治疗的基础药物，逐渐在 CVT 治疗中得到了应用。肝素类药物包括普通肝素（UFH）和低分子肝素（LMWH）。更多的循证医学证据进一步支持了肝素在 CVT 治疗中的应用。ISCVT 研究显示，抗凝治疗显著降低了 CVT 患者的病死率和致残率。根据这些研究结果，欧洲卒中组织（ESO）和欧洲神经病学学会（EAN）等机构相继制定了关于 CVT 抗凝治疗的指南，推荐在没有禁忌证的情况下，所有确诊 CVT 患者均应接受肝素类药物治疗。

急性期 CVT 常推荐使用低分子肝素或普通肝素注射进行抗凝治疗。低分子肝素的安全性和有效性略优于普通肝素。低分子肝素的成人常用剂量是 0.4 ~ 0.6ml，每日 2 次，皮下注射，疗程 1 ～ 4 周。CVT 急性期后宜继续口服抗凝血药物，常选用华法林，目标国际标准化比值（INR）保持在 2 ～ 3，疗程根据血栓形成倾向和复发风险而定，多为 3 ～ 12 个月，有些存在无法纠正的易栓状态的患者，需长期口服抗凝血药物治疗，以预防 CVT 复发。现在，越来越多的研究结果支持新型口服抗凝血药的应用。2024 年，德国 CVT 指南认为，对于 CVT 患者的口服抗凝治疗选择，新型口服抗凝血药优于华法林。对于存在疫苗诱导的免疫性血栓性血小板减少症（VITT）患者，建议使用非肝素类抗凝血药物。

（二）普通肝素和低分子肝素的选择和应用

普通肝素和低分子肝素是临床上最常用的两类肝素制剂。美国心脏协会 / 美国卒中协会和欧洲 CVT 管理指南建议，CVT 的急性治疗中最初使用低分子肝素而非普通肝素，然后在存在短暂性危险因素的情况下转为口服维生素 K 拮抗剂 3 ～ 12 个月，或在存在血栓形成或复发性静脉血栓栓塞症（VTE）的远期危险因素的情况下长期使用。

低分子肝素在 CVT 的急性治疗中更受青睐，因为其给药更方便、抗凝效果更可预测、血小板减少症风险更低。低分子肝素成为 CVT 的首选抗凝治疗，主要证据是基于两项评估普通肝素与低分子肝素在 CVT 患者中作用的随机试验。2012 年 Misra 等进行的一项 RCT 研究，在 66 例 CVT 患者中比较了低分子肝素与普通肝素的疗效，该研究报告称，19% 的普通肝素组患者在住院期间死亡，而低分子肝素组患者则为 0，接受低分子肝素治疗的患者在 3 个月内完全康复的概率更高。同样，Afshari 等在另一项双盲随机试验中评估了接受低分子肝素和普通肝素治疗的 CVT 患者。该研究表明，根据美国国立卫生研究院卒中量表（NIHSS）和改良 Rankin 量表（mRS）确定的病死率和残疾率，在这两组之间没有显著性差异。这促使欧洲卒中组织推荐使用低分子肝素而不是普通肝素来治疗急性 CVT，虽然证据质量较低。关于两者在 CVT 治疗中的对照，已经发表了许多其他非随机研究，包括 Coutinho 等对 421 例患者（ISCVT 研究）进行的一项前瞻性队列研究。研究发现，即使在调整其他预后因素后，接受低分子肝素治疗的患者在 6 个月时效果仍显著。此外，应用低分子肝素组较少出现新发脑出血。尽管两组之间的病死率和完全康复率并无差异。

普通肝素通过与抗凝血酶Ⅲ（antithrombin Ⅲ，AT Ⅲ）结合，增强其对凝血酶和凝血因子 X a 的抑制作用，从而发挥抗凝效果。然而，普通肝素的作用复杂，易与血清蛋白、巨噬细胞及内皮细胞结合，导致个体间药物反应差异较大，其半衰期短，需频繁给药，且需要通过静脉注射或持续静脉滴注。相比之下，低分子肝素是通过对普通肝素的部分解聚制得，其分子量较小，生物利用度高，皮下注射吸收良好，半衰期较长。低分子量肝素主要通过抑制凝血因子 X a 发挥抗凝血作用，对凝血酶的直接抑制作用较弱，因此其抗凝效果更为稳定，可皮下注射给药且无须频繁监测凝血功能。

在临床应用中，普通肝素常用于那些需要快速逆转抗凝作用的患者。欧洲卒中组织指南建议，肾功能不全患者或需要快速逆转抗凝的患者，应使用普通肝素。如，当 CVT 患者合并颅内出血，可能需要紧急外科手术时，普通肝素因其半衰期短和可逆性强的特点，是更为安全的选择。但治疗过程中，需频繁检测活化部分凝血活酶时间（activated partial thromboplastin time, APTT）以调整剂量，确保抗凝效果和安全性。

低分子肝素则更常用于无须考虑急诊手术的 CVT 患者的抗凝治疗。其剂量通常根据患者体重调整，给药方式为皮下注射，且不需要常规监测凝血功能，这大大提升了用药安全，并减轻了患者和医务人员的负担。然而，由于低分子肝素主要通过肾脏排泄，对于严重肾功能不全的患者（肌酐清除率＜30ml/min），使用时需特别谨慎，可优先考虑普通肝素。但也有学者认为，在遵循血液学专家关于剂量和抗Ⅹa水平监测的建议下，可以在严重肾功能不全时使用低剂量低分子肝素。这种情况仍需要进一步研究证实其有效性及安全性。

（三）抗凝血后静脉窦的血流再通和静脉侧支循环的生成

1. 分级标准　CVT经过规范治疗后，大多数闭塞的静脉窦会实现血流再通或部分再通。而颅内静脉也可能会形成新的侧支循环，建立新的静脉回流通路，这是机体的自我调节功能，从而尽可能降低颅内压，减轻对脑组织的伤害。2010年，Qureshi发表了《评估CVT血管再通和侧支形成的分类方案》一文，使用MRV或CTV或DSA的静脉期成像，对CVT患者的静脉窦再通和静脉侧支形成进行分类，提出了Qureshi静脉窦再通分级和Qureshi静脉侧支形成分级，得到了后续研究者的肯定和引用。

（1）Qureshi静脉窦再通分级（图4-2）

1）Ⅰ级：一个或多个闭塞的静脉窦部分再通，侧支血流改善；一个或多个闭塞的静脉窦部分再通（通过部分静脉窦进行前向血流），并改善侧支血流或使分支清晰可见。

2）Ⅱ级：一个静脉窦完全再通，但其他静脉窦持续闭塞。

ⅡA：无残留血流；ⅡB：非闭塞血流。

3）Ⅲ级：所有闭塞的静脉窦完全再通。

（备注：如果存在多种再通，则取最高级别）

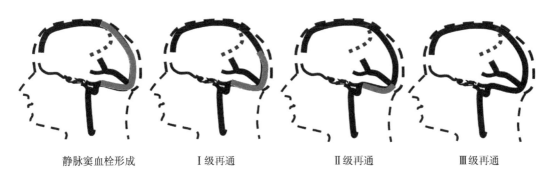

静脉窦血栓形成　　　Ⅰ级再通　　　Ⅱ级再通　　　Ⅲ级再通

图4-2　Qureshi静脉窦再通分级

红色代表血栓闭塞的静脉窦

（2）Qureshi静脉侧支形成分级（图4-3）

Ⅰ级：侧支循环绕过闭塞的静脉窦段，但在同一静脉窦内连接。

Ⅱ级：侧支循环绕过闭塞段，但与不同的静脉窦连接。

Ⅲ级：侧支循环绕过闭塞段，并与不同的循环连接（通过脑深静脉系统或海绵窦）。

（备注：如果存在多种再通，则取最高级别）

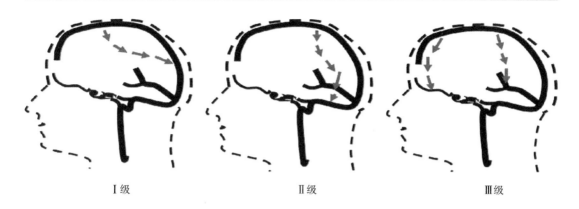

Ⅰ级　　　　　　　　　Ⅱ级　　　　　　　　　Ⅲ级

图4-3　Qureshi静脉侧支形成分级
红色箭头线代表侧支循环

2. 静脉窦血流的再通　与纤溶药物溶栓不一样的是，肝素抗凝不能在即刻实现静脉窦的血流再通。研究发现，治疗6～9个月后，完全或部分血管再通率为80%～85%。大多数CVT患者的静脉再通发生在治疗性抗凝的前8天，并且与非出血性病变（包括静脉性梗死）的早期消退有关。

在ACTION-CVT研究中，88.2%的患者实现了静脉窦完全或部分再通。年龄较大、男性和缺乏脑实质改变（如静脉性梗死、脑水肿或颅内出血）与CVT后无法再通有关。作者分析，出现脑实质改变通常会导致神经功能障碍和痫样发作，促使患者更早就诊并降低被误诊的可能，从而更早地进行抗凝治疗，因而更可能实现静脉窦的再通。再通改善和完全再通大多发生在抗凝治疗前3个月，因此在这个时间范围之后继续抗凝治疗可能对实现进一步的再通没有益处。

3. 静脉侧支循环的生成　脑的浅静脉之间存在丰富的吻合，主要的吻合静脉有上、中静脉间的上吻合静脉（Trolard静脉），中、下静脉间的下吻合静脉（Labbé静脉），皮质静脉与海绵窦的沟通也是常见的吻合。理论上，当某一段静脉窦闭塞时，潜在的吻合静脉可能会开放，通过和其他皮质静脉的吻合向未闭塞的静脉窦引流，从而形成静脉的侧支循环，其目的是通过静脉潜在的自我调节，降低闭塞静脉窦区域的局部静脉内高压和脑水肿。

在CVT患者中，可观察到侧支静脉形成，但是其形成的时间尚无定论。研究发现，88%的患者存在静脉侧支（根据Qureshi侧支形成分级），大多数为Ⅱ型及Ⅲ型侧支。静脉侧支形成在CVT患者中很常见且多变，其在CVT的早期阶段迅速形成。侧支静脉与CVT患者的临床预后是否有关尚无定论，文献报道不多，其结果也不统一。侧支静脉的代偿功能是否良好，可能与慢性期临床症状有关，与完全再通的患者相比，无再通或部分再通的患者中出现持续性头痛的比例更高，无侧支的患者比有侧支的患者更容易出现持续性头痛。

侧支静脉的循环状态可能对识别早期病情恶化的患者有帮助。约23%的CVT患者病情在初次出现症状后会恶化。然而，早期识别这一亚群仍然具有挑战性。临床表现恶化被认为是静脉流出受限的继发结果，在缺乏足够引流途径的情况下，静脉内的压力会增加。

这种静脉压力会导致脑实质压力增加，从而导致脑水肿、出血和缺血。目前的指南建议，在临床恶化或神经系统检查持续不佳的情况下，应考虑血管内治疗。Sheth 等尝试从静脉侧支循环形成的角度去探寻其与病情早期恶化之间的关系，他们建立了一种新的静脉侧支循环评分系统：0 分为受累区域无侧支静脉引流，1 分为受累区域皮质静脉引流未与开放的静脉窦进行吻合，2 分为受累区域的皮质静脉引流至通畅的静脉窦内并进行吻合。该研究纳入的患者中，11% 评分为 0 分，37% 评分为 1 分，52% 评分为 2 分，结果表明较低的评分与临床恶化显著相关。该研究提示，侧支循环形成较差的患者更容易发生早期病情恶化，早期识别评分低的患者并采取积极的血管内治疗是有意义的。但是该研究样本量较小（27 例），结论仍需要进一步的研究证实。

（四）抗凝的持续时间

CVT 抗凝治疗的最佳持续时间目前尚无定论。研究发现，6.5% ～ 10% 的患者治疗后出现复发性静脉血栓栓塞，在停止抗凝治疗后的第一年随访中发病率更高。而临床实践中抗凝持续时间存在很大差异。一项针对治疗过 CVT 的医师调查显示：13% 的医师认为应维持抗凝治疗 3 个月，64% 的认为应维持 6 个月，20% 的认为应维持 12 个月。欧洲卒中组织和美国心脏协会 / 卒中协会根据现有的但总体薄弱的证据，建议采取相似的治疗时间疗程：2017 年，欧洲指南建议在 CVT 后进行 3 ～ 12 个月的抗凝治疗（维生素 K 拮抗剂），以预防复发性 CVT 和其他静脉血栓栓塞事件。他们进一步指出，复发性静脉血栓栓塞症或伴有易栓症的患者可能需要永久抗凝治疗。2024 年，美国心脏协会建议：对于暂时性危险因素引起的 CVT 患者，维生素 K 拮抗剂可持续 3 ～ 12 个月；对于伴有易栓症或复发性静脉血栓栓塞症的患者，需要永久抗凝治疗。

针对抗凝的持续时间长短，一项比较 CVT 后短期（3 ～ 6 个月）与长期（12 个月）抗凝治疗的疗效和安全性的研究（EXCOA）正在进行中，目前研究结果尚未公布。

（五）肝素抗凝注意事项

在使用肝素进行抗凝治疗时，需严格筛查患者的禁忌证。主要禁忌证包括：①严重凝血功能障碍的患者；②脑疝晚期或存在去大脑强直的患者；③近期有大出血史的患者。对于这些患者，抗凝治疗的风险可能大于其潜在获益，需谨慎评估和权衡。

肝素治疗过程中，需特别注意与其他药物的相互作用。例如，与香豆素类药物（如华法林）合用时，需密切监测凝血功能，防止出血风险增加。与非甾体抗炎药或抗血小板药物（如阿司匹林）合用时，也会显著增加出血风险。肝素还可能与其他药物（如抗生素、糖皮质激素）发生相互作用，因此在使用肝素的过程中，应详细了解患者的药物史，避免不必要的药物相互作用。

此外，使用肝素治疗时，还需要监测患者的血小板计数，特别是在治疗开始后的第 3 ～ 6 天，预防和及时识别肝素诱导的血小板减少症（HIT）。若确诊该并发症，应立即停用肝素并改用其他抗凝血药物，如直接凝血酶抑制剂（阿加曲班）或合成抗凝血药物（磺达肝癸钠）。

总之，肝素在 CVT 的抗凝治疗中具有重要地位，通过合理选择普通肝素或低分子肝素，并密切监测和管理用药风险，可有效提高治疗效果，减少并发症的发生。

二、口服抗凝血药物

（一）口服抗凝血药物的种类

口服抗凝血药物在 CVT 治疗中扮演着关键角色，主要分为传统的华法林和新型口服抗凝血药物。根据作用机制，抗凝血药主要分为凝血酶直接抑制剂、凝血酶间接抑制剂、维生素 K 拮抗剂及凝血因子 Xa 抑制剂。

1. 维生素 K 拮抗剂　如华法林等。华法林作为最早应用的口服抗凝血药物，其通过抑制维生素 K 依赖的凝血因子（Ⅱ、Ⅶ、Ⅸ和Ⅹ）的合成，发挥抗凝作用。然而，华法林的治疗窗口窄，药物相互作用多，需频繁检测 INR 以调整剂量。

2. 凝血酶抑制剂　凝血酶直接抑制剂对与纤维蛋白结合的凝血酶及游离凝血酶均有抑制作用，包括达比加群酯（dabigatran etexilate）、比伐卢定、阿加曲班、重组水蛭素（来匹卢定）等；凝血酶间接抑制剂仅对游离凝血酶有抑制作用，包括普通肝素、低分子肝素等。

3. 凝因因子 Xa 抑制剂　是一种维生素 K 依赖的丝氨酸蛋白酶，占据凝血瀑布反应的中心位置，凝血因子 Xa 抑制剂对游离型和结合型凝血因子 Xa 及凝血酶原酶复合物均有强效的抑制作用。与凝血酶直接抑制剂不同的是，凝血因子 Xa 抑制剂减少凝血酶生成，但不影响已生成凝血酶的酶活性，对生理性止血功能影响小。代表药物有利伐沙班、阿哌沙班、依度沙班、磺达肝癸钠等。

传统的口服抗凝血药一般指华法林，而新型口服抗凝血药物包括达比加群酯、利伐沙班、阿哌沙班和依度沙班，它们在 CVT 的治疗中发挥了重要作用。

（二）华法林

维生素 K 拮抗剂华法林仍然是大多数国内外指南最常推荐的口服抗凝血药物，对于伴有严重的血栓形成倾向或是血栓复发的 CVT 患者，甚至需要终身服用。目前市面上常用的制剂有 3mg/ 片（进口）和 2.5mg/ 片（国产）两种。

最初华法林被广泛用于治疗血栓栓塞性疾病，但其确切的生化作用机制并不清楚。1978 年，John W. Suttie 等发现华法林通过阻碍环氧化物还原酶的作用，来中断体内维生素 K 的代谢。世界卫生组织于 1982 年采用了 INR 来监测华法林的抗凝作用。华法林还导致了凝血因子Ⅶ、Ⅸ和Ⅹ等凝血因子的发现。

在华法林上市之前，临床使用的抗凝血药物是普通肝素和低分子肝素，这类药物只能注射治疗，对于需要长期使用的患者而言非常不便。华法林的出现解决了这个问题，对比静脉注射，患者显然更容易接受口服药物。而且，在华法林上市后的几十年之内都没有其他口服抗凝血药物出现，这也使得它经久不衰，临床地位相当重要。近些年出现了一些使用更方便的新型口服抗凝血药，如利伐沙班、达比加群等，它们比华法林具有更多的优点和安全性，随着社会经济状况的改善及药物价格的下降，将来可能会逐渐替代华法林。

1. 作用机制

（1）抑制维生素 K 环氧还原酶（VKOR）：华法林的主要作用靶点是维生素 K 环氧还原酶，这一酶负责将氧化形式的维生素 K（维生素 K 环氧化物）还原为还原形式的维生素 K。

（2）阻断维生素 K 循环：华法林通过抑制维生素 K 环氧还原酶，阻断了维生素 K 的循环利用，使得还原形式的维生素 K 减少。由于维生素 K 的还原形式是 γ - 羧基化反应的必需因子，华法林间接地抑制了凝血因子的 γ - 羧基化过程。

（3）减少凝血因子的活性：因为维生素 K 依赖的 γ - 羧基化反应无法进行，新合成的凝血因子（Ⅱ、Ⅶ、Ⅸ、Ⅹ）缺乏 γ - 羧基化，因此这些因子不能正常发挥生物活性，导致凝血过程受阻。

2. 服用方法

（1）起始华法林（2.5 ～ 3mg/d）联合低分子肝素，应用 3 ～ 5 天，INR 达标（2.0 ～ 3.0）后停用低分子肝素，改为单用当前剂量华法林。

（2）饭前或饭后服用均可，最好下午或晚上的同一时间服用。

（3）每天按时、按量服药，不能随便停药，调整华法林剂量需要在医师指导下完成，如果没有医师或临床药师许可，不应改变药物剂量和品牌。如果忘记服药，则在原定服药的 4 小时内，立刻补服；如果超过了 4 小时，无须补服，只需在第 2 天正常服药即可，切勿因为前一日忘记服药而加大剂量或加倍剂量；如果连续 2 天漏服，需与医师取得联系，重新制订给药方案。

（4）如果需要切割药片，建议使用药片切割器，防止药片切割不均匀。

3. 使用原则　华法林的治疗窗比较窄，剂量少了达不到预期效果，剂量大了增加出血风险。最佳长期或维持剂量因患者而异，其使用原则包括监测疗效、达标随访、调整剂量。通过抽血检测 INR 来量化并确定华法林的有效性及安全性。

（1）监测疗效：华法林的疗效可以由 INR 直接反映，目标是 INR 最终达标并趋于平稳。不同的疾病其目标值稍有差异，CVT 的目标值是 INR 2.0 ～ 3.0。

（2）达标随访：刚开始服药的患者须隔日检测 1 次 INR，根据 INR 值调整服药，直到连续两次检测 INR 都在标准范围内，华法林剂量才可稳定下来，连续服用。根据 2023 年加拿大 BC（不列颠哥伦比亚省）指南建议（图 4-4），当 INR 连续两次检测稳定在 2.0 ～ 3.0 后，监测频率可以改为每周检测 INR；如果连续 4 周监测稳定，可以延长 INR 的检测间隔时间为每 2 周 1 次；如果接下来的连续 4 次检测稳定，则可改为每 4 周检测 1 次，并保持该频率持续监测。其间如果有剂量调整，则再以 2 ～ 4 天 1 次的频率重新开始监测。

（3）调整剂量

1）治疗过程中剂量调整应谨慎，频繁调整剂量会使 INR 波动。由于华法林的抗凝效果（开始和结束）会延迟，因此在慢性治疗期间每周改变剂量不要超过 2 次。

2）短期用药（例如抗生素）导致 INR 短暂波动时，无须改变剂量。如果 INR 连续测得结果位于目标范围之外，则再开始调整剂量，仅仅一次的升高或减低可以不急于改变剂量，而应寻找原因。如 INR 一直稳定，偶尔波动且幅度不超过目标范围上下 0.5，可不必调整剂量，酌情复查 INR（可数天或 1 ～ 2 周）。

3）在调整用药方面，如果调整幅度较小时，可以采用计算每周剂量，比调整每日剂量更为精确。例如，患者每天服用 5mg，则每周剂量为 35mg，如果必须将剂量减少 10%，则每周剂量应为 35mg-3.5mg ＝ 31.5mg，调整后的每日剂量为 31.5mg/7 ＝4.5mg。

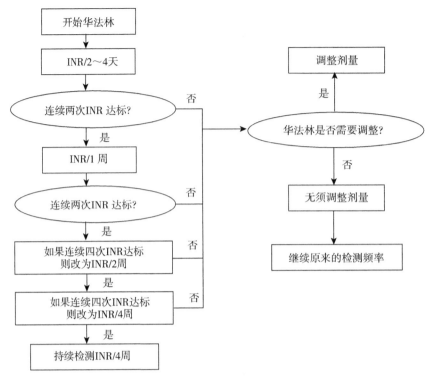

图 4-4　2023 年加拿大 BC（不列颠哥伦比亚省）指南关于 INR 监测频率的推荐

4）当 INR 小于最低目标值时，可在昨日用量基础上，增加 1/4 片（0.75mg）华法林；或者一次性服用相当于每周剂量的 20%，并将每周剂量增加 10% ～ 20%。推荐使用每周剂量调整法，会更为精确。

5）当 INR 异常升高或出血时，可参照华法林抗凝治疗的中国专家共识推荐的处理措施（表 4-1）进行相应处理。服用华法林期间若出现轻微出血而 INR 在目标范围内时，不必立即停药或减量，应寻找原因并加强监测。若出现与华法林相关的严重出血，应立即停药，并输注凝血酶原复合物迅速逆转抗凝，还需要静脉注射维生素 K_1 5 ～ 10mg。

6）INR 值偏离正常时，需要谨慎和仔细地调整，这个调整过程往往是 1 ～ 2 天就能完成。每个人在找到自己口服华法林的相对稳定剂量之前，都需要反复摸索调整，切不可嫌麻烦，一定要按时检测 INR，既要确保抗凝的有效性，还要防止过度抗凝，否则可能导致致命性出血。如果经过反复调整华法林剂量仍无法达到稳定的 INR 值，或者 INR 值波动范围较大，可以考虑改用新型口服抗凝药，如利伐沙班、达比加群等。

4.外科围手术期的华法林调整　CVT 患者口服华法林抗凝期间可能会遇到需要进行有创检查或外科手术等情况，华法林的抗凝作用可能会导致外科手术止血困难，应综合评估患者的血栓和出血风险，制订相应的对应措施。华法林抗凝治疗的中国专家共识建议，正在接受华法林治疗的患者在外科手术前需暂时停药，并应用肝素进行桥接。桥接治疗是指在停用华法林期间短期应用普通肝素或低分子肝素替代的抗凝治疗方法。若非急诊手术，多数患者一般术前 5 天停用华法林，根据血栓栓塞的危险程度可采取以下几种方法。

表 4-1　华法林抗凝期间国际标准化比值（INR）异常升高或出血时的处理

INR 异常升高或出血情况	需采取措施
INR > 3.0 ~ 4.5（无异常出血）	适当降低华法林剂量（5% ~ 20%）或停服一次，1 ~ 2 日后复查 INR。当 INR 恢复到目标值以内后，调整华法林剂量并重新开始治疗。或加强监测 INR 是否能恢复到治疗水平，同时寻找可能使 INR 升高的因素
INR > 4.5 但 < 10.0（无出血并发症）	停用华法林，肌内注射维生素 K_1（1.0 ~ 2.5mg），6 ~ 12 小时后复查 INR，INR < 3 后重新开始小剂量华法林治疗
INR ≥ 10.0（无出血并发症）	停用华法林，肌内注射维生素 K_1（5mg），6 ~ 12 小时后复查 INR，INR < 3 后重新开始小剂量华法林治疗。若患者具有出血高危因素，可考虑输注新鲜冷冻血浆、凝血酶原浓缩物或充足凝血因子 Ⅶ a
严重出血（无论 INR 水平如何）	停用华法林，肌内注射维生素 K_1（5mg），输注新鲜冷冻血浆、凝血酶原浓缩物或充足凝血因子 Ⅶ a，随时检测 INR。病情稳定后，重新评估应用华法林治疗的必要性

（1）血栓栓塞风险较低的患者，可不采用桥接，停药后术前 INR 可恢复到接近正常范围（INR < 1.5）。

（2）中度栓塞风险的患者，术前应用低剂量普通肝素 5000 U 皮下注射或预防剂量的低分子肝素皮下注射，术后再开始低剂量普通肝素（或低分子肝素）与华法林重叠。

（3）具有高度栓塞风险的患者，当 INR 下降时（术前 2 天），开始全剂量普通肝素或低分子肝素治疗。术前持续静脉内应用普通肝素，至术前 6 小时停药，或皮下注射普通肝素或低分子肝素，术前 24 小时停用。

（4）进行牙科操作的患者，可以用氨甲环酸、氨基己酸漱口，不需要停用抗凝血药物或术前 2 ~ 3 天停华法林。

（5）若 INR > 1.5 但患者需要及早手术，可给予口服小剂量（1 ~ 2mg）维生素 K，使 INR 尽快恢复正常。

术后，根据手术出血的情况，在术后 12 ~ 24 小时重新开始肝素抗凝治疗。若为出血风险高的手术，可延迟到术后 48 ~ 72 小时才重新开始抗凝治疗，并重新开始华法林治疗。

（三）不同抗凝血药物的替换

临床上可能会因为各种原因需要进行抗凝血药物的更换，由于药理作用的不同，进行替换时需要考虑是否重叠使用。

1. 华法林替换肝素　在 CVT 的急性期，初始治疗通常采用肝素类药物。当患者病情稳定后，逐步过渡到口服抗凝血药物。根据大多数国内外指南，华法林是目前最常用的口服抗凝药物。因华法林起效较慢，用药初期会抑制血浆抗凝蛋白 C 和抗凝蛋白 S 而存在短暂高凝状态，故在过渡期内，华法林需与肝素类药物重叠使用 3 ~ 5 天，以确保抗凝效果稳定，INR 达到 2 ~ 3 后，方可停用肝素，单独使用华法林。

2. 新型口服抗凝血药替换肝素　新型口服抗凝血药物在近年的研究中显示出与华法林相似的疗效，并具有更低的出血风险。新型口服抗凝血药达峰快，没有华法林的初期促凝反应，一般无须和肝素重叠使用。新型抗凝血药不同种类间的替换也无须重叠使用，可直接替换。

3. 华法林替代新型口服抗凝血药　由于华法林需要服用 3 ～ 5 天才能达到目标范围，因此推荐将华法林与新型抗凝血药叠用一段时间至 INR 达到 2 ～ 3，停用新型抗凝血药后 24 小时再次测量 INR，以保证达到目标范围。

4. 新型抗凝药替换华法林　INR ＜ 2.0 时，可以直接换用新型抗凝血药；INR 2.0 ～ 2.5 时，第 2 天开始换药；INR ＞ 2.5 时，建议考虑华法林的半衰期（36 ～ 42 小时），待 INR 降至 2.5 以下，再行换药。

（四）华法林与新型口服抗凝药物的比较

华法林治疗范围窄，需频繁检测 INR 并调整剂量，且与多种药物和食物相互作用显著，主要不良反应包括出血风险和华法林诱导的皮肤坏死。

与华法林相比，新型口服抗凝血药物具有诸多优势。首先，新型口服抗凝血药物具有固定剂量，不需要常规监测 INR，大大提升了治疗安全性并简化了抗凝治疗的管理。其次，新型口服抗凝血药物与食物和其他药物的相互作用较少，提高了治疗的依从性。临床研究表明，新型口服抗凝血药物在预防血栓复发和减少出血风险方面，表现优于或相当于华法林。

然而，新型口服抗凝血药物也存在局限性。如它们均通过肾脏清除，除达比加群外，均不同程度地依赖肝脏细胞色素 P 系统进行代谢，因此对于严重肝肾功能不全的患者需谨慎，特别是达比加群和依度沙班。此外，目前关于新型口服抗凝血药物在某些特定高风险患者群体中的远期疗效和安全性数据仍有限，需要更多的大规模研究验证。

口服抗凝血药物在 CVT 治疗中的应用不断发展，从传统的华法林到新型口服抗凝血药物，疗效和安全性方面均有重要的循证医学证据支持。在临床实践中，需根据患者的具体情况选择最适合的抗凝治疗方案，以提高治疗效果，减少并发症的发生。

三、新型口服抗凝血药物

（一）新型口服抗凝血药物的类型

新型口服抗凝血药物在 CVT 治疗中逐渐获得认可，主要包括达比加群酯、利伐沙班、阿哌沙班和依度沙班。这些药物通过不同的机制抑制凝血过程中的关键酶，从而发挥抗凝作用。

1. 达比加群酯　达比加群酯是一种直接凝血酶（凝血因子 IIa）抑制剂。其通过竞争性地结合凝血酶的活性位点，阻止纤维蛋白的形成，进而抑制血栓的形成。达比加群酯的口服生物利用度较高，且不受食物影响，但其主要通过肾脏排泄，因此对于肾功能不全的患者需要调整剂量或避免使用。

2. 利伐沙班　利伐沙班是一种直接凝血因子 Xa 抑制剂。它通过选择性地与凝血因子 Xa 结合，阻断凝血酶的生成，从而抑制凝血瀑布反应的扩展。其优点在于固定剂量和口服给药的便利性，不需要常规监测凝血功能。然而，对于存在肾功能不全的患者，利伐沙班的使用需要特别谨慎。

3. 阿哌沙班　阿哌沙班同样是一种直接凝血因子 Xa 抑制剂，具有与利伐沙班类似的作用机制。阿哌沙班的半衰期较长，通常每日服用 2 次，可提供持续稳定的抗凝效果。此外，阿哌沙班的药物相互作用相对较少，不受饮食影响，但其主要通过肝脏代谢，因此对于肝功能不全的患者须谨慎使用。

4. 依度沙班　依度沙班也是一种直接凝血因子 Xa 抑制剂。其具有较好的口服生物利用度和较长的半衰期，每日 1 次的给药方式增加了患者的依从性。依度沙班的主要排泄途径为肾脏，因此在肾功能不全患者中需调整剂量。

（二）循证医学证据

新型口服抗凝血药物的有效性和安全性在多项临床研究中得到了验证。RE-SPECT CVT 研究是一项重要的前瞻性随机对照试验，比较了达比加群与华法林在 CVT 治疗中的疗效和安全性。结果显示，达比加群在预防血栓复发和减少出血风险方面与华法林相当，且患者的依从性更高。

另一项重要的研究是 ACTION CVT 试验，结果表明，利伐沙班与华法林相比，具有相似的复发性静脉血栓栓塞症和死亡风险，但颅内出血和大出血风险较低，颅内出血风险显著降低。此外，两者之间的血管再通率也相似。新型口服抗凝血药与维生素 K 拮抗剂的比较也已在儿童患者中得到评估，在 EINSTEIN-Jr CVT 研究中，Connor 等随机将儿童 CVT 患者分为利伐沙班组和常规抗凝组（肝素和维生素 K 拮抗剂），两组结果相似。

阿哌沙班的疗效和安全性也在多项研究中得到了验证。一项大型队列研究发现，阿哌沙班在治疗 CVT 患者时，其疗效和安全性与华法林相当，但出血风险更低。数据显示，阿哌沙班组的主要出血事件发生率为 2.5%，而华法林组为 4.0%。该研究进一步支持了新型口服抗凝血药物在 CVT 治疗中的应用。

依度沙班的研究较少，但现有的数据表明，其在治疗深静脉血栓和肺栓塞方面表现出色。在治疗深静脉血栓患者中，依度沙班组的出血事件发生率为 2.8%，而华法林组为 3.5%。尽管在 CVT 治疗中的数据有限，但依度沙班在其他静脉血栓性疾病中的成功应用，为其在 CVT 中的潜在应用提供了依据。

现有研究数据支持新型口服抗凝血药物在 CVT 治疗中的疗效和安全性，显示其与传统华法林治疗相当或更优。鉴于此，且患者对新型口服抗凝血药接受度较高，2024 年德国 CVT 指南推荐，对于 CVT 患者的口服抗凝治疗选择，新型口服抗凝血药应优于维生素 K 拮抗剂。但对于三阳性抗磷脂综合征患者除外，华法林应是首选。未来的研究应着眼于进一步验证新型口服抗凝血药物在 CVT 治疗中的远期疗效和安全性，并优化其应用策略。

（三）临床应用注意事项

新型口服抗凝血药物在治疗 CVT 中展示了良好的疗效和安全性，但在临床应用中需注意以下事项。

1. 特殊患者群体的使用　在老年患者、肾功能不全患者和肝功能不全患者中，使用新型口服抗凝血药物需特别谨慎。如，达比加群主要通过肾脏排泄（可达 80%），对于严重肾功能不全的患者，需调整剂量或避免使用［肾小球滤过率（eGFR）< 60min/L 不建议使用，< 30min/L 则禁忌使用］，特别是合并有体重过低的情况时。同样，利伐沙班（约 33% 经肾脏排出）和依度沙班（约 50% 经肾脏排出）在肾功能不全患者中也需要调整剂量，若 eGFR < 30min/L 则不建议使用。对于肝功能不全的患者，需在使用前仔细评估患者的肝功能状况，以避免潜在的药物毒性，尤其是阿哌沙班。

2. 药物相互作用和不良反应管理　新型口服抗凝血药物与其他药物的相互作用相对较

少，但仍需注意某些药物可能影响其疗效或增加出血风险。如，利伐沙班与强效 CYP3A4 抑制剂（如酮康唑）和 P-gp 抑制剂（如胺碘酮）的联合使用，可能增加出血风险。因此，在使用新型口服抗凝血药物过程中，需详细了解患者的药物史，避免潜在的不良相互作用。

3. 出血　新型口服抗凝血药物的主要不良反应是出血，尤其是胃肠道出血和颅内出血。在出现严重出血事件时，需立即停药并采取相应的治疗措施。如，达比加群的特异性解毒药物艾达赛珠单抗（idarucizumab）可以迅速逆转其抗凝效果，而利伐沙班和阿哌沙班则可通过使用安迪珍奈 α（andexanet alfa）逆转抗凝效果。此外，对于新型口服抗凝血药物相关的出血事件，还可使用新鲜冷冻血浆或凝血酶原复合物进行治疗。

尽管新型口服抗凝血药物在某些特殊患者群体中的应用需谨慎，但其简便的用药方式和较少的监测需求，使其成为华法林的有效替代方案。在临床实践中，应根据患者的具体情况，合理选择和使用新型口服抗凝血药物，以提高治疗效果，减少并发症的发生。未来的研究将进一步验证新型口服抗凝血药物在 CVT 治疗中的远期疗效和安全性，并优化其应用策略。

四、抗凝血药物与抗血小板聚集药物

由于动脉和静脉血栓的形成机制不同，治疗策略也有所区别。动脉血栓的治疗主要依赖抗血小板聚集药物，如阿司匹林和氯吡格雷，以抑制血小板聚集和活化。静脉血栓的治疗则主要依赖抗凝血药物，如华法林和新型口服抗凝血药，以抑制凝血因子的活性和纤维蛋白的形成。

（一）联合治疗的考虑

在某些特定情况下，需要联合使用抗凝血药物和抗血小板药物。如，在合并冠状动脉疾病或心房颤动的 CVT 患者中，单纯使用抗凝血药物可能不足以预防动脉血栓事件，此时联合使用抗血小板聚集药物可提供额外的保护。然而，联合治疗增加了出血风险，特别是在同时使用多种抗血小板聚集药物和抗凝血药物时。

联合治疗的策略需根据具体病情和患者的风险因素进行个体化调整。如，在合并冠状动脉疾病的 CVT 患者中，通常推荐在急性期使用抗凝血药物（如华法林或新型口服抗凝血药物），同时短期内联合使用阿司匹林。在急性期后，根据患者的具体情况，可以逐渐减少抗血小板药物的剂量或停用，以降低远期出血风险。

（二）出血风险的管控

联合使用抗凝血药物和抗血小板聚集药物时，对出血风险的管控至关重要，这主要包括以下几个方面。

1. 出血风险评估　在开始联合治疗之前，需对患者进行全面的出血风险评估，考虑患者的既往出血史、年龄、肝肾功能状况及其他并发症。

2. 选择适当的药物和剂量　根据患者的出血风险，选择合适的药物和剂量。例如，对于高龄患者或有出血倾向的患者，可选择低剂量的抗血小板聚集药物或短期使用抗凝血药物。

3. 监测和调整治疗　在联合治疗期间，需定期检测患者的凝血功能和出血情况，根据监测结果及时调整治疗方案。对于出现严重出血的患者，应立即停用相关药物并采取相应的治疗措施。

4.教育和随访　加强对患者的教育，了解出血风险和预防措施（如患者自我观察有无皮下瘀斑、牙龈出血和黑粪等），定期进行随访，及时发现和处理潜在的出血并发症。

（三）单独使用的策略

单独使用抗凝血药物或抗血小板聚集药物的适应证，主要取决于血栓的类型和患者的具体病情。在某些情况下，单独使用抗凝血药物即可达到治疗目的，而无须联合抗血小板聚集药物。

1.单独使用抗凝血药物的适应证

（1）CVT：主要治疗策略是抗凝治疗，无须联合抗血小板聚集药物。标准治疗包括初始的肝素类药物（普通肝素或低分子肝素）过渡到长期的口服抗凝血药物（如华法林或新型口服抗凝药物）。

（2）深静脉血栓和肺栓塞：治疗方式主要依赖抗凝血药物。对于这些患者，华法林和新型口服抗凝血药物均可有效预防血栓复发和并发症，无须联合抗血小板聚集药物。

2.抗血小板聚集药物的独立应用

（1）冠状动脉疾病：抗血小板聚集药物是冠状动脉疾病治疗的基石。阿司匹林和氯吡格雷等可显著降低心肌梗死和心血管死亡的风险。对于急性冠脉综合征患者，通常推荐双重抗血小板聚集治疗，包括阿司匹林和P2Y12抑制剂，如氯吡格雷。

（2）脑卒中二级预防：在缺血性脑卒中的二级预防中，抗血小板聚集药物也起着重要作用。阿司匹林、氯吡格雷和双嘧达莫是常用的抗血小板聚集药物，通过抑制血小板聚集，预防复发性脑卒中。

五、小结

CVT的抗凝治疗始于肝素的应用，也是治疗该疾病的重要基础。在不断深入的研究和探讨中，逐渐建立了各种半定量评分标准以评估病情和临床疗效。现代循证医学已经确立了肝素/低分子肝素在急性期治疗中的关键作用，随着更为安全的新型口服抗凝血药的出现，临床治疗有了更多的选择。既往将华法林作为长期治疗的经典，而新型口服抗凝血药物的出现为CVT患者的长期后续治疗提供了更多的选择。在应用各种不同的抗凝血药物时，也应该注意其适用阶段、药物相互作用，以及在老年患者、肾功能不全患者应用注意事项和禁忌，同时熟知药物不良反应和拮抗方法。未来更多高质量研究应更侧重于一些未知领域的探索，如抗凝治疗的持续时间，新型口服抗凝血药物是否能取代华法林的一线治疗地位等，为CVT患者提供更加精准和个体化的治疗方案。

（李子祺　张尚明　尹腾昆　朱先理　王守森）

第二节　血管内治疗和溶栓

经过充分规范的抗凝治疗，多数CVT患者病情可得到有效控制，但仍有9%～13%的患者抗凝治疗后预后不良。单纯抗凝治疗不能溶解大范围的血栓，对于抗凝无效或进行性加重的患者，可考虑进行抗栓治疗，即针对血栓的化学或物理治疗，主要包括化学性溶栓（纤溶药物溶栓）和机械性取栓（血管内治疗），通过对血栓的物理和化学清除，实现静脉窦的早期再通，降低增高的颅内压，改善脑静脉回流。

一、概述

（一）CVT的系统性溶栓治疗

CVT的早期溶栓治疗包括经静脉系统性溶栓和经颈动脉溶栓。溶栓治疗是脑动脉血栓治疗最重要的措施之一，一旦诊断明确且在溶栓时间窗内，即应及时启动溶栓治疗，采取尿激酶或重组组织型纤溶酶原激活物阿替普酶（rt-PA）进行系统性静脉溶栓，争取在最短时间内疏通脑动脉，改善循环灌注，保护脑功能。越来越多的循证医学证据已经证实了早期动脉溶栓的重要性，是急性脑动脉血栓的第一线治疗。但是，目前的研究结果表明，CVT系统性溶栓的疗效并不理想。与动脉血栓不同，脑静脉血栓最重要的治疗是抗凝而不是溶栓，只是对于发生昏迷、静脉性梗死和（或）出血、癫痫发作等情况，虽进行抗凝治疗但病情仍不断恶化的患者，才考虑使用溶栓或取栓治疗。早期的溶栓治疗方式包括系统性静脉溶栓和经颈动脉溶栓。

1. 系统性静脉溶栓　即通过静脉滴注纤溶药物，如尿激酶或阿替普酶（rt-PA）。用法：尿激酶（500～1500）×10³U/d，连续治疗5～7日（同时检测纤维蛋白原≥1g/L）；阿替普酶0.60～0.90mg/kg，总剂量≤50mg，经血液循环至颅内静脉窦内溶解血栓。此方法操作快速、简便，治疗费用相对较低，但是血栓处局部药物浓度低，效果欠佳，且发生脑出血及全身其他部位出血的风险较大。目前尚无充分证据支持CVT患者可以采用系统性静脉溶栓，临床上已不应用。

2. 经颈动脉溶栓　即通过在脑动脉系统置管或穿刺给予纤溶药物，一般通过穿刺颈动脉或双侧交替穿刺颈动脉注射尿激酶。用于深静脉或小静脉血栓及溶栓药无法接触到的静脉窦血栓。以前仅见于零星的临床报告，没有充分的证据认为CVT患者进行动脉溶栓治疗可以获得满意的疗效，目前临床上也无应用。

总体上来说，CVT的经静脉或经颈动脉溶栓治疗效果与脑动脉血栓的治疗有较大的差异。主要原因有以下几点。

（1）解剖和血流动力学不同：脑动脉血栓位于脑动脉，是血流循环的必经之路，不管是经静脉给药还是经动脉给药，血液中携带的纤溶药物始终可以接触到血栓，从而发挥溶栓作用。而CVT形成后，因为静脉有广泛的侧支循环，所以血液会通过侧支循环回流；如果血栓已经完全闭塞了静脉窦，窦内血流缓慢甚至无血流，静脉滴注的纤溶药物可经多条侧支循环途径回流，"绕过了"血栓部位，使得窦内溶栓药浓度较低，导致溶栓效果降低甚至无效。

（2）血栓的特点不同：脑动脉血栓往往是在动脉粥样硬化、狭窄的基础上形成的，或因为心源性栓子脱落而形成的，闭塞的血管节段比较短。而CVT是高致栓风险基础上脑静脉血流缓慢而形成的，闭塞的脑静脉或静脉窦节段较长，甚至出现广泛的多处静脉血栓形成，血栓负荷量大，因此单纯的药物溶栓效果欠佳。

（3）血栓的病理结构不同：脑动脉血栓是白色血栓，以血小板聚集为主，溶栓治疗效果较好；脑静脉血栓主要是红色血栓和混合血栓，应以抗凝治疗为主。

以上几种原因导致 CVT 的系统性溶栓效果远逊于脑动脉血栓，且系统性溶栓由于具有较高的全身各部位出血风险，尤其是增加了 CVT 患者脑出血的风险，因此临床上系统性溶栓已不被采用。

（二）血管内治疗与局部溶栓的结合

CVT 的系统性溶栓治疗因为其较高的全身出血并发症、较低的血栓局部药物溶度及不明确的临床效果而很快被临床所摒弃。但是，随着血管内介入技术的逐渐成熟，微导管轻松到达静脉窦血栓形成的部位成为可能，局部溶栓治疗便和血管内介入治疗结合起来，成为 CVT 治疗的新选择。目前常用的方法包括微导管局部接触性溶栓和机械取栓。

静脉窦内接触性溶栓，可伴有或不伴有机械碎栓或取栓，即将微导管经股静脉置于静脉窦血栓内给予局部溶栓药。尿激酶和阿替普酶是常用的纤溶药物，该方法可通过增加血栓局部的纤溶药物浓度，达到溶栓目的。对于一些血栓负荷量大，预计接触性溶栓效果差的患者，也可结合机械碎栓、取栓、吸栓。接触性溶栓是目前常用的血管内治疗方法，有较多的临床报告证实了该方法的有效性，它可以快速使血栓溶解，开通闭塞的静脉窦。这种治疗方式在理论上比肝素抗凝治疗更具优势，溶栓药物可以直接输送到接近血栓之处，并且位于脑静脉性梗死（通常是出血性）区的上游，如果溶栓成功，大部分血栓物质可以在数小时内从受累的静脉窦中清除，从而比单独使用肝素更快地实现再通。但是，到目前为止，尚无强有力的证据推荐将血管内介入治疗作为一线治疗。目前的指南仅提倡对已经接受充分抗凝治疗但神经系统状况仍继续恶化、预后较差的患者，以及病情不可预测且可能出现危险恶化的患者实施。

二、静脉窦局部接触性溶栓术

静脉窦局部接触性溶栓术是通过血管内介入操作，将纤溶药物注入闭塞的静脉窦内，利用药物的纤溶作用溶解血栓，力求尽早开通闭塞的静脉窦，实现静脉血复流的目的。静脉窦局部接触性溶栓也是血管内治疗的一部分。

（一）技术操作（图 4-5）

1. 穿刺股动脉，置入穿刺鞘。造影管先行颈动脉及椎动脉造影（包含静脉晚期），明确受累静脉窦所在位置及血栓范围，观察循环时间及静脉引流情况，尤其是双侧颈静脉、乙状窦和横窦的走行，明确可达受累静脉窦的静脉入路。

2. 穿刺股静脉，置入穿刺鞘。在泥鳅导丝指引下将 6F 长鞘或 8F 导引导管送至拟作为入路的颈内静脉。如穿刺颈内静脉则可置短的穿刺鞘，直接经穿刺鞘送入微导管或中间导管即可。

3. 通过长鞘送入中间导管，在泥鳅导丝或微导管和微导丝辅助下，送达受累的静脉窦近端。微导管在微导丝导引下进入血栓内，微导管造影确认处于合适的位置。也可不用中间导管，直接将微导管超选至受累静脉窦。用中间导管的目的是，除了局部接触性溶栓外，还可以利用其配合支架等其他器械进行器械吸栓、碎栓或取栓。

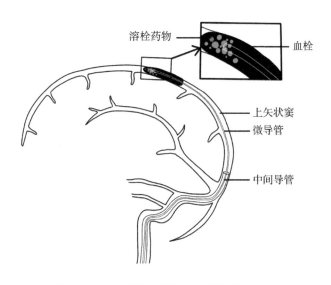

图 4-5　上矢状窦血栓的接触性溶栓

4. 将尿激酶 30 万～ 50 万 U 用生理盐水混匀稀释后缓慢注入血栓内；或阿替普酶以生理盐水混匀稀释成 1mg/ml，2.5ml 注射器抽取，以 1ml/min 的速度缓慢注射，用量不超过 0.9mg/kg 体重。其间可向前后移动微导管头端位置，并不时用微导丝在血栓内搅动，使血栓产生裂隙，以使药物分布更为均匀。

5. 每注射 10mg 阿替普酶后，可将微导管头端调整至血栓的另一区域，继续注射。如果为多处静脉窦血栓，可在相距较远的两处受累静脉窦血栓内各放置一根微导管，分别进行溶栓。

6. 纤溶药物注射完毕后，再次微导管造影，确认溶栓效果及微导管头端位置。如血栓明显改善，血液回流明显改善，则可撤出微导管，结束手术；如血栓没有明显溶解，血流无改善，可考虑行机械性取栓或碎栓；如血栓有部分溶解或机械取栓、碎栓后仍有明显残留，则将微导管置于血栓处，将中间导管后退至无血栓且较为粗大的静脉窦处，一般撤至侧窦或颈内静脉。将腹股沟穿刺处暴露于体外的管道先用缝线或无菌记号笔进行标记，以无菌透明贴膜进行固定，防止管道在搬运或者护理过程中向外脱落，保持管道处于无菌状态。

7. 微导管尾端接静脉泵，尿激酶或阿替普酶用生理盐水溶解后经静脉泵注入，剂量为尿激酶 50 万～ 150 万 U/d，或者阿替普酶 12 ～ 24mg/d，一般持续 3 ～ 5 日，如果患者症状持续加重或者造影确认血液灌流明显改善，则提前停药。如条件许可，每日或隔日行 DSA 检查确认微导管头端，并根据血栓位置向后适当回撤微导管头端。持续接触性溶栓期间，继续应用肝素或低分子肝素抗凝。

（二）临床疗效

在开展血管内介入治疗 CVT 的早期，由于取栓支架及其他机械性碎栓设备尚未在临床应用，故微导管局部接触性溶栓是主要的血管内治疗方法。尿激酶和阿替普酶是常用的溶栓药物。手术的目的是建立一个局部接触性溶栓的通道，提高血栓内的纤溶药物浓度，增加血栓与药物的接触面积，让纤溶药物可以在术中及术后持续发挥溶栓作用。

主刀医师通常都期望经静脉介入溶栓术中能将血栓完全溶解，但实际上很难做到。但是，如果术后留置微导管持续溶栓数日，再次造影往往可以看到血栓被溶解，静脉窦再通，血液复流。目前，对于伴发颅内出血患者及存在较大的血肿扩大或再出血风险的患者，是否应进行溶栓治疗尚存在较大争议。然而，一些小规模病例研究表明，局部溶栓治疗在快速开通静脉窦和逆转神经功能缺损方面相对安全有效。郭新宾等报道一组重症 CVT 患者，37 例患者中有 23 例术前即出现了梗死后脑出血，接受局部尿激酶溶栓治疗后得到了较好的结果，术后 2 例患者出现了与出血相关的神经功能恶化。多数学者认为，局部静脉窦内接触性溶栓是临床分级较差患者安全有效的方法，尤其是对抗凝无效的患者。但是目前尚未有充分证据支持对所有 CVT 患者行接触性溶栓。对于部分经过充分抗凝治疗，但病情仍进展的 CVT 患者，排除其他引起恶化的情况，可考虑行静脉窦接触性溶栓术。局部接触性溶栓治疗的最适合人群、最佳剂量和时间窗尚未得到确定。

三、静脉窦机械取栓术

随着治疗理念的更新及材料的进步，借鉴脑动脉血栓血管内介入和外周血管下肢动静脉取栓的经验，CVT 的血管内治疗方式经历了由单一接触性溶栓到机械取栓的历程。机械取栓指的是利用各种血管内介入器械，通过物理接触和施力，对静脉窦的血栓进行碎栓、吸栓和取栓，结合纤溶药物的局部溶栓，达到快速开通静脉窦的目的。目前常采用的机械取栓技术包括球囊碎栓、支架取栓、抽吸取栓、流变导管取栓等，有时会采取两种或多种方式联合应用。

（一）球囊机械碎栓

1. 中间导管到位之前的操作同微导管接触性溶栓。

2. 中间导管到位，尽可能接近血栓部位。选择低顺应性、2～3mm 直径的血管成形球囊，如 Fastunnel 球囊（既可充盈扩张也可注药进行接触性溶栓）。也可选择顺应性球囊，如 Scepter 球囊（既可充盈扩张又可注药进行接触性溶栓）或 Hyperglide 球囊。导丝先行穿过血栓至远端，再沿着导丝将球囊送至目标血栓内。

3. 当球囊位于血栓内，低压缓慢充盈，生成一个小通道。尽量使球囊位于窦中央，以免窦壁局部压力过大。

4. 球囊去充盈，保持导丝位于窦中央，缓慢回撤血栓内去充盈的球囊，在球囊回撤过程中反复充盈和去充盈。

5. 当球囊到达血栓近段的末端，可再次进入血栓内，并用稍大容量充盈球囊，或换用稍大直径的球囊，目的是缓慢轻柔地在血栓全长内扩出一条通路，以恢复血流。

6. 如果使用 Scepter 球囊或 Fastunnel 球囊导管，还可撤出导丝，以便通过球囊导管注射纤溶药物，进一步进行接触性溶栓术。

球囊成形术除了碎栓以外，还具有扩张静脉窦狭窄段的优势。此方法一般和抽吸、支架取栓及接触性溶栓结合使用。对于血栓机化甚至钙化及伴有静脉窦狭窄的患者，尽管经过局部溶栓或机械碎栓治疗，血栓仍可能持续存在，此时球囊辅助的取栓和溶栓治疗能增加机械碎栓的效果，减少纤溶药物的使用量，从而降低出血的风险，缩短操作时间，提高再通率。需要注意的是，术中球囊扩张时应缓慢增加压力，以免压力过大而导致静脉窦破裂。同时由于汇入上矢状窦的皮质静脉较多，宜尽量减少在上矢状窦行球囊扩张，以免挤压血栓进入皮质静脉，引发新的静脉性脑梗死。在目前的材料和技术条件下，球囊很难通过像直窦这样的血管，因此为了减少血管损伤，提倡小球囊和低膨胀压球囊。

（二）支架机械取栓术

与单纯局部静脉窦内接触性溶栓相比，支架取栓更适合静脉窦内血栓负荷较重的患者。具体的方法见图4-6。

1. 中间导管到位之前的操作同微导管接触性溶栓。

2. 中间导管到位，尽可能接近血栓部位。微导丝携带支架微导管通过血栓到达血栓远端以远，撤出微导丝，微导管手推造影确认位于血栓远端以远。

3. 选择合适的取栓支架（目前尚无专用的静脉取栓支架，一般采用Solitaire FR 6mm×30mm或Trevo支架），通过支架微导管送入，固定支架导丝，回撤支架微导管，释放支架嵌入血栓，停留3～5分钟，然后回收支架，拉出体外，将嵌入支架的血栓清除。

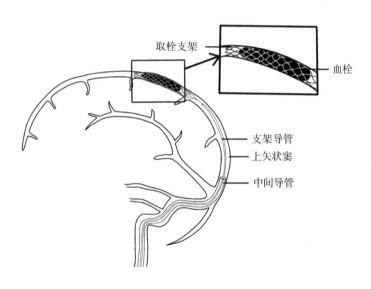

图4-6　上矢状窦血栓的支架取栓

4. 以上取栓步骤反复操作多次。其间通过支架微导管手推造影，观察静脉窦的再通情况。如静脉窦再通或大部分再通，可撤出取栓系统，结束手术，否则可将微导管置于血栓内进行接触性溶栓。

支架取栓的想法源于颅内动脉急性闭塞的取栓治疗，目的是将部分或大部分血栓经支架取出，快速恢复静脉窦的正向血流。Solitaire FR是一种激光雕刻、自膨胀、可完全回收的支架，被美国FDA获准用于急性脑动脉血栓患者的取栓治疗。因为目前没有专用的静脉窦取栓支架，故CVT支架取栓时常借用Solitaire FR。与AngioJet装置相比，Solitaire FR支架在静脉窦血栓中更易推送和运用。由于静脉窦直径往往大于支架6mm的最大径，为了克服这个缺陷，有学者提出了CVT的双支架取栓，也取得了较好的临床效果。从有限的临床实践看，支架取栓联合接触性溶栓对于重症 CVT 的效果较好，但相关临床结果主要基于病例报告和小样本回顾性研究，缺乏高质量随机对照临床试验的验证。

（三）大口径导管抽吸血栓术

1. 中间导管到位之前的操作同微导管接触性溶栓。

2. 使用内腔足够大的中间导管（6F 或更大），抵近血栓或进入血栓中间，先用微导丝进入血栓内反复抽动，切割血栓。

3. 中间导管尾端接 50ml 注射器或负压抽吸设备，50ml 注射器施加负压抽吸，如果没有血流出，即表示导管与血栓接合。负压状态下缓慢将中间导管撤出体外。以生理盐水冲洗中间导管，观察有无血栓抽出。

4. 反复数次上述抽吸过程，其间间断经静脉造影，观察血栓清除情况及静脉血流改善情况。

随着介入材料学的发展，现在使用的抽吸导管较传统抽吸导管内径更大、顺应性更佳，甚至能选到上矢状窦的前 1/3 段和直窦内进行抽吸取栓。但是，CVT 的血栓往往负荷量很大，累及多处静脉窦，且为混合血栓，需要反复多次抽吸或联合应用局部接触性溶栓及其他机械性取栓技术，才有望开通静脉窦。

（四）Rheolytic 导管碎栓术

Rheolytic 导管碎栓术也称流变血栓清除技术，是最早应用的机械取栓术。最常用的 Rheolytic 装置是 AngioJet 系统。AngioJet 装置血栓清除术是采用高速等渗盐水喷头产生的文丘里效应原理使血栓分裂，通过另一导管将血栓吸入相连的囊袋中，适用于广泛静脉窦血栓形成或静脉窦闭塞的患者。AngioJet 系统的局限性是其较大的外形和输送系统过硬，操作困难，很难进入更小的血管，操作不当并发症发生率会较高，限制了其广泛应用。

（五）Penumbra 取栓术

Penumbra 系统是由一个再灌注导管同分离与抽吸装置并行组成的系统，能够破碎和抽吸血栓。这个导管设计兼顾了对破碎血栓的持续抽吸和分离器对血管壁无损伤，小巧和灵活的传送系统使其更容易通过颅内静脉窦操作。对于大多数病例来说，Penumbra 054 系统是最合适的。有不同的文献报道了经 Penumbra 系统取栓治疗，操作成功率较高，并发症发生少。

（六）Merci 取栓术

Merci 取栓装置是通过导管将螺旋形的微圈插入血栓内，将附着在装置上的血栓一同拉回导管，从而达到清除血栓的目的。使用 Merci 取栓装置时，微圈可以通过血管内微导管引导和插入血栓中，反复在血栓中推拉微圈，可以增加血栓与溶栓药物的接触面积。Merci 取栓的环形配置和可切换开关的能力，增加了血管再通的效果。与 AngioJet 装置相比，Merci 取栓装置更容易操作，但可能增加内皮损伤。与单独使用微导管相比，微圈的可塑性和可操控性可以增强再通的效果和减少血管损伤的风险。文献报道有几组 CVT 患者接受了 Merci 装置取栓治疗，受累静脉窦内的血流均获得再通，临床症状得以改善。该装置在国内应用很少。

（七）血管内联合取栓术

CVT 治疗成功的关键是使闭塞的静脉窦尽早再通，但由于静脉窦血栓形成的机制复杂，往往单独一种机械取栓方法很难完全移除残留在静脉窦及皮质静脉开口的附壁血栓，联合两种或两种以上机械碎栓法可以明显提高手术成功率和血管再通的机会。文献报道，Solitaire 取栓支架联合最新的 Penumbra 导管直接抽吸，较过去报道的血管内治疗方式具有再通速度更快、更安全有效的优势。也有学者报道，联合应用中间导管抽吸和 Trevo 取栓支架，首先将支架导管尽可能在血栓内走远一些，再打开 Trevo 支架嵌入血栓，然后利用支架的锚定作用将大口径中间导管跟进到血栓内，这样重复向前跟进，可以在血栓内"挖"出一条通路来，即所谓的"挖通血栓技术"，该技术适用于静脉窦血栓坚硬且广泛的患者，可以使闭塞的静脉窦重获通畅，并取得了良好的效果。因此，根据血栓的位置、范围及性质，为了实现静脉窦的更快速再通，术中可联合应用多种机械取栓技术。

四、静脉窦支架成形术

（一）急性期 CVT 支架成形术

血管内机械取栓常用于治疗对抗凝无效的重症 CVT 患者。目前的血管内技术包括前面介绍的局部接触性溶栓、球囊辅助取栓、抽吸取栓和支架取栓等，然而，一项系统评价显示，仍有 4.7% 的患者在血管内治疗后静脉窦未能再通，其中 83% 的患者死亡，不幸的是，这些患者也没有其他任何选择了。血管内治疗失败的可能原因包括：①大口径静脉窦内血凝块负荷较大，目前采用的动脉内取栓装置无法有效覆盖；②血栓形成导致受累静脉窦内出现潜在的狭窄；③横窦内大型蛛网膜颗粒引起的节段性狭窄等。显然，仅仅依靠血管内治疗无法实现各种 CVT 病例静脉窦的完全有效再通，但从理论上分析，对于某些合适的病例，可通过置入支架（联合或不联合球囊血管成形术）维持静脉窦的通畅。目前文献报道的基本都是临床个案。

急性期 CVT 支架置入术需要考虑几个重要因素：①应谨慎选择患者，急性期静脉窦支架置入的远期结果尚不明确，只有在对抗凝及机械取栓无效的严重病例才应考虑采用该方法，皮质静脉中有大量血栓负荷的患者可能无法从该手术中受益；②目前尚无专用于静脉窦的支架，将外周血管支架或颈动脉支架永久置入静脉窦内并没有经过严格的论证；③CVT 患者支架置入后，抗血小板治疗是另一个应特别关注的问题，CVT 患者需要抗凝，且有较高的脑出血风险，因此需要仔细衡量急性 CVT 患者支架置入后的抗血小板聚集策略。尽管一些个案报道中单一抗血小板聚集方案联合抗凝治疗似乎安全有效，但抗血小板聚集治疗会增加脑出血的风险，所以抗血小板聚集方案需要进一步评估。

静脉窦狭窄并不是 CVT 形成的主要致病因素，所以在 CVT 患者的静脉窦内置入支架的必要性值得商榷。另外，因为支架有一定的致栓性，如果急性期在静脉窦内置入支架，反而不利于术后的抗凝和抗血小板聚集管理，这和 CVT 的治疗原则是相违背的，术后远期效果也存在争议。目前静脉窦内支架置入术只适用于某些特殊的病例，对于大多数急性期 CVT 病例并没有普适性。

目前的 CVT 治疗指南没有提及急性期 CVT 的支架置入，该手术的安全性、有效性和远期结果尚待进一步评估。除非抗凝、血管内治疗及其他治疗均无效的情况下，不然应谨慎在急性期选择静脉窦支架置入。

（二）慢性期 CVT 支架成形术

大多数经过规范治疗的 CVT 患者远期预后良好，再通率相对较高。然而，未再通的患者明显有更长久的神经系统症状或与颅内压增高相关的头痛。在 CVT 的慢性期，尽管静脉窦部分或接近完全再通，MRV 仍可能显示窦内充盈缺损，预示静脉窦内残留有慢性机化（纤维化）血栓，这种情况可能会持续数年甚至更久。CVT 相关的静脉窦再通不完全，可能造成静脉狭窄和引流障碍，导致慢性期颅内压增高而引起相关的临床综合征。支架置入术似乎是治疗这类患者的一种有前景的方法。

北京宣武医院汇报了一组 CVT 慢性期静脉窦狭窄的病例，17 例患者均有 CVT 病史，存在颅内压增高的临床表现，术前狭窄静脉窦两端的平均压力梯度差为（11.5±4.2）mmHg。研究人员在患者狭窄的静脉窦内放置自膨式支架，术后平均压力梯度差降至（2.1±1.1）mmHg，平均脑脊液压力从（33.1±5.5）cmH$_2$O 降至（18.7±1.7）cmH$_2$O，随访中 78% 和 92% 的患者头痛和视力障碍得到改善或缓解。并发症包括一例致命的小脑血肿和另一例双侧枕部硬膜外血肿。这是迄今为止报道的慢性期 CVT 相关静脉窦狭窄患者支架置入安全性和有效性的最大病例系列。该研究认为，对于药物治疗无效的患者，使用支架恢复狭窄静脉窦通畅后，大多数患者的头痛和视力障碍可得到缓解或显著改善。然而，这类患者的静脉窦内壁往往更不规则，因此局部解剖结构更复杂，导丝操作更困难；窦内残留的血栓导致支架或球囊扩张时可能产生"铲雪"效应，阻塞皮质静脉流出道。狭窄静脉窦内可能存在残留血栓，这些因素使得支架置入术中或术后发生静脉闭塞和出血的风险更大。因此，需要更大规模、更长期的研究，以评估该手术对这一亚组患者的安全性和有效性。

中国的专家共识认为，对于经过正规抗凝的非急性期 CVT 病例，经过严格的适应证筛查，支架成形术可适用于下列情况：正规抗凝治疗 > 6 个月、慢性血栓、局部狭窄、症状无改善，以及远、近端压力差 > 10mmHg 的患者，可考虑支架成形术。如果血栓再通或压力梯度 < 10mmHg，则表明此处虽狭窄，但已无放置支架的必要，海绵窦、椎旁静脉丛等侧支静脉可能已成为颅内外沟通的主要静脉回路。因此，对于 CVT 慢性期仍存在明显颅内压增高症状者，一方面，需要警惕是否存在明显的静脉窦狭窄；另一方面，鉴于较高的手术风险，应严格把握好手术指征，谨慎选择合适的病例。

五、血管内治疗的适应证

（一）血管内介入治疗的适应证

目前，CVT 血管内治疗的适应证与禁忌证尚无统一标准。鉴于大多数 CVT 患者预后良好，对于抗凝有效、病情稳定的患者，没有必要进行血管内治疗。2009 年，有学者提出，可根据 CVT 患者入院时 GCS 评分来制订治疗的建议：≤8 分者（昏迷）强烈推荐立刻行直接溶栓或机械取栓治疗，9～12 分者可考虑行直接溶栓或机械取栓治疗，而 > 12 分者则应首选系统性抗凝治疗。该观点过多地关注了入院时患者的意识状态，忽略了抗凝治疗的时效性和其他因素，显得过于片面。

2011 年的《美国脑静脉系统血栓形成诊断与管理指南》建议，对抗凝治疗后病情恶化者考虑血管内治疗，但该指南未明确"病情恶化"的定义或诊断标准。直至 2020 年，

Medhi 等才将"病情恶化"明确定义为：在抗凝治疗过程中影像学检查发现新鲜出血灶或进行性占位效应，伴或不伴 GCS 评分降低，均可判定为"病情恶化"。2023 年《中国脑血管病临床管理指南（第 2 版）》指出，对于重症 CVT 患者，在充分抗凝和纠正脑疝的前提下，若血栓负荷重或病情仍不好转，可以考虑进行静脉窦机械取栓术。

综合以上这些临床研究结果和指南，血管内治疗主要适用于重症 CVT，即血栓负荷量重，经抗凝治疗后病情无显著好转或加重，以及存在抗凝禁忌证的患者。对于伴有脑出血的重症 CVT 患者，主要采取机械取栓开通静脉窦；对于不伴有脑出血的重症 CVT 患者，可以采取静脉窦局部接触性溶栓，应该是比较合理的选择。

另外值得注意的是，脑动脉血栓取栓治疗有严格的时间窗限制，一般前循环血栓 6 小时以内，后循环血栓 24 小时以内，因此脑动脉血栓有"时间就是大脑"的说法，而 CVT 的血管内治疗取决于在进行了有效的抗凝治疗和其他辅助措施后，病情是否仍有进展，因此没有明确的时间窗限制。此外，CVT 不同亚型和血栓负荷的轻重，也是选择是否进行血管内治疗的因素。因此，相比脑动脉血栓的血管内治疗，临床医师对于 CVT 更加关注的不是发病时间到启动介入治疗之间的时间窗，而是 CVT 患者的具体病情：临床状态是否恶化、血栓负荷量的多少和抗凝治疗的有效性等方面的因素。

（二）血管内介入治疗存在的问题和展望

虽然目前 CVT 的血管内治疗已经得到了一定的应用，但仍存在一些问题有待解决。

1. 缺乏大型随机对照试验　CVT 发病率低，进行多中心、大规模的随机对照临床试验有难度，因此缺乏高质量的临床证据指导。2020 年发表的 TO-ACT（CVT 的溶栓或抗凝）试验，是第一项评估血管治疗对预后不良风险较高的 CVT 患者（精神状态障碍、昏迷、脑出血和深静脉血栓形成）的疗效和安全性的随机试验，研究发现，血管内治疗并不优于单纯抗凝治疗，试验被提前终止。研究人员披露，由于样本量小（67 例）、静脉窦再通的现有技术和设备不理想等原因，TO-ACT 的中性结果不应被解读为血管内治疗对 CVT 无效的明确证据。

2. 手术适应证没有统一标准　一般认为血管内治疗适用于经抗凝治疗后临床症状仍持续加重的患者。然而，哪一类亚型的 CVT 患者可从血管内治疗中获益，仍无定论。血管内治疗的确切适应证尚需进一步验证，并积极探索能够使患者真正获益的治疗方法。

3. 目前尚无专门应用于脑静脉系统的血管内治疗装置　手术医师在手术器械选择、手术方案制订等方面还存在极大主观性。同时，CVT 的治疗理念与脑动脉血栓存在很大差异，故不能简单套用脑动脉血栓的治疗经验。CVT 血管内治疗并不追求静脉窦的完全再通，静脉性梗死甚至颅内出血均非血管内治疗的禁忌证。

4. 临床医师在 CVT 治疗理念、术式选择等方面存在较大分歧　对 CVT 各种亚型，目前也没有统一的分类，目前治疗尚缺乏一致的规范。CVT 血栓的性质随着发病时间的延长而有所改变，血栓的性质会影响机械取栓和局部溶栓的效果，而 CVT 患者往往是延迟就医，确切的血栓形成时间很难精确判定，在 TO-ACT 试验中没有对血栓形成时间或血栓性质进行分组。另外，血管内介入治疗包含了多种不同的机械碎栓技术，不同的技术或组合在开通效果上会有差异，而 TO-ACT 试验没有对所使用的机械取栓技术进行统一或分组。

因此，对 CVT 血管内介入治疗的深入研究仍有赖于大样本随机对照试验的开展，以及有针对性的血管内治疗装置的研发。将来的临床研究应该致力于进一步明确各种亚型的分类、使用血管内治疗的指征和时机，以及最能从药物治疗和介入治疗中获益的患者亚型。

六、小结

血管内治疗可以提高 CVT 患者静脉窦的再通率。目前，经静脉接触溶栓及采用各种材料和方法进行机械取栓或置入支架，已有一些探索和报道，但是以目前的材料和技术能否进一步改善患者的预后仍有争议。对于血栓负荷量重，经抗凝治疗后病情无显著好转或加重，以及存在抗凝禁忌证的患者，血管内治疗可作为终极选择。将来需要明确的问题包括：①使用血管内治疗的一致指征和时机；②最能从药物治疗和血管内治疗中获益的患者亚型；③专门用于静脉窦的机械取栓器械及更有效的血管内治疗技术。

（刘海兵　顾建军　洪景芳　朱先理　王守森）

第三节　脑静脉血栓早期并发症治疗

抗凝和血管内治疗都是针对血栓的直接干预，但对 CVT 患者的直接威胁则来自于脑静脉闭塞后引起的一系列早期并发症，包括颅内压增高、癫痫发作、脑积水等，这些并发症是 CVT 致死致残的直接原因。在治疗原发病及规范抗凝的基础上，积极处理并发症可以降低患者的病死率，改善远期预后。

一、颅内压增高

（一）颅内压增高的评估

颅内压增高是 CVT 患者的常见并发症，也是远期视力损害的危险因素之一。由于静脉回流障碍及脑脊液吸收障碍，CVT 可引起不同程度的颅内压增高，甚至发生颅内压增高危象。10%～40% 的 CVT 患者会出现孤立性颅内压增高，其特征为弥漫性脑水肿或脑肿胀，有时在头颅 CT 上可见侧脑室变窄，临床特征包括进展性头痛、视盘水肿、视力下降及动眼神经、展神经麻痹。颅内压增高和视力损害有明显的相关性，压力 ≥ 330mmH$_2$O 可作为预测 CVT 患者视力损伤的临界值。

对于颅内压增高的 CVT 患者，建议监测视力和眼底，做好充分的眼科评估。视盘水肿是 CVT 视力损害的重要体征之一，视盘水肿同时可伴有多种类型的视野缺损，如生理盲点扩大，下鼻侧视野缺损，中心性、旁中心性和弓形暗点。光学相干断层扫描成像研究发现，视盘中央厚度与颅内压变化呈正相关，光学相干断层扫描不仅可以监测视盘水肿，还可以无创地监测颅内压变化。视神经鞘直径可间接评价颅内压情况及视神经损害程度，CVT 合并颅内压增高患者常可见视神经鞘直径增宽。

（二）颅内压增高的治疗

对颅内压增高的处理需综合多种方法。首先，采取减少血栓性闭塞的措施，如抗凝和可能的溶栓治疗，通过改善脑静脉回流而从病因上解决颅内压增高。其次，根据颅内压增高的不同程度，选择应用脱水药物治疗或联合外科手术治疗。对于颅内压的判断，在病情允许情况下可行腰椎穿刺测压，或根据患者神志状态、神经系统体征、影像学检查等综合多方面因素推断，并选择适当的治疗方法。目前常用的治疗方法有以下几种。

1. 药物　对于中度颅内压增高的患者，可使用甘露醇、甘油果糖、人血白蛋白、呋塞米等脱水药物，根据颅内压情况，单用或联合使用。但应避免过度脱水导致血液浓缩，这可能会加重 CVT 病情。部分患者可使用乙酰唑胺减少脑脊液分泌，可在一定程度上降低颅内压，但是作用可能有限。一般不建议使用糖皮质激素类药物，因为它们可能会增强高凝状态，有时可能是无效甚至是有害的，但是对于合并白塞综合征及其他炎症性疾病（如系统性红斑狼疮）的 CVT 患者，使用糖皮质激素可改善预后，其作用目的是治疗原发病。抗凝治疗也必不可少，以减少血栓形成，预防颅内压进一步升高。对于头面部感染或静脉炎症导致的静脉血栓，需要使用有效的抗生素治疗。

2. 腰椎穿刺　无颅内压增高危象患者，治疗性腰椎穿刺释放脑脊液是安全的，可考虑对具有颅内压增高的 CVT 患者进行治疗性腰椎穿刺，可能对视力下降和（或）头痛具潜在获益，而且相对安全。

3. 脑室外引流术或脑脊液分流术　深部静脉系统血栓形成时，丘脑水肿引起急性梗阻性脑积水、经药物保守治疗的顽固性颅内压增高且无中线结构移位者，可行脑室外引流术，释放脑脊液以缓解颅内压增高。对于经过充分抗凝、抗栓、脱水药物治疗仍然无效的慢性难治性颅内压增高患者，可考虑行脑室－腹腔分流术。不建议在没有其他外科手术治疗的措施下，对因脑实质病变而即将发生脑疝的急性 CVT 患者使用常规分流术。

4. 血管内治疗　药物治疗后症状没有明显改善的患者，如 CVT 导致静脉窦闭塞者，可采用血管内治疗措施。常见的血管内治疗方案包括静脉接触性溶栓、机械开通、支架成形术等，可使静脉窦再通，从根本上解决静脉回流障碍所致的颅内压增高。

5. 去骨瓣减压和（或）血肿清除术　大范围水肿、脑肿胀或大量颅内出血可导致严重占位效应，使颅内压增高难以控制，对该类患者可以考虑行去骨瓣减压手术。视情况决定是否清除血肿，一般情况下对于已破溃出皮质的血肿或表浅血肿，可酌情适当清除，不应以完全清除血肿为目的。少数情况下，对于进行性视力下降的患者，视神经鞘开窗术可能有一定效果。

总之，CVT 所致的颅内压增高处理没有最佳的治疗办法。应在综合评估患者临床症状、影像学表现后，选择合适的治疗方案。多数患者在急性期过后，即使闭塞的脑静脉或静脉窦没有再通或只是部分再通，回流的血液仍会通过颅内广泛存在的吻合静脉进行代偿，寻找到合适的回流途径，从而使得颅内压增高得到缓解或部分缓解，这或许可表述为"以时间换空间"。因此，对于 CVT 所致颅内压增高，只要度过最艰难的急性期，等到代偿的静脉通路建立后，临床症状也会随之好转。但是因颅内压增高导致的视力损害可能是不可逆的，因此，须监测视力和眼底情况，一旦发现视神经损伤的端倪应及时采取措施。

二、去骨瓣减压及其他外科手术

外科治疗是 CVT 治疗方法中的最终措施，临床应用少，作用有限，但也是缓解颅内压增高危象、解除脑疝的最有效且最直接的办法。主要有开颅去骨瓣减压术、血肿清除术和静脉窦切开取栓术，目前临床上常用的是去骨瓣减压术和（或）血肿清除术，多用于急性颅内压增高或颅内血肿、占位效应明显、脑干受压、有颅内压增高危象，以及脑干周围池消失并即将发生脑疝的患者。

（一）去骨瓣减压手术

对于有大面积脑实质病变和即将发生脑疝的 CVT 患者，会出现颅内压增高危象。颅内压增高危象可表现为患者意识水平下降、陷入昏迷、瞳孔对光反应消失和散大、出现库欣反应、生命体征不稳定、各深浅反射消失，影像学检查可无明显颅内血肿（也有病例可见梗死灶出血），但脑组织肿胀严重，脑室受压变小、环池消失并出现脑干受压征象。对于发生上述情况的病例，均应及时行去骨瓣减压术。这是重症 CVT 患者最常采用的手术方式，主要目的是快速降低颅内压，解除脑疝，挽救生命，为后续治疗争取机会。

目前尚无针对 CVT 进行减压手术的随机对照试验，对脑疝或者即将脑疝的患者进行随机对照研究，在伦理上是难以接受的。2024 年，*Stroke* 发表了一项前瞻性国际队列研究 DECOMPRESS2（严重 CVT 患者的减压手术，第 2 部分），共纳入来自欧洲、亚洲和美洲的 10 个国家 15 个中心的 118 例患者，115 例去骨瓣减压手术和 37 例血肿清除术。术后 1 年随访，其中 40 例（33.9%）患者死亡，42 例（35.6%）患者实现生活自理，80% 的患者和照护者认为去骨瓣减压手术是值得的。研究发现，昏迷和瞳孔散大固定是死亡的预测因素，在老年患者中更为常见。这项多中心观察性研究是关于重型 CVT 减压手术效果的最接近真实世界的临床研究，其结果支持对即将发生脑疝的 CVT 患者进行神经减压手术。

2024 年，美国心脏协会 CVT 指南建议将去骨瓣减压手术作为挽救生命的治疗方法，用于急性重度 CVT 和即将发生脑疝的患者。它同时提示与预后较差相关的因素有：年龄 > 50 岁、中线结构移位 > 10mm 及基底池完全消失。一项系统回顾和荟萃分析纳入了 51 项研究，共涉及 483 例 CVT 患者，结果表明，入院后 48 小时内进行手术可降低病死率，并改善功能预后。

对于行去骨瓣减压和（或）血肿清除术的 CVT 患者，何时恢复抗凝治疗尚无定论。一项较大的系列研究认为，术后 48 小时恢复抗凝是安全的，也有的文献认为最早可在 12 小时内开始恢复半剂量或预防剂量的抗凝，一般认为，术后 24 ～ 48 小时可以安全地开始或恢复抗凝治疗。笔者的经验是：开颅术后 24 小时内给予中性治疗，既不给予肝素抗凝，也不使用止血药物；如果颅脑 CT 复查提示颅内血肿无进展、无明显头皮下血肿，则在拔除引流管后开始恢复抗凝治疗。

（二）颅内血肿清除术

颅内静脉窦、皮质静脉血栓形成可继发大量血肿形成，血肿量有明确的外科手术指征者，应积极清除血肿，缓解颅内压增高；对于出现大量脑内血肿的实质性病变患者，通常都会同时行去骨瓣减压。静脉性梗死性出血一般为小静脉或毛细血管的弥散性小片样多灶性出血，多见于近皮质的白质区，也有融合为团块状血肿者，因为此类患者术前往往用过肝素等抗凝血药物，机体凝血功能下降，术区发生再出血的风险较高，故宜尽可能减少手术创面，不必勉强追求完全清除血肿，尤其是位于深部的血肿。

（三）静脉窦切开取栓术

多用于浅表、孤立性静脉窦血栓，或凹陷性骨折压迫静脉窦并形成血栓，继发广泛脑水肿、出现神经功能障碍者，在进行开颅凹陷性骨折整复术的同时，可考虑切开静脉窦清除血栓。该手术仅见于早期的个案报道，现临床上已经很少采用，因为如果孤立性静脉窦血栓形成，影响静脉回流的范围比较小，单纯的抗凝治疗和降颅内压治疗就能获得较为满意的效果，一般无须切开取栓。而难以控制的颅内压增高往往是由于广泛、多处的静脉和静脉窦血栓造成的，临床上想打开多处的骨窗来切开静脉窦取栓，实际操作有一定难度。

（四）视神经鞘开窗术

1991 年，Sergott 等首先将视神经鞘开窗术应用于 CVT 导致视力下降的患者，结果认为，患者的视力预后与视神经减压时间密切相关。视神经鞘开窗术的手术途径有多种，包括经结膜入路、经颅入路（Dolenc 翼点硬膜外入路）、内镜经鼻入路等。既往研究表明，各种手术入路和打开视神经管的方式都可以达到视神经鞘减压的目的，且并发症很少。视神经鞘开窗术罕见的手术并发症包括短暂性视力丧失、脉络膜梗死、短暂性动眼神经和展神经麻痹等。如何评估手术是否有效，目前的主要方法是通过比较视网膜神经纤维层厚度与光学相干断层扫描、B 超检测视神经鞘直径、最佳矫正视力的验光和视野检查来验证。可能影响手术结果的因素包括视神经暴露不足、视神经鞘切口深度不足、术后成纤维细胞增殖不良或瘢痕组织过早过度增殖，以及错过最重要的手术时机。尽管对于最佳手术时机尚未达成共识，但建议将视神经鞘开窗术视为减少或延迟脑静脉疾病相关视觉障碍的替代方案。

Li 等报道了迄今为止最大的一项观察性研究，旨在评估视神经鞘开窗术在 CVT 引起的进行性视力丧失中的有效性和安全性，纳入了 18 例因 CVT 引起的进行性视力丧失的患者。研究发现，视神经鞘开窗术在稳定和（或）改善视觉功能方面的有效率为 80.6%（术后 1 周）和 60.7%（超过 6 个月的远期随访），解决视盘水肿的有效率为 100%。此外，视神经鞘开窗术有良好的安全性，尽管围手术期使用了抗凝治疗，但手术的并发症发生率极低，仅为 5.6%。

尽管 CVT 患者的视力障碍并不常见，但它通常会严重影响患者的生活质量和社会交往，因此，CVT 患者的视力丧失应引起神经内科医师、神经外科医师和眼科医生的更多关注。在抗凝和降颅内压治疗的基础上，视神经鞘开窗术仍具有良好的疗效和安全性，是解决 CVT 患者进行性视力丧失的重要辅助方法。

三、合并癫痫发作的治疗

CVT 急性期癫痫发作和癫痫持续状态可能引起缺氧、酸中毒等内环境紊乱，加重颅内压增高甚至导致患者死亡。因此，及时、有效地预防和控制癫痫发作，是 CVT 治疗过程中的重要一环。目前，对于合并有癫痫发作的 CVT 患者的抗癫痫药物治疗，国内外一致的观点是：CVT 患者首次癫痫发作伴有脑实质损害时，应在规范抗凝治疗的基础上尽早使用抗癫痫药物，并使药物迅速达到有效血药浓度，以控制癫痫发作，防止抽搐再次或反复发作。在没有癫痫发作时，不推荐对 CVT 患者预防性使用抗癫痫药物。

关于 CVT 急性期抗癫痫药物的最佳类型和剂量，目前仍然没有相关的随机对照研究给出明确的推荐，同样，也没有关于 CVT 后癫痫发作一级或二级预防的高等级证据，没有确凿的证据证明预防性使用抗癫痫药物预防癫痫发作的有效性。由于现有的研究证据水平很低，对于 CVT 患者抗癫痫治疗的时间、类型、剂量和持续时间的决策，通常根据具体的病情和医师的偏好制订个体化方案。

中华医学会神经病学分会与美国卒中协会的指南都提出，对于不伴有脑实质损害的首次癫痫发作的 CVT 患者，早期使用抗癫痫药物可能有益。一项研究报告提出，在有幕上病变和出现癫痫发作的患者中，使用抗癫痫药物可降低早期癫痫发作的风险。中华医学会的指南进一步指出，常用的抗癫痫药物包括丙戊酸钠、卡马西平等，在急性期过后可逐渐减量，一般不需要长期抗癫痫治疗。有研究建议，对于此类患者，可以考虑约 3 个月的持续治疗时间。但急性期脑内存在实质性损害的 CVT 患者，在病后 1 年内仍可发生癫痫发作，针对此类患者，可能需要延长抗癫痫治疗至 1 年左右。另有一项研究提出，对于抗癫痫药物逐渐减量期间或之后癫痫复发的患者，建议继续抗癫痫治疗 1 ～ 2 年或更长时间。

此外，还应重视 CVT 患者的晚发癫痫（时间长于诊断后 2 周）。研究发现，约有 1/10 的 CVT 患者出现过一次或多次晚发痫样发作，首次晚发癫痫发作的中位时间为 5 个月，根据癫痫的定义，CVT 晚期的一次或多次癫痫发作可以诊断为癫痫。尽管 94% 的患者在首次晚发痫样发作后接受了抗癫痫药物治疗，仍有 70% 的患者在研究期间出现复发性晚发癫痫。疾病急性期癫痫持续状态、无癫痫持续状态的急性症状性痫样发作、脑出血、硬膜下血肿和减压性开颅手术，是晚发癫痫的预测因素。因为晚发癫痫的高复发风险，所以在第一次晚发癫痫发作后应诊断为癫痫，给予抗癫痫药物治疗是合理的。

癫痫发作是 CVT 的严重并发症之一，在 CVT 急性期容易加重脑水肿、颅内出血和颅内压增高，是预后不良的危险因素。目前认为，对于部分经积极抗凝治疗，但仍伴有严重神经功能缺损或恶化的 CVT 患者，血管内治疗及手术治疗可能有所帮助。国内外指南均建议，对临床进一步恶化、即将发生脑疝的急性期 CVT 患者进行开颅去骨瓣减压手术。需要注意的是，开颅去骨瓣减压手术的主要目的是降低难以控制的颅内压增高，解除脑疝，而不是为了治疗或预防癫痫发作。

四、并发脑积水的治疗

交通性脑积水和梗阻性脑积水都是 CVT 的少见并发症，队列研究报告脑积水的发生率为 0.2% ～ 6.6%。

（一）交通性脑积水

上矢状窦和侧窦是脑脊液通过蛛网膜颗粒吸收的主要部位。在 CVT 患者中，蛛网膜颗粒的功能可能受损，静脉窦血栓形成和由此导致的静脉压升高会阻碍脑脊液流入静脉窦内，理论上会导致交通性脑积水，但临床中因为上矢状窦血栓导致的交通性脑积水很少见。多项研究已证实 CVT 患者虽然颅内压增高，但脑室大小并未增加。原因尚不明确，可能的原因包括蛛网膜下腔和脑室系统之间缺乏压力梯度以及通过其他静脉和淋巴途径吸收脑脊液。另一种可能的解释是，脑脊液的吸收和循环障碍需要一定时间后才能形成交通性脑积水，而经过规范的抗凝及其他治疗，静脉窦血流在较短的时间内得到了再通，从而终止了交通性脑积水的进展和形成。

（二）梗阻性脑积水

CVT 并发的脑积水通常是梗阻性的，继发于脑实质病变，如丘脑与基底神经核区的脑水肿或出血性梗死。这些病变导致 Monro 孔或第三脑室水平的脑脊液流出受阻，从而导致梗阻性脑积水。

2015 年的一项关于 CVT 合并脑积水的单中心回顾性研究发现，99 例 CVT 患者中有 20 例合并有脑积水，主要发生在深部脑静脉血栓形成导致基底神经核与丘脑区水肿患者中。在这类患者中，脑积水仅限于侧脑室颞角，这可能是因为基底神经核和（或）丘脑水肿的局部压迫，脑脊液通过 Monro 孔的流出受阻所致，尸检结果支持这一假设。与无脑积水的患者相比，合并脑积水患者的症状更重，不良预后率和病死率更高，这也与脑深静脉血栓患者比例显著更高有关。考虑到脑积水与不良预后之间不确定是否存在因果关系，分流手术的风险及 CVT 患者需要抗凝治疗的事实，不建议对 CVT 并发脑积水患者进行常规分流手术。一般来说，只有当患者的临床状况比预期的更差，或者病情恶化而没有明显脑积水以外的原因时，才会考虑行脑室外引流术。

（三）儿童 CVT 并发的耳源性脑积水

儿童 CVT 并发耳源性脑积水应引起重视。4%～10% 的儿童急性乳突炎会发展为累及乙状窦的耳源性 CVT，并有可能出现继发性脑积水，称为耳源性脑积水（也称为耳炎性脑积水），这种脑积水可能是感染、CVT 和静脉高压的某种组合的结果。有学者认为，在某些情况下，急性乳突炎后，仅在一个侧窦中存在血栓就足以阻碍颅内静脉引流到颈部，导致脑静脉压升高，进而增加脑脊液积聚和颅内压，从而导致这种类型的脑积水。感染也可能通过阻碍脑脊液重吸收来改变脑脊液动力学，如感染后脑积水。一项大型儿科数据库研究表明，1% 的耳源性 CVT 患者会患上这种形式的脑积水。2023 年一项荟萃分析发现，耳源性 CVT 患儿有相当一部分会出现有症状的耳源性脑积水，多数患儿可通过抗感染、抗凝、耳科手术等综合治疗，以及乙酰唑胺和治疗性腰椎穿刺等针对性治疗获得缓解，少数患儿需要永久性脑脊液分流。

关于急性脑积水分流术的证据相对薄弱。2023 年，中国脑血管病临床管理指南指出，对于除了脑积水没有其他任何原因可以解释的脑积水症状，可以考虑行脑室分流术。

五、小结

CVT 的早期并发症有颅内压增高、颅内压增高导致的视力下降、癫痫发作和脑积水等。对于颅内压增高的处理，除了对 CVT 病因的积极处理，还可以应用高渗性脱水药物，根据具体情况也可考虑进行各种脑脊液引流手术和去骨瓣减压手术。对于发生颅内压增高危象的患者，去骨瓣减压术可作为挽救性治疗。在开颅去骨瓣减压手术时，对于梗死区的血肿，不必追求完全清除。静脉窦切开取栓术目前很少应用。视神经鞘开窗减压术可望有效地挽救因颅内压增高导致的患者视力下降。CVT 合并癫痫发作是常见临床现象，对于已经有癫痫发作者应积极使用抗癫痫药物；对于没有临床癫痫发作者，不必预防性使用抗癫痫治疗。CVT 并发脑积水者，在积极病因治疗的同时，如果病情恶化与脑积水有关，应积极进行脑脊液外引流或分流手术。对于 CVT 并发症的积极治疗，是改善患者预后的重要措施。

（刘海兵　李兵兵　林　峰　朱先理　王守森）

第四节　脑静脉血栓预后和后遗症

CVT 若能得到及时和规范治疗，通常总体预后良好，或仅有轻微后遗症，但约 15% 的 CVT 患者遗有严重残疾，病死率为 3% ～ 15%。了解导致预后不良的相关因素和远期后遗症有助于有针对性地做出治疗措施，提高预后及生活质量。

一、预后及相关因素

CVT 急性期死亡的主要原因是继发于大出血的脑疝，其次是由多发病灶或弥漫性脑水肿引起的脑疝，而癫痫持续状态、治疗相关并发症和肺栓塞是其他的早期死亡原因。几项前瞻性系列研究显示，与动脉性卒中相比，CVT 的预后更好：CVT 患者急性期病死率低于 5%，超过 80% 的 CVT 患者康复后无后遗症，复发率相对较低，为 1% ～ 6%/ 年。

既往研究已发现多个与神经系统预后不良或残疾相关的因素，包括昏迷、脑水肿、局部功能障碍和深部脑静脉系统血栓形成等。迄今为止，对 CVT 患者最具影响力的研究是 2004 年发表的 ISCVT 研究，该研究发现，随访结束时 13% 的患者死亡或不能自理，病死率为 8.3%；昏迷、脑出血和恶性肿瘤是死亡或不能自理的重要预后因素；此外，男性、年龄 > 37 岁、精神状态障碍、深部脑静脉系统血栓形成和中枢神经系统感染是增加死亡率或病后生活不能自理风险的变量；癫痫发作（10%）和新发血栓事件（4%）是随访期间最常见的并发症。

ACTION-CVT 研究发现，活动性癌症、年龄、黑种人种族、就诊时脑病或昏迷、血红蛋白降低、就诊时 NIHSS 评分较高及吸毒史，与 90 天时的不良预后（定义为 mRS 3 ～ 6）相关。与之前的报道相反，性别、血栓位置和避孕药使用与本研究中的不良预后无关。研究人员在此基础上建立了 IN-REvASC 不良预后评分系统，如表 4-2 所示。

与既往的评分系统相比，IN-REvASC 评分更易于使用，预后准确性更高。该评分将患者分为低风险组（< 10 分）、中风险组（< 20 分）和高风险组（≥ 20 分），分别评估 90 天随访中的不良预后和病死率。低风险患者发生不良结果的概率为 5.1%（23/447），中等风险患者概率为 38.8%（40/103），高风险患者概率为 90.0%（9/10）；在预测病死率方面，对于低风险、中风险和高风险人群，死亡风险分别为 1.9%（12/642）、15.3%（24/157）和 37.5%（6/16）。

在 ACTION-CVT 研究中，黑种人与 CVT 的不良预后有关。在此前的缺血性脑卒中文献中，黑种人也与不良预后有关，这表明种族差异存在于多种形式的卒中。此外，黑种人群体中 CVT 的发病率明显较高，这种差异可能是由于社会因素、医疗保健机会不平等造成的，而不一定是源于种族群体间 CVT 的内在生物学差异。性别在 CVT 结果中作用的证据不一致。ISCVT 研究发现，不同性别的患者预后存在差异，这可归因于存在性别特异性风险因素，例如妊娠和口服避孕药，而其他多项研究均未发现这种差异。在 ACTION-CVT 研究中，未观察到不同性别或围生期状态的患者 90 天预后存在差异，在多变量分析中，使用避孕措施与 90 天随访中的不良预后或病死率无关。活动性癌症与 90 天随访结果不良和死亡相关，并且是两种结果的最强预后因素，这与既往文献一致。

表 4-2　IN-REvASC 不良预后评分系统

危险因素	判断	评分
脑出血	否	0
	是	1
NIHSS 评分	0 岁	0
	1 ～ 10 岁	2
	11 ～ 20 岁	4
	21 ～ 30 岁	6
	大于 30 岁	8
黑种人种族	否	0
	是	3
入院时脑病或昏迷	否	0
	是	4
年龄 > 50 岁	否	0
	是	3
贫血（血红蛋白 < 120g/L）	否	0
	是	2
吸毒史	否	0
	是	4
活动期癌症	否	0
	是	10
肌酐 > 88.4μmol/L	否	0
	是	2
总分		35

注：低风险组 < 10 分，中风险组 < 20 分，高风险组 ≥ 20 分

ACTION-CVT 队列的病死率低于之前的研究，包括 ISCVT 研究，病死率的降低可能与 ISCVT 发布以来 CVT 诊断和治疗得到改善有关。

鉴于 ACTION-CVT 队列研究较大的样本量和规范的研究标准，将 IN-REvASC 评分系统作为 CVT 的预后不良因素评分是合理的。但中国 CVT 的流行病学特点与欧美国家的有所不同，期待中国 CVT 多中心注册研究（RETAIN-CH）结果早日发布。

二、远期后遗症

CVT 的病死率随着时间的推移而大幅度下降，为 3% ～ 15%。在 CVT 急性期幸存下来的患者仍有发生其他并发症的风险，如身体其他部位静脉血栓的发生率约为 7%，CVT 的复发率为 2% ～ 12%，癫痫发作 / 癫痫发生率为 5% ～ 32%，视神经萎缩导致的视力丧失发生率为 1% ～ 5%，还有硬脑膜动静脉瘘及以失语和抑郁为特征的神经心理和神经精神后遗症等。虽然大多数幸存患者没有严重的身体残疾，但头痛、疲劳、神经认知障碍和

癫痫等慢性衰弱症状经常会影响日常生活，并导致远期生活质量下降。

对患者进行长期随访的队列研究发现，影响 CVT 患者最常见的后遗症包括认知问题（40%～70%）、疲劳（30%～40%）、慢性头痛（20%～40%）和抑郁（20%～35%），这些症状会对日常活动和生活质量产生负面影响。一项研究发现，约 30% 的 CVT 患者无法再从事以前的工作。

晚发癫痫是 CVT 患者的远期后遗症之一。约有 10% 的 CVT 患者出现过一次或多次晚发癫痫发作。尽管 94% 的患者在首次晚发癫痫后接受了抗癫痫药物治疗，仍有 70% 的患者在研究期间出现复发性晚发癫痫。很大一部分患者会对晚发癫痫产生恐惧感，还会因为新发作而担心 CVT 复发。因此，晚发癫痫会影响 CVT 患者的身心健康，对其生活质量产生负面影响。鉴于晚发癫痫的高复发率，应对这类患者进行规范的抗癫痫药物治疗。

CVT 引起的神经心理学和神经精神障碍问题应该引起重视，尽管大多数 CVT 患者表面上总体恢复良好，但约 50% 的存活者感到抑郁或焦虑。意志力缺乏、执行障碍和健忘症可能是由深静脉系统血栓形成引起的，因为有双侧泛丘脑区梗死，记忆障碍、行为异常或执行障碍可持续存在。还有少数患者表现为流利型失语，这种特殊的失语症患者虽然可以流利地说话，但表达的意义空洞、词汇运用往往有错误，这常见于左侧侧窦血栓形成伴颞叶梗死或出血者（左侧为优势半球并含有语言中枢时），大多数患者可以在一定时期后得到恢复，但轻微的自发语言障碍（无法正确表述）和命名障碍（无法说出身边常见物体的名称）可能会持续存在。

与动脉缺血性脑卒中相比，CVT 患者更年轻，其残留功能障碍往往是认知障碍而非身体活动能力障碍。因此，常用的卒中结果量表，如改良 Rankin 量表（mRS）不太适合评估 CVT 后的功能恢复情况，如果以 mRS 作为远期预后评估指标，则显示 CVT 远期预后良好，多数患者生活可以自理。但是 mRS 并没有将认知功能障碍和行为的改变、轻微神经心理功能紊乱及癫痫发作等可影响生活质量的并发症考虑在内，因此无法反映幸存者的大量残留症状。将来有必要开发和验证专业的 CVT 结果量表以涵盖上述症状，包括重返工作岗位、学习、家庭生活和生活质量等。同时重视这些非残疾性远期后遗症，开展进一步的临床研究，减少这些症状对患者的困扰，提升生活质量。

三、小结

CVT 的总体预后要好于脑动脉血栓。经过积极治疗的 CVT 致死、致残率均低于脑动脉血栓。由于神经组织的不可再生性，急性期经抢救治疗存活的 CVT 患者仍可能遗留不同程度的神经功能和精神障碍，例如癫痫、认知障碍、易疲劳、慢性头痛和抑郁等。对于可能出现不良预后的患者，应提前进行积极干预。CVT 患者可能的远期后遗症包括疲劳、抑郁、头痛、晚发癫痫等。研究表明，影响 CVT 预后的因素很多，其权重各不相同。预后评估不宜套用脑动脉血栓的量表，而应综合考虑神经精神和心理状态。虽然一些 CVT 后遗症状较轻，但仍有一部分患者无法回归正常工作和生活，应该重视神经心理学和神经精神障碍方面后遗症的治疗和康复，以提高生活质量，减轻社会负担。

（顾建军　朱先理　王守森）

第五章　脑静脉血栓患者康复与长期管理

第一节　脑静脉血栓患者护理与康复

护理和康复与临床医疗工作相辅相成、互相补充，是 CVT 患者治疗过程中的重要组成部分。护理工作不仅包括对病情的监测和记录、对患者的用药和指导，还包括对患者进行健康教育、心理安慰、协助患者进行康复治疗等多方面的工作；康复训练和治疗则可以帮助患者早日恢复健康，回归社会。

一、护理

护理工作贯穿了 CVT 患者诊断和治疗的全过程，也是影响患者最终康复状况的关键因素之一。在 CVT 患者的临床护理中，不仅要完成临床事务性工作，还应掌握相关理论知识，以更主动、更高质量地完成护理工作。

（一）颅内压增高的观察和护理

1. 卧床休息，保持安静，头部高于胸部，将床的背板升高 15°～ 30°，以利于颅内静脉回流，减轻脑水肿。

2. 密切观察神志、瞳孔、生命体征及神经系统体征变化，重症患者须更频繁地观察和记录这些指标。

3. 维持患者情绪稳定，避免患者因紧张、焦虑等导致的血压波动；对于意识欠清醒而躁动的患者，需防止坠床等意外情况的发生，可加以适当约束，同时需注意保持气道通畅；保持患者大便通畅，根据患者情况采用合适的体位排便，忌高位灌肠。

4. 及时有效遵医嘱使用降颅内压药物，并观察药物反应。

5. 记录 24 小时出入量。

（二）抗凝治疗的护理

抗凝治疗是 CVT 治疗中最为基础的工作，针对抗凝治疗的患者，需要注意的护理重点如下。

1. 急性期治疗需要使用普通肝素或低分子肝素，因此，在完成护理病历时，须仔细询问患者既往病史和目前药物使用情况、药物过敏史，既往有无胃溃疡史、出血性脑卒中、未破裂并未经治疗的脑动脉瘤等潜在出血性疾病。对于女性患者，需注意是否已经妊娠或在哺乳期。

2. 告知患者抗凝治疗时可能发生出血倾向，并教育患者进行密切的自我观察。

3. 对患者皮肤黏膜状况进行评估，观察并记录有无瘀斑、皮损等情况。

（三）血管内治疗的围手术期护理

1. 术前完善各检查，做好宣教，对于拟进行股动、静脉穿刺的患者，进行双侧腹股沟或其他指定的术区备皮，并根据快速康复外科理念在约定术前的时间内禁食、禁水。

2. 术中除密切观察生命体征外，须注意观察加压袋的压力变化及出入量的多少，并随时调整液体量，导管到位后，遵医嘱经导管予以首剂量溶栓药物。

3. 术后保持室内安静，对于全身麻醉术后的患者，需观察并记录神志、瞳孔和生命体征及肢体肌力等变化，并在约定时间内恢复进食和进水。

4. 对于经股动脉穿刺的患者，根据血管穿刺点缝合的情况决定局部压迫和卧床休息时间，观察、记录穿刺处及敷料（是否有渗血等）情况，并密切观察患者双侧足背动脉搏动情况，观察并监测其双下肢感觉有无异常及皮肤温度，严格床旁交接班，并做好详细记录。

5. 发现穿刺局部发生肿胀，无论是局部血肿还是假性动脉瘤，都需要及时给予压迫，并告知医师以进一步检查处理。

6. 对于经股静脉置管溶栓的患者，应保持腹股沟穿刺处清洁干燥，观察留置管道是否固定可靠，用标记笔对术后留置的管道出穿刺鞘的位置进行定位标记并记录，如有管道脱出、损坏或污染等情况，应及时向医师报告。

（四）术后观察和护理

1. 生命体征和神经系统　术后密切观察生命体征和神经系统体征改变，如发现患者头痛加重或意识状态恶化、神经系统体征异常（瞳孔大小和对光反射情况、肢体肌力等），应考虑可能有颅内压增高的可能，立即报告医师。

2. 穿刺部位的观察和记录　穿刺部位有无渗血、肿胀，局部包扎敷料有无血迹，穿刺点附近有无局部肿块等，以及时发现局部出血或假性动脉瘤形成。

3. 穿刺点远侧的动脉　查看穿刺处远侧肢端皮肤的颜色、温度、动脉搏动等情况，同时在下肢制动情况下，可进行双下肢的小幅度按摩。

4. 凝血功能状况　注意患者皮肤黏膜有无出血点，有无鼻出血、牙龈出血、血尿、黑粪，根据医嘱及时采集血、尿、便样本送检，以监测凝血功能状态。

（五）预防及宣教

对于 CVT 危险因素的预防是关键，包括养成良好的生活习惯，例如对头面部感染不可轻视，禁止挤压面部"危险三角区"感染灶；对于育龄期女性，尤其是肥胖者，应谨慎选择避孕方法，避免使用可能增加血栓风险的口服避孕药，同时进行减重锻炼。接受抗凝治疗后应长期定期随访，定期检测血常规、凝血功能，严格按医嘱服药，不可擅自增减药物；对于使用华法林等抗凝血药物的患者，不仅需按照医嘱口服以防止 CVT 复发，还应注意自我观察有无出血倾向（如刷牙时出血、大便带血、皮肤刮擦时流血难止等），定期门诊检查凝血功能，同时避免多食含维生素 K 较多的食物，观察有无皮肤黏膜瘀斑，禁烟酒，鼓励清淡饮食、多饮水，避免剧烈运动，建议使用软毛牙刷刷牙，勤剪指甲，防止碰撞。如有异常，应及时就诊。

二、康复治疗

CVT 总体预后良好，但有一部分患者会遗留神经功能障碍。早期及全面康复，对于预防并发症、减少后遗症、最大限度地恢复患者的健康具有重要意义。目前没有专门针对CVT的康复指南或专家共识，更多的经验来自动脉性脑卒中的康复和管理指南。

（一）脑卒中康复管理模式——三级康复网络

一级康复多在发病后14天以内开始，此阶段多为卧床期，主要进行良肢位摆放、关节活动等训练。如果患者能够痊愈或出院后只需康复指导，即可在家庭或社区进行康复训练。如果患者日常生活大部分需要他人帮助，或出院后得不到康复指导或社区康复训练，建议患者转移至康复医学科或专门的康复中心继续进行康复。

1. 一级康复　一级康复是指患者早期在医院急诊室或神经内外科的常规治疗，以及早期康复治疗，是加强住院脑卒中患者医疗管理的模式，是提高疗效的必要辅助。一级康复也泛指早期康复，一般是卒中发病1个月以内实施的康复治疗。一级康复多在发病后14天以内开始，此阶段多为卧床期，主要进行康复护理、良肢位摆放、关节活动度训练、逐渐体位转移离床训练、吞咽管理等，必要时给予心肺功能康复。目的是防治并发症，为功能恢复打下良好基础。

2. 二级康复　二级康复是指脑卒中患者在康复病房或康复中心进行的康复治疗，是脑卒中康复的重要组成部分，包括开展认知、言语、吞咽、运动、感觉、心理、日常生活活动等功能评估和康复。二级康复也泛指恢复期康复，一般是指卒中发病1～6个月实施的康复。目的是提高生活自理能力，康复重点是挖掘患者的潜力，争取最大的功能改善，为下一步回归家庭、回归社会做准备。

3. 三级康复　三级康复是指在社区或家中的继续康复治疗。在社区康复治疗中，重点开展日常生活活动能力和职业能力训练，并进一步提高身体功能，防止并发症。目的是提高患者的生活质量、回归家庭、回归社会。三级康复也泛指卒中慢性期康复，一般是指卒中发病6个月后实施的康复。

（二）主要的康复训练方法

康复治疗方式需根据患者的具体病情和功能状态进行合理的选择。CVT患者发病后可能存在意识障碍、肢体功能障碍及心理健康等方面的问题，应通过观察和记录临床表现、评定各种针对性量表、记录和分析神经电生理及影像学表现等，进行综合的康复评定。对存在意识、认知知觉、言语语言、运动、感觉、情绪及心理障碍等的患者，根据功能障碍程度，制订相应康复方案。康复主要包括以下几方面。

1. 意识障碍　应用GCS评分、神经电生理检查等评估患者的意识状态，监测及掌握恢复情况。对于生命体征稳定、颅内无活动性出血的患者，可早期给予听觉、视觉、味觉、触觉刺激及关节挤压刺激等综合感觉刺激，促进意识水平的改善。正中神经电刺激、经颅磁刺激、直流电刺激等也对改善昏迷患者意识水平有一定的帮助。

2. 认知知觉障碍　主要临床表现包括注意力缺陷、记忆力减退、执行能力降低、自我意识减退、交流障碍等。康复评定常用的量表有加尔维斯顿定向和失忆症测试、定向日志、蒙特利尔认知评估量表、记忆损害筛查量表等。认知知觉障碍康复方法分为补偿性策略和恢复性策略。补偿性策略是指寻求内部心理策略（如助记符）或外部设备（如记忆笔记本）的帮助，以改善认知功能。恢复性策略是指增强认知系统的整体操作，以改善依赖于认知系统的各种活动的性能。

3. 言语障碍康复评定　包括波士顿诊断性失语症检查、西方失语症成套测验等。同时，全面检查构音器官，通过对构音器官形态及运动的观察，确定构音器官是否存在器质异常和运动障碍，以及通过鼻流量计检查、喉空气动力学检查、纤维喉镜检查、电子喉镜检查、肌电图检查、电脑嗓音分析系统，进行更细致的判断。

康复方法主要有阻断去除法、程序学习法、脱抑制法、实用交流能力训练等。构音障碍恢复训练包括松弛、呼吸、语音、辨音、克服鼻音化、韵律等方法。另外，言语障碍患者常伴有吞咽障碍，对患者进行吞咽训练，调整食物种类和结构，以保证患者的营养。

4. 运动障碍　对患者异常肌张力、运动功能、共济失调及活动参与水平进行综合评定。运动障碍的康复治疗原则是尽可能消除异常运动模式，促进正常运动模式的建立。

运动训练可加强患侧肢体主动运动功能的出现，促进肌力和肌张力的恢复，避免肩手综合征、肩关节半脱位、足下垂等。主要方法有：①神经肌肉促进技术、肌肉牵张技术。包括关节松动、有氧训练、平衡功能训练、卧坐转移、床椅转移、坐站转移等。肌力恢复训练分为被动训练、主动训练、抗阻力训练。当肌力为 0 ～ 1 级时，采用电刺激或被动训练；2 ～ 3 级时，以主动训练为主；4 ～ 5 级时，以抗阻力训练为主。平衡训练主要有坐位平衡训练、站位平衡训练、坐位 – 站起平衡训练及步行平衡训练。②作业治疗。主要是针对患者日常生活能力的训练，如有意识地针对一项活动进行精细和协调性能力的锻炼，以最大限度地促进患者身体、心理和参与社会活动等各方面的功能恢复。

理疗方面有电疗、磁疗、光疗、水疗、气压疗法等，配合针灸按摩，可改善局部血液循环、肩关节疼痛等不适情况，促进肌肉及运动功能。

5. 感觉障碍　出现感觉缺失、感觉减退、感觉过敏、疼痛等感觉异常时，常用多感觉刺激法增加患者的感觉输入，提高受损神经结构的兴奋或促进新的通路形成，从而恢复受损神经的正常功能。

6. 情绪及心理障碍　康复治疗包括认知和行为康复、恢复性训练、代偿性训练、心理治疗和非侵入性脑刺激技术等。出院回家后家庭室内环境改造很有必要，对于轮椅使用者，厕所需容纳轮椅大小，马桶旁需有扶杆，便于移动身体。毛巾的挂钩和脸盆架需较低，坐轮椅时也能使用。家庭温馨的改造会使患者心理上得到慰藉，感受到家人对自己的关心和关爱，使患者的心理能健康发展。

（三）注意事项

1. 早期重症康复　重症康复主要是预防并发症，为后续治疗创造条件。重症患者早期生活完全不能自理，气道保护、膀胱、直肠反射差，容易发生坠积性肺炎、尿路感染、压疮、关节挛缩畸形等并发症。需要积极施行体位排痰、振动排痰、加强被动呼吸训练等，保持呼吸道通畅。让患者处于感觉舒适、对抗痉挛模式、防止挛缩的体位，以维持肌肉张力，防止关节强直。

2. 社区居家康复　持续坚持康复锻炼，定期复诊、评定疗效、调整康复方案。每天坚持适量运动，如快走、慢跑、游泳等有氧运动。在日常生活中，建立良好的生活习惯，尽量减少高盐、高糖、高脂和不利于机体代谢的食物，如肥肉、咸菜、烟酒、某些不当饮料等，避免 CVT 复发。

3. 神经心理障碍康复 CVT患者出现严重残疾的概率很低，只有不到5%的患者需要日常生活活动方面的帮助。尽管如此，高达70%的患者仍然抱怨长期存在残留症状，例如神经心理障碍、语言障碍、频繁头痛和抑郁等。Lindgren等进行了一项调查，评估了CVT患者的工作恢复情况，报告称29%的患者在较长时间内未能重返工作岗位。神经心理障碍是影响患者生活质量和重返工作岗位的重要因素，尤其是来源于对CVT复发的恐惧心理，因此应该重视这方面的康复训练。通过心理评估量表筛查出具有较严重神经心理障碍的患者，重点进行心理治疗和药物治疗，帮助患者更好地回归社会。

三、小结

CVT的护理和康复与医疗相辅相成，非常重要，是顺利完成医疗工作的重要保障，与患者的预后及生活质量密切相关。应重视CVT患者的三级康复，帮助患者提高日常生活能力，早日回归家庭、回归社会。将来要更加重视CVT患者的神经心理障碍康复，建立适用于CVT患者特点的评估量表，对可能出现的神经心理障碍提前干预，进行针对性的心理康复训练，提高患者的生活质量，帮助患者重返工作岗位。

（李　琦　彭慧平　朱先理）

第二节　脑静脉血栓患者院外医疗管理

CVT患者经住院治疗后症状缓解出院，并不代表治疗的终结，仍然需要继续一段时间的院外医疗。大多数CVT患者有致病因素，而且抗凝治疗周期较长，还有复发的可能，因此需要院外继续服用相关药物，按照医嘱或病情需要，按时、定期门诊复查。

一、概述

（一）院外用药

CVT患者出院后需要服用一段时间或长期抗凝药，某些患者需服用抗癫痫药物或对症药物，应按照医嘱严格服药，不能擅自减药或停药，否则容易出现血栓复发等严重后果。患者应在医师建议的时间段内定期复查，在专科医师详细评估后，根据医师的建议调整药物或停药。应告知患者在服药期间的自我观察要点，注意有无出血倾向。

（二）生活中注意事项

1. 出血倾向的自我观察。门诊治疗阶段，大多数患者已经过渡到以口服华法林为主，华法林的优点是价格低廉并且容易在基层医疗单位获得，缺点是治疗剂量窗比较窄，不同个体的剂量差异比较大，容易发生抗凝不足或抗凝过度。抗凝过度具有较大出血的危险性，需要患者注意自我观察。

（1）外伤后伤口出血不止，皮肤轻微磕碰后大片淤青；或在无外伤的情况下皮肤黏膜出现不明原因的出血点和瘀斑。

（2）自发性鼻腔出血不止。

（3）刷牙时出血明显增多。

（4）月经量增多或出现异常的阴道出血。

（5）大小便颜色异常（棕色小便，黑色大便）。

（6）突发单侧肢体麻木或无力、意识模糊、言语困难、视觉障碍、头昏眼花、不明原因头痛。

2. 避免饮酒，女性患者不要服用口服避孕药，应该选用软毛牙刷刷牙并慎用牙线，使用华法林的患者须谨慎选用药效不明的中草药和含有维生素 K 的营养补充剂，勿参加可能造成出血的剧烈活动，警惕机体的任何异常表现。

（三）影响华法林药效的因素

1. 食物中维生素 K 的摄入　华法林抗凝的机制之一是通过竞争性地对抗维生素 K 的作用，阻止凝血因子的正常合成，因此食物中的维生素 K 会影响华法林的药效。

（1）食物中的维生素 K 可以减弱甚至完全抵消华法林的作用。常见的富含维生素 K 的食物包括香菜、西芹、白菜、韭菜、生菜、绿茶、红茶、猕猴桃、奶酪、菠菜、羽衣甘蓝、蛋黄和动物内脏等。比如，90g 烹调过的菠菜中含维生素 K 444.2μg，为一般人每日需要量的 555%；67g 生羽衣甘蓝中含维生素 K 547.4μg，为每日需要量的 684% 等。这样的食物如果吃得太多，华法林的作用就会被减弱。

（2）有些食物可增强华法林的抗凝作用，包括桦果、菠萝、葡萄柚、蔓越橘、番木瓜、大蒜、洋葱、生姜、鱼油等。

对于正在服用华法林抗凝的 CVT 患者，并非完全不能食用上述食品，而是应该保持规律的饮食习惯，与正在口服的华法林剂量维持效果均衡即可，须注意的是，不应突然增加或减少上述可能影响凝血功能的食物。

2. 药物的影响　华法林在人体内要经过肝脏的代谢转化成无活性的代谢产物，再排出体外。许多药物都与华法林共用相同的酶，当它们与华法林在体内并存时，就会与华法林争抢代谢酶，导致华法林代谢变慢，药物浓度升高。此外还有一些药物可以促使代谢酶的合成增加、活性升高，此时反而会使华法林的浓度和药效降低。

（1）增强华法林抗凝作用的药物：最常见的有对乙酰氨基酚，很多感冒药含有此药物成分，包括百服宁、泰诺林等减轻感冒症状的药物，阿司匹林、布洛芬、吲哚美辛、三环类抗抑郁药、磺胺类药物，以及枸杞、丹参、当归、银杏等常见药材。

（2）减弱华法林抗凝作用的药物：常用的有维生素 K、利巴韦林、利福平、考来烯胺、卡马西平、苯巴比妥、抑酸药，以及人参、西洋参等常见中药材。

3. 个体基因差异　个体的基因差异可以造成药效的差异。影响华法林药效的基因主要有编码其作用靶点酶的基因和药物代谢酶的基因，它们都有活性高低不等的多种等位基因，携带不同等位基因的人对于华法林的敏感性差别相当大，需要的剂量也各有不同。CVT 患者需要在服药初期进行探索性用药，通过 INR 监测确定最佳用药剂量。

二、门诊复查

1. 复查时间　CVT 患者复查的时间要根据患者的病情而定。在病情稳定的情况下，通常需要复查 3～4 次：第一次复查时间建议在手术或抗凝治疗后的 1 个月，第二次复查时间建议在第一次复查后的 3 ~ 4 个月，第三次复查的时间在第二次复查后 6 个月左右，然后逐渐到 1 年再进行复查。就复查周期来说，大约需要 2 年。但是，病因不明确或有遗传因素的 CVT 患者，抗凝治疗至少需要 1 年时间，在这期间需要监测凝血功能，若抗凝效果稳定，通常每 3 个月来院复查 1 次，观察症状恢复情况，脑水肿程度是否减轻，抗凝是否达标。对于高同型半胱氨酸血症引起 CVT 的患者，需要同时复查同型半胱氨酸水平是否正常。但对于不能去除病因的患者，如系统性红斑狼疮、抗磷脂抗体综合征 CVT，或者蛋白 C 或蛋白 S 缺乏导致的复发性 CVT，在原发病治疗的基础上，可能需要长期甚至终身抗凝治疗，这一类患者需要长期返院复查。

对于服用华法林抗凝的 CVT 患者，在抗凝效果没有稳定在目标范围时，需要频繁抽血检测 INR 是否达标，所以要根据 INR 的达标情况进行必要的抽血复查。

2. 复查项目　CVT 复查需要根据患者的具体病情选择适当的复查项目。一般的实验室检查项目包括血常规、INR、D- 二聚体及凝血功能。

影像学检查包括以下几方面：①颅脑 CT；② MRV 无创且具极高敏感性，对 CVT 复查更具优势；③ DSA 为有创性检查，费用较高，需要住院完成，一般不作为常规临床复查项目。

患者出院并不等于治疗结束，还需要定期复查，这是为了患者整体治疗的安全，特别是对 INR 的监测，是防止药物治疗并发症和 CVT 复发的重要措施。适当的影像学检查，也是为了更准确地掌握患者的病情恢复情况，指导用药及康复。

三、小结

CVT 患者出院并不代表着治疗的终结，相反，严格的院外医疗管理和定期门诊复查是极为必要的，有助于患者康复，降低复发机会。口服华法林抗凝期间必须进行 INR 的监测，从而摸索出可以将 INR 稳定在 2 ~ 3 为目标的用药剂量，服药期间应注意观察有无出血倾向，及时调整用药。

（顾建军　洪景芳　朱先理　王守森）

第三节　脑静脉血栓患者日常生活建议

对于脑静脉血栓（CVT）患者，无论是否继续服药治疗，预防血栓复发是需要长期甚至终身关注的问题，日常生活中的许多细节都可能是复发的诱发因素，因此需要对生活方式做一些必要的重新规划。

一、日常生活与预防 CVT

80% 以上的 CVT 患者存在一种或多种危险因素，如前所述，包括短期危险因素和长期危险因素。短期危险因素是可以通过预防和治疗消除的，而长期危险因素则可能伴随患者终身。

CVT 的发生与危险因素密切相关。除了对影响发病的危险因素进行防治外，在日常生活中还需要对不良生活习惯进行调整，主要包括：①清淡低脂饮食，戒烟戒酒，保证充足的睡眠，避免久坐，在心、肺、肾功能正常的情况下适当增加饮水量以降低血液黏度，减少血栓形成的概率；②育龄期女性应尽量减少避孕药的使用，避孕药中的雌激素能促进凝血因子的生成，增加血液黏滞度，存在遗传性易栓症或家族中有静脉血栓栓塞史者，选用口服避孕药应更为慎重；③妊娠期及产褥期妇女应避免高脂饮食及长期卧床，约 3/4 的妊娠相关 CVT 发生在产后，而产后 4 周内是颅内静脉血栓预防的重点时期，应注意加强产褥期卫生，避免产后盆腔感染，尽早下床活动及早期锻炼；④对有明确危险因素者，如自身免疫性疾病、血液系统疾病、肿瘤等，应尽早针对病因进行治疗，必要时遵医嘱预防性抗凝；⑤对于各种急慢性感染，应及时控制感染，如有颅内感染征象，如高热、头痛、喷射性呕吐、精神萎靡、精神行为异常等，应尽快至医院就诊；⑥肥胖女性应注意体重管理，适当减肥，避免口服避孕药物。

二、孕产妇注意事项

（一）备孕期间 CVT 的预防

对于育龄期女性来说，CVT 最常见的危险因素是口服避孕药。育龄期女性，尤其肥胖者，应尽量避免使用口服避孕药、行人工周期治疗及使用促排卵药物等。《头颈静脉回流障碍诊治中国专家共识》推荐，在有条件的地区，女性妊娠前应进行易栓症的易感性筛查。但对于有遗传因素、癌症或结缔组织病所致的血液高凝状态而尚未发生 CVT 时，目前尚无证据表明采用抗凝治疗措施可预防其 CVT 的发生。一般而言，CVT 治疗后存在复发的风险，治愈后的患者在备孕期间应当避免再次口服避孕药；遗传缺陷引起血液高凝状态者，包括凝血因子 V *Leiden* 基因突变、蛋白 C 和蛋白 S 缺乏并复发性 CVT 时，长期使用口服华法林抗凝可能有益，但复发与抗凝治疗持续时间是否相关尚不明确。发生过 CVT 的育龄期女性，应告知其妊娠中存在较高的静脉血栓形成和流产风险，但不能因既往 CVT 病史而禁止妊娠，在妊娠期全程采用低分子肝素抗凝治疗可以获益。总的来说，CVT 二级预防与其他深静脉血栓类似。在备孕期间无论感染还是非感染性因素，都应在积极治疗原发病的基础上，积极纠正脱水、降低血液黏度和改善局部血液循环。

对于正在口服抗凝剂治疗的育龄妇女，应采取有效的避孕措施，以避免意外妊娠及其相关风险（例如血栓栓塞、胚胎畸形）。因此，应告知患有 CVT 且正在接受抗凝治疗的女性，要警惕意外妊娠风险，有必要在口服抗凝治疗下采取有效避孕措施。

（二）孕妇 CVT 的管理

对于缺血性脑卒中和血栓栓塞性疾病的妊娠期女性，妊娠期间使用低分子肝素至分娩是安全可行的。欧洲卒中协会指南指出，使用低分子肝素抗凝治疗的临床预后更好，并且出血并发症风险非常低。由于肝素不会穿过胎盘屏障，因此不会对胎儿造成风险。新型口服抗凝血药和华法林可以通过胎盘屏障，故禁用于妊娠期 CVT 患者的治疗。对于高风险患者，妊娠早、中期 CVT 患者应尽早终止妊娠，以免随妊娠时间的增加及妊娠高危因素的增多而加重 CVT 病情，但是否要终止妊娠，应根据患者病情严重程度、孕周及个人意愿酌情处理。妊娠晚期 CVT 病情相对较轻者，可继续妊娠。孕周＜32 周的继续妊娠者，临床应密切观察病情变化，监测血常规、凝血功能，待孕周＞32 周时，及时行剖宫产手术终止妊娠，然后进行后续对症治疗。持续抗凝时间应包括整个妊娠期及产后至少 6 周，总治疗时间最少为 3 个月。

目前的临床建议是：孕产妇抗凝药物为皮下注射低分子肝素（而非普通肝素），该药不通过胎盘屏障，不会导致胎儿畸形或者出血，但仍有 10% 的孕产妇 CVT 患者采用低分子肝素疗效欠佳。华法林由于有导致子宫内出血、新生儿出血和致死性胎儿畸形的风险，在妊娠期 CVT 患者中被禁用。新型口服抗凝剂如利伐沙班、达比加群等也有类似的风险，同样也禁用于妊娠期 CVT 患者。孕产妇 CVT 患者常伴有高血压、糖尿病或心血管疾病等基础疾病，临床诊疗过程中应根据病因及症状，及时对因对症治疗，预防为主，防治结合，改善患者预后。

（三）哺乳期产妇 CVT 的管理

指南建议，CVT 患者的抗凝治疗至少持续到产后 6 周，其疗程至少 3 个月，推荐低分子肝素作为抗凝血药物。低分子肝素不容易转移到母乳中，或是母乳喂养期间的合理选择。除了低分子肝素外，磺达肝癸钠和华法林也被认为在母乳喂养期间是安全的。在华法林治疗期间，应注意确保新生儿在出生后几周内摄入足够的维生素 K，防止新生儿出现因维生素 K 缺乏而诱发的脑出血。新型口服抗凝血药或其代谢物进入母乳的程度尚未得到充分研究，因此不建议在母乳喂养期间使用。

三、避孕与生育

育龄期 CVT 患者经过积极救治后，多数能得到良好的临床预后。对于既往有 CVT 病史的女性，避孕和生育都是值得关注的问题。

（一）避孕

几项大型研究显示，停止抗凝治疗后第一年，CVT 的复发率为 2%～5%。对于既往有 CVT 病史的育龄女性，如不打算生育，则应该选择正确的避孕方式。研究显示，口服复方激素避孕药与 CVT 风险增加 7.6 倍相关。静脉血栓栓塞风险的增加取决于复方激素避孕药产品中的雌激素含量和孕激素成分。对于有 CVT 病史并已停止抗凝治疗的女性，尤其是因为使用复方激素避孕药或妊娠而发生 CVT 的女性，应避免使用雌激素 - 孕激素复方避孕药，选择无雌激素避孕方法，以尽量降低 CVT 复发风险。口服孕激素制剂或含有左炔诺孕酮的宫内节育器不会增加血栓形成的风险，因此此类群体使用较为安全。采取避孕工具进行避孕是比较合理的选择。

（二）生育

与健康个体相比，既往有静脉血栓病史的患者，具有更高的静脉血栓（如下肢静脉血栓、肺栓塞）风险。同样，有静脉血栓病史的女性，再次妊娠时也有更高的静脉血栓形成风险。但更高的风险并不意味着不能再次生育。有 6 项调查研究了女性 CVT 患者的结局和妊娠并发症，共观察了 855 例女性，其中 83 例在 CVT 后妊娠（101 例次妊娠）。结果显示，再次妊娠期间发生并发症的风险很低，其中 88% 的妊娠为正常分娩，其余为自愿终止妊娠或自发流产，仅 1 例 CVT 复发，2 例发生深静脉血栓。根据现有证据，CVT 不是再次妊娠的禁忌证。但考虑到妊娠可带来额外的血栓风险，对于既往有 CVT 病史的女性，于再次妊娠和产褥期需高度重视这种额外的血栓风险，有针对性地预防性使用低分子肝素，可将 CVT 复发的风险降至最低。

临床指南推荐的意见及常见的预防措施如下：①有 CVT 病史的女性，并非再次妊娠的禁忌证，再次妊娠前应进一步明确 CVT 的潜在病因，并向专科医师和（或）母婴医学专家咨询，尽量在妊娠前消除潜在病因；②对于有 CVT 病史的女性，于再次妊娠期间和产褥期间推荐使用低分子肝素进行预防性抗凝治疗；③保持积极乐观的心态，规律的生活饮食起居，不熬夜，适当运动，保持正常的水分补给。

总之，既往 CVT 病史不是再次妊娠的禁忌证，再次妊娠及产褥期预防性使用低分子肝素有助于将 CVT 复发的风险降至最低。

四、小结

CVT 患者在日常生活中应注意避免危险因素，降低 CVT 复发的概率。对于既往 CVT 病史且已经停止抗凝的女性，应避免采用雌激素制剂避孕药进行避孕。有 CVT 病史的女性，并非再次妊娠的禁忌证，再次妊娠期间和产褥期间推荐使用低分子肝素进行预防性抗凝。

（顾建军　黄银兴　朱先理　王守森）

第六章 典型临床病例

临床医学是一门实践性很强的应用科学，丰富的理论基础也必须实践于临床，体现在临床病例的诊疗中。本章精选了 8 个有代表性的 CVT 临床病例，展示其主要的诊治过程。这些病例有救治成功的，也有失败的，有药物治疗和血管内治疗的，也有开颅去骨瓣或者切开静脉窦取栓的，真实展现了目前 CVT 的诊疗现状。临床医师可以通过对病例的复盘，总结成功的经验，认识到科学的边界，寻找未来的突破，从而提高 CVT 的诊治水平。

病例 1　不典型脑静脉血栓

患者男性，36 岁。突发剧烈头痛、肢体抽搐，抽搐发作的先兆及肢体抽搐发作顺序不详，发作时不伴有大小便失禁。肢体抽搐持续约 1 分钟后缓解，患者自行清醒，醒后诉剧烈头痛，呈持续性胀痛，位于左侧顶部，无恶心、呕吐，不伴肢体无力。发病当天颅脑 CT 检查显示左侧顶枕叶出血。给予抗癫痫、脱水降颅内压等处理。发病后第 2 天行全脑血管造影检查，未见动脉期及静脉期明显异常。但头痛进行性加重，意识水平渐下降至模糊到浅昏迷状态。7 天后，再次发生四肢抽搐并呈持续昏迷状态，复查颅脑 CT 提示"右侧额顶叶新发脑出血，左侧顶枕叶脑出血基本同前，双侧大脑半球广泛肿胀"。此时患者有发热，最高体温 39.8℃，拟"颅内多发脑出血原因待查，继发性癫痫，静脉窦血栓？"收治入院。

一、既往史

2 型糖尿病病史 2 年，规律服药和监测血糖。

二、体格检查

T 39.5℃，P 98 次 / 分，R 22 次 / 分，BP 150/95mmHg。昏迷状态，GCS 评分 8 分（E2 分，V2 分，M4 分）。双侧瞳孔等大等圆，直径约 3mm，直接及间接对光反射均灵敏。角膜反射存在。双侧额纹对称，无变浅，双侧鼻唇沟对称，无变浅，口角无明显歪斜；左侧肢体刺痛活动正常，肌力、肌张力正常；右侧肢体刺痛活动差，右上肢肌力约 5⁻ 级，右下肢肌力约 3 级，肌张力稍减弱。左侧 Babinski 征（－），右侧 Babinski 征（＋），颈抵抗（＋），Brudzinski 征（－），Kernig 征（－）。

三、实验室检查

1. 凝血功能（2019-09-09）　凝血酶时间 17.8 秒（TT 14 ~ 21 秒），凝血酶原时间 9.6 秒（PT 9 ~ 15 秒），活化部分凝血活酶时间 20.3 秒（APTT 22 ~ 38 秒），纤维蛋白

原降解产物 2.4g/L（FIB 2 ～ 4g/L）。

凝血指标改变参见表 6-1。

表 6-1　病例 1 的凝血指标

检测内容	发病早期	发病后第 8 天	发病后第 18 天	正常参考值
D- 二聚体	未查	7.69mg/L	1.27mg/L	< 0.5mg/L
PT-INR	0.83	1.03	2.02	0.8 ～ 1.5

2. 常规检验　血常规（2019-09-09）：白细胞计数 12.45×10^9/L，粒细胞百分比 75.80%，粒细胞计数 9.42×10^9/L，红细胞计数 4.42×10^{12}/L，血红蛋白测定 142g/L，血小板计数 316×10^9/L。

3. 发病后第 2 天腰穿　压力 > 330mmH₂O。

四、影像学检查

发病当天颅脑 CT：左侧顶叶血肿，周围脑组织稍水肿，大脑中线结构居中（图 6-1A）。

发病后第 2 天 DSA：颅内动脉未见异常，静脉窦未见明显异常（图 6-1B、C）。

发病后第 8 天颅脑 CT：左侧顶叶血肿基本同前，右侧额顶叶脑出血（新增，量大），双侧大脑半球肿胀明显，环池欠清楚，大脑中线结构稍左偏（图 6-2A）。

发病后第 8 天 MRA+MRV：①上矢状窦多发充盈缺损影，考虑静脉窦血栓继发右侧额叶及左顶叶梗死性出血灶；② MRA 未见明显异常；③大脑中线稍左偏，环池欠清楚（图 6-2B）。

发病后第 8 天 DSA：双侧颈内动脉、椎动脉造影动脉期影像无明显异常，双侧前循环动脉期时间正常，毛细血管期、静脉期、静脉窦期时间明显延长，上矢状窦、窦汇部多处充盈缺损，局部上矢状窦向皮质静脉逆流（图 6-2C）。

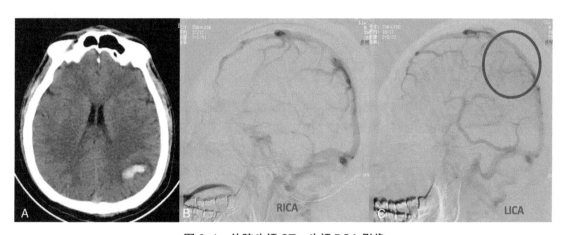

图 6-1　外院头颅 CT、头颅 DSA 影像

A. 头颅 CT（2019-09-09）：左侧顶叶血肿，周围脑组织稍水肿，大脑中线结构居中；B: 右侧颈内动脉造影：静脉窦未见明显异常；C：左侧颈内动脉造影：大静脉窦未见明显异常，左侧顶枕叶皮质静脉似有缺失（红圈处）

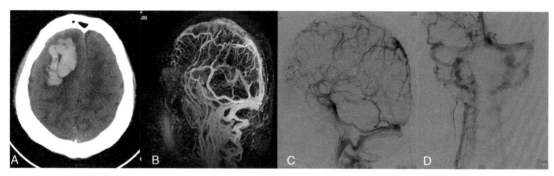

图 6-2　住院患者头颅 CT、MRV 及颈动脉 DSA 检查影像

A. 头颅 CT，提示右侧额叶新发血肿，周围脑水肿；B. 头颅 MRV，提示上矢状窦充盈缺损，考虑上矢状窦大负荷量血栓；C. 左侧颈动脉侧位 DSA，显示静脉期上矢状窦连续性中断，皮质静脉滞留明显；D. 右侧颈动脉正位 DSA，提示颅内静脉引流以双侧椎静脉丛为主

五、临床诊断

上矢状窦、皮质静脉血栓形成。

六、病史特点

1.青年男性，突发头痛及痫样发作起病，加重并出现意识障碍。

2.浅昏迷，右侧肢体刺痛活动差，右上肢肌力约 5⁻ 级，右下肢肌力约 3 级，右侧 Babinski 征（＋）。

3.腰椎穿刺提示颅内压显著增高；D- 二聚体显著增高。

4.发病初始颅脑 CT 提示左侧顶叶小血肿，后血肿进展，并出现右侧额叶脑出血。

七、诊断依据

MRA+MRV 显示上矢状窦多发充盈缺损影，考虑静脉窦血栓继发右侧额叶及左顶叶脑死性出血灶；脑血管 DSA 显示上矢状窦、窦汇部多处充盈缺损，局部上矢状窦向皮质静脉逆流。

八、诊疗过程及预后

初期诊疗过程：患者以突发肢体抽搐、头痛就诊当地医院，CT 提示左侧顶叶脑出血，腰椎穿刺测压＞ 330mmH₂O，当地医院 MRV 检查示静脉窦通畅，DSA 未见静脉及静脉窦血栓。故只能以"脑内血肿原因待查"给予脱水降颅内压、抗癫痫等处理。然而，患者病情并未能得到控制，头痛进行性加重，逐渐意识障碍加重。复查颅脑 CT 提示右侧额叶新发血肿。

确诊后诊疗过程：发病后第 8 天颅脑 MRV 检查明确诊断静脉窦血栓，立即启动针对 CVT 的治疗，即抗凝治疗和血管内介入取栓和溶栓治疗。

发病后第 8 天 DSA 和介入治疗：颈内动脉造影提示上矢状窦多发血栓形成，颈部静脉以椎静脉引流为主（图 6-2D），术中经静脉微导管造影明确血栓位置（图 6-3A），经

Solitaire 6mm×30mm 支架多次取栓后，静脉窦恢复部分正向血流（图 6-3B），并将微导管置于上矢状窦近端，进行接触溶栓治疗（图 6-3C）。

　　术后动态复查颅脑 CT，提示脑内血肿无增加（图 6-3D）。术后患者体温渐恢复正常，意识好转。微导管静脉窦接触性溶栓 6 天后复查造影（图 6-4A），显示脑血管循环时间正常，各静脉窦均通畅（图 6-4B）。遂拔出留置的微导管，继续系统性抗凝治疗。经低分子肝素与华法林重叠治疗 3 天后，停用低分子肝素，规则服用华法林治疗，并定期检测凝血功能。出院时 mRS 评分 1 分，术后 9 个月（2020-06-15）复查颅脑 DSA，示上矢状窦显影良好（图 6-4C、D）。停用华法林，mRS 评分 0 分。1 年后复查颅脑 MRV 检查未见明显异常（图 6-4E）。

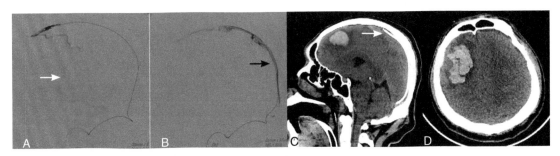

图 6-3　术中经静脉微导管造影及术后即刻 CT 检查

A. 微导管手推造影，见对比剂完全经皮质静脉逆流，然后通过吻合静脉向横窦回流（白箭头），未向矢上状窦顺向引流；B. 多次支架取栓后，微导管手推造影，见对比剂正向回流（黑箭头），经皮质静脉逆流消失；C. 术后置管持续微泵注射尿激酶溶栓治疗（白箭头）；D. 术后即刻复查头颅 CT，提示血肿无增加，脑水肿无加重。

九、病例分析与点评

　　本病例在发病初期具有一定的诊断难度。青年男性，首发症状为肢体抽搐伴有剧烈头痛和意识水平进行性恶化，颅脑 CT 示左侧顶枕叶脑出血，发病早期 CTA 和 DSA 均未见脑血管异常。根据此时有限的信息，对于自发性脑血肿的诊断和鉴别诊断所需考虑的各种疾病颇多，CVT 发病率较低，往往不能排在所需鉴别疾病的前几位。

　　然而，在罗列各种鉴别诊断和重要的阳性及阴性鉴别线索时，应注意到患者二次出血灶在首次出血灶的对侧，并且"双侧大脑半球广泛肿胀"。尽管脑内血肿灶周围也可存在水肿区域，但结合双侧均有出血性病灶，且实验室检查未发现其他自发性出血线索（血液系统疾病、肿瘤等），因此，定位诊断需考虑两个出血灶所共有的解剖基础——上矢状窦，即静脉窦血栓的可能。

　　回顾病情发展进程，发病初期的病理为孤立性左侧顶叶皮质静脉血栓，引起了癫痫发作、局部脑出血等局灶性脑损害的典型表现。由于局灶性皮质静脉血栓的 DSA 影像学可能不典型（在静脉期中，较粗大的皮质静脉血栓形成后，可呈现所属引流区大片空白不显影，较细小的皮质静脉血栓则空白区不明显），难以早期确诊并启动抗凝治疗。在已确诊 CVT 后再仔细回顾当地医院早期 DSA 影像，可发现，虽然当时 DSA 见上矢状窦显影尚可，但左侧颈内动脉造影静脉期顶枕叶未见较大的皮质静脉显影，仅可见细小的代偿静脉充盈

（图6-1C），与右侧颈内动脉造影静脉期（图6-1B）形成了鲜明对比，提示存在左侧顶枕叶大脑上静脉血栓可能。警示：在排查自发性脑出血的各种原因时，应该注重影像学检查的每个细节，仔细搜寻每一帧影像中的蛛丝马迹，不能只关注大的脑静脉窦，还要观察皮质静脉的形态。

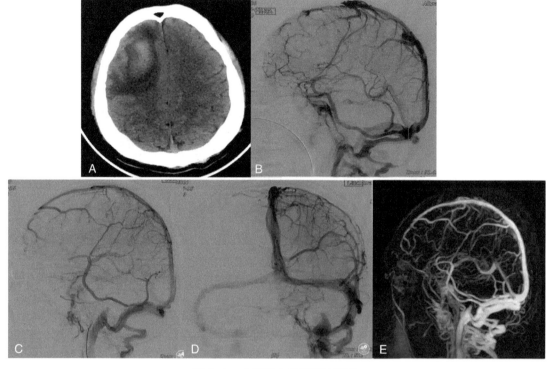

图6-4　术后及中长期随访影像

A. 术后3周头颅CT，提示额叶血肿明显吸收，双侧大脑半球脑水肿基本消退；B. 置管接触性溶栓后第6天脑血管DSA，见脑循环时间正常，未见皮质静脉滞留，上矢状窦、窦汇、双侧横窦血流通畅，均呈正向血流；C、D. 术后9个月复查DSA，提示脑循环时间正常，脑皮质静脉、静脉窦回流正常，静脉窦充盈、管腔规整；E. 术后1年复查头颅MRV，见皮质静脉、静脉窦均显影良好

发病数天后，患者的皮质静脉血栓进一步延长到上矢状窦，病情迅速进展，出现对侧脑内血肿及相应的临床表现，再次复查可见典型的影像学表现。回顾文献，CVT的漏诊、误诊和延误诊断的发生率较高，发病过程也往往十分隐匿，而且最初可能表现为非特异性症状。在ISCVT研究中，CVT患者在症状出现后平均4天才到医院就诊，症状出现平均7天后才确诊为CVT。因此其早期诊断颇具挑战性。

自发性脑内出血伴有抽搐发作者，当病因不明确时固然不能贸然施以抗凝治疗，只能采取降低颅内压和抗癫痫治疗。在积极寻找病因、明确CVT诊断后，才能启动抗凝治疗。本例为合并颅高压危象的重症CVT，单纯抗凝治疗不能达到满意效果，因此积极进行血管内治疗，开通部分闭塞的静脉窦，并留置微导管进行局部接触性溶栓治疗，是挽救性治疗的重要措施，获得了良好的治疗效果。

患者上矢状窦及皮质静脉大量血栓，术中经多次支架取栓，虽然没有完全开通静脉窦，但恢复了部分静脉血的正向引流，然后微导管置于上矢状窦近端进行接触性溶栓治疗，通过泵入尿激酶，血栓被尿激酶溶解后随着正向血流参与血液循环，进一步促进了静脉窦再通，静脉性脑肿胀得到有效缓解，有效降低了颅内压。对于进行性进展的重症CVT，血管内治疗是一种有效的选择。脑静脉窦直径远远大于脑动脉，存在蛛网膜颗粒和分隔，管腔较为粗糙，且上矢状窦的横截面为三角形，与现在的动脉取栓支架并不匹配，因此很难达到和动脉取栓相同的即刻效果。

CVT血管内治疗效果可分为：①一级目标。闭塞静脉窦的再通或部分再通，快速降低颅内压。②二级目标。建立顺向静脉血流，进行接触性溶栓。③三级目标。置管于血栓内进行接触性溶栓。能达到一级目标固然最好，但是对于血栓负荷量大的患者，往往不容易实现。根据笔者团队的经验，能达到二级目标甚至三级目标，再通过接触性溶栓，最后基本能实现静脉窦的再通，取得较好的临床效果。宣武医院CVT诊疗路径推荐，对于需要血管内治疗的患者，如合并脑出血，则倾向于机械性碎栓；如不合并出血，则倾向于接触性溶栓。即使患者在术前已经并发了脑出血，接触性溶栓并不会增加脑出血扩大或新发脑出血的概率。

（刘海兵　洪景芳　朱先理　王守森）

病例 2　复发性脑静脉血栓

患者女性，25岁。颅内静脉窦血栓史7年，突发头痛1周，于2023年7月24日入院。

既往发病情况：患者于2016年在剖宫产后5天出现头痛不适，呈全颅持续性胀痛，尚能忍受，无意识障碍，无肢体抽搐，无恶心、呕吐，无视物模糊。当时未给予特殊治疗，随后症状逐渐加重，在剖宫产后14天突发意识不清、四肢抽搐、牙关紧闭，抽搐持续约3分钟后自行缓解，抽搐后自觉右侧肢体无力，行走、持物不能。于当地医院查颅脑CT示上矢状窦内高密度影填充、双侧额顶部多发大脑静脉密度增高，考虑上矢状窦及大脑浅静脉血栓伴双侧大脑半球梗死性出血；颅脑CTV显示上矢状窦未见显影，考虑血栓形成。给予抗凝、抗癫痫等治疗，但当日仍多次出现四肢抽搐，数分钟后缓解，于次日转入本科治疗，接受抗凝、抗癫痫、脱水降颅内压等治疗，数日后复查DSA提示上矢状窦血栓形成。治疗期间患者神志清楚，右侧肌力3级，肌张力稍低，左侧肌力肌张力正常，继续抗凝治疗，右侧肌力恢复至4级，病情好转出院。出院后，患者规律服用华法林、丙戊酸钠缓释片，6个月后自行停药，未诉特殊不适。

7年后，患者于2023年再次出现头痛，但因程度较7年前轻而未予以重视及治疗。随后数日头痛呈进行性加重，无恶心、呕吐，无意识丧失，无四肢抽搐，当地医院颅脑CT检查提示右侧横窦区高密度影，考虑静脉窦血栓。急转本院，给予抗凝治疗。发病后2天DSA检查提示上矢状窦通畅，右侧横窦血栓形成。患者接受抗凝治疗后，病情好转出院，出院后长期规律服用利伐沙班。此次发病后9个月复查DSA，可见动脉期、毛细血管期、静脉期和静脉窦期循环时间正常，右侧横窦仍未显影。

一、体格检查

生命体征平稳，神志清楚。双侧瞳孔等大等圆，直径约 3.0mm，直接及间接对光反射均灵敏。其余脑神经未见明显异常，四肢肌力 5 级，肌张力正常，各深、浅反射正常存在，病理反射阴性。

二、实验室检查

1. 腰椎穿刺（2016-05-25，既往发病） 压力 210mmH$_2$O。

2. 凝血功能（2016-05-25） 凝血酶时间 15.0 秒（TT 14～21 秒），凝血酶原时间 12.4 秒（PT 9.8～12.1 秒），活化部分凝血活酶时间 31.7 秒（APTT 21.1～36.5 秒），纤维蛋白原降解产物 4.34g/L（FIB 2～4g/L）。

凝血功能（2023-07-24）：凝血酶时间 17.8 秒（TT 14～21 秒），凝血酶原时间 11.7 秒（PT 9.8～12.1 秒），活化部分凝血活酶时间 30.5 秒（APTT 25～31.3 秒），纤维蛋白原降解产物 2.11g/L（FIB，2～4g/L）。

3. 血常规（2016-05-25） 白细胞计数 8.66×10^9/L，粒细胞百分比 75.7%，粒细胞计数 6.55×10^9/L，红细胞计数 4.22×10^{12}/L，血红蛋白测定 126g/L，血小板计数 243×10^9/L。

血常规（2023-07-24）：白细胞计数 5.30×10^9/L，粒细胞百分比 61.8%，粒细胞计数 3.28×10^9/L，红细胞计数 4.04×10^{12}/L，血红蛋白测定 132g/L，血小板计数 164×10^9/L。

4. D- 二聚体 2016-05-25，既往发病：8.79mg/L；2023-07-24，此次发病：0.73mg/L。

三、影像学检查

1. 颅脑 CT（2016-05-25，既往发病）示 ①左侧额叶、右侧顶叶混杂密度影，考虑梗死伴出血；②双侧大脑半球表面可见粗大的上矢状窦及引流静脉呈高密度影，考虑血栓（图 6-5A、B）。

2. 颅脑 CT（2023-07-20，此次发病）示 右侧横窦高密度影，考虑血栓（图 6-5C），左侧额叶、右侧顶叶陈旧性软化灶（图 6-5D）。

3. 脑血管 DSA（2016-05-27，既往发病）示 动脉期、毛细血管期循环时间正常，静脉期和静脉窦期对比剂滞留，循环时间延长，见上矢状窦连续性中断，左侧额叶皮质静脉、右侧顶叶皮质静脉局部缺如，考虑上矢状窦、左侧额叶和右侧顶叶皮质静脉血栓形成（图 6-6A）。

4. 脑血管 DSA（2023-07-26，此次发病）示 动脉期、毛细血管期、静脉期和静脉窦期循环时间正常，右侧横窦未显影，考虑右侧横窦血栓形成，右侧大脑皮质静脉、翼丛代偿良好（图 6-6B、C）。

5. 脑血管 DSA（2024-04-02） 为此次发病后的 9 个月随访，动脉期、毛细血管期、静脉期和静脉窦期循环时间正常，右侧横窦仍未显影（图 6-6D）。

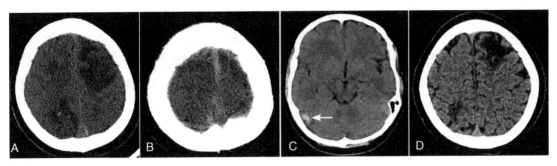

图 6-5　患者第一次和第二次发病的头颅 CT 检查

A. 头颅 CT（2016-05-25），示左侧额叶、右侧额顶叶高低混杂密度，考虑梗死伴微出血；B. 头颅 CT（2016-05-25），示上矢状窦高密度影，考虑血栓形成；C. 头颅 CT 示（2023-07-20）：右侧横窦高密度影，考虑血栓（白箭头）；D. 头颅 CT 示（2023-07-20）：左侧额叶、右侧顶叶陈旧性软化灶

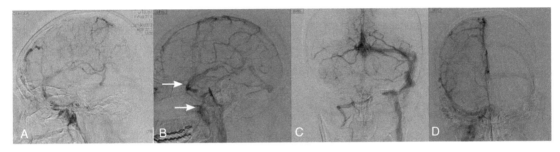

图 6-6　患者历次 DSA 检查

A. 左侧颈内动脉造影静脉期侧位片（2016-05-27），上矢状窦连续性中断，提示血栓形成；B. 右侧颈内动脉造影静脉期侧位片（2023-07-26），上矢状窦通畅完整，右侧大脑中浅静脉、翼丛异常发达（白箭头）；C. 右侧椎造影静脉期正位片（2023-07-26），右侧横窦、乙状窦不显影；D. 右侧颈内动脉造影静脉期（2024-04-02），提示上矢状窦通畅完整，皮质静脉显影良好，右侧横窦、乙状窦不显影

四、临床诊断

脑静脉血栓复发（横窦）。

五、病史特点

1. 青年女性，7 年前产后出现头痛、癫痫发作，影像学证实为 CVT。
2. 此次再次出现类似头痛，进行性加重。

六、诊断依据

颅脑 CT 检查提示右侧横窦区高密度影；DSA 检查提示上矢状窦通畅，右侧横窦血栓形成。

七、诊疗过程及预后

2015 年患者于产后首次发病确诊 CVT，给予抗癫痫、抗凝、降颅内压等治疗，抽搐发作和颅内压增高得到良好控制，给予静脉应用肝素治疗 7 天，将活化部分凝血活酶时间

（APTT）延长至正常值的 2 倍，再交替口服华法林 3 天，INR 值控制在 2 ~ 3，患者神经功能状态恢复良好出院。出院后患者规律服用华法林 6 个月，但未返院复查而自行停药。

2023 年患者再次发病，仅表现为孤立性头痛，没有抽搐发作和颅内压增高表现，给予低分子肝素治疗 7 天，再桥接利伐沙班口服，神经功能状况好转后出院，建议患者长期口服利伐沙班抗凝。此次发病后 9 个月复查，患者神经功能状况正常。

八、病例分析与点评

该病例有两个特点，其一为首次发病在剖宫产后 5 天后，为妊娠期 CVT；其二为首次 CVT 治愈后 7 年再次发病。此外，患者二次发病时颅内压都在可代偿范围内，没有转变为重症。

妊娠是 CVT 明确的风险因素，CVT 在妊娠和产褥期妇女中较为常见，约占所有 CVT 病例的 20%，其中 90% 以上发生在妊娠末 3 个月或产后的前 6 周内。患者初次发病为产后 5 天继发 CVT，表现为头痛、癫痫发作和意识障碍，双侧大脑半球多发静脉性梗死伴出血。症状典型，诊断明确。经规范抗凝、抗癫痫、脱水降颅内压等治疗后，恢复良好，mRS 评分 0 分出院。考虑妊娠是引起该病的危险因素，排除了其他危险因素，出院 6 个月后患者未来门诊复查随访而自行停用抗凝血药，导致疾病再发，颇为遗憾。

指南推荐：对于妊娠期发生 CVT 的患者，建议使用低分子肝素，其安全性优于普通肝素，并且建议整个妊娠期使用低分子肝素（0.4ml，每日 2 次，皮下注射），并且在产后至少 6 周持续使用低分子肝素或华法林，目标 INR 保持在 2.0 ~ 3.0，整个治疗持续时间为不少于 6 个月。首次 CVT 发病诊断及时，治疗规范，患者也获得了良好预后。

患者于 7 年后再次出现症状，表现为孤立性头痛，DSA 检查明确为右侧横窦血栓，临床诊断为 CVT 复发，经抗凝治疗，头痛逐渐缓解，给予规律服用新型口服抗凝血药利伐沙班治疗，9 个月后复查右侧横窦未再通，但左侧横窦显影良好，且右侧大脑半球部分静脉血液通过大脑中浅静脉和翼丛沟通，回流到颈外静脉，代偿良好，临床未再发病。

颅内压增高的程度是衡量 CVT 病情的指标之一。除了临床症状外，颅内压增高还可通过客观检查直接或间接体现。①腰椎穿刺测压提示压力明显升高；②眼科检查示视力明显下降，视盘水肿等；③ CT 或 MRI 检查发现大片脑水肿或弥漫性脑肿胀；④ DSA 造影，脑循环时间明显延长，静脉期对比剂明显滞留。本例患者行 DSA 造影提示局部无明显对比剂滞留、脑循环时间无明显延长，结合腰椎穿刺测压结果，考虑患者虽然上矢状窦广泛血栓形成，但有较好的代偿，故无须行血管内治疗或去骨瓣减压，通过抗凝治疗即可取得良好效果。随访复查时 DSA 虽然显示右侧横窦未能再通，但脑循环时间无延长，说明静脉回流代偿良好。

该患者为复发性 CVT，且未发现其他明确危险因素，因条件所限没有进行易栓症的筛查，但是仍建议长期服用利伐沙班及门诊随访。对于复发的 CVT 患者，应建议进行易栓症的筛查。

（刘海兵　洪景芳　朱先理　王守森）

病例 3　脑深静脉血栓导致死亡

患者女性，25 岁。脑静脉血栓病史 2 年，意识不清 19 小时，于 2016 年 9 月 26 日急诊入院。

患者于 2 年前无明显诱因出现头痛、头晕，伴呕吐、发热，无肢体抽搐，无四肢无力，无视物模糊，就诊于当地医院，行 MRI 检查提示"颅内静脉窦血栓形成"，给予抗凝、脱水治疗后，上述症状缓解，规律服用抗凝血药 1 年后，因怀孕停用抗凝血药。患者 8 天前于当地医院顺产 1 女，产后恢复良好出院。1 天前自述较为严重的头痛，呈持续性胀痛伴头晕，无视物旋转、无复视，无恶心、呕吐，症状进行性加重，19 小时前家属发现意识丧失，呼之不应、推之不醒，遂紧急就诊当地医院，行颅脑 CTA+CTV 检查，提示直窦和下矢状窦高密度影，考虑静脉窦血栓形成，给予低分子肝素抗凝、激素冲击及甘露醇脱水等治疗，神志无好转。转诊本院过程中，患者持续呼吸急促，四肢强直，双眼向下凝视，无大小便失禁，无呕吐。

一、既往病史

2016 年 9 月 18 日，妊娠 29 周，早产 1 女。

二、体格检查

BP 150/73mmHg，神志昏迷，GCS 评分 5 分（E1 分，V1 分，M3 分），头颅无畸形，双侧瞳孔等大，直径 1.5mm，直接、间接对光反射均迟钝。双眼向下凝视。角膜反射存在。双侧额纹、鼻唇沟对称，口角无歪斜。咽反射双侧对称存在。四肢肌力无法测出，肌张力增高。腹壁反射未引出，膝腱、跟腱反射亢进。双侧 Babinski 征（+）。

三、实验室检查

1. 凝血功能（2016-09-26）　凝血酶时间 17.9 秒（TT，14 ～ 21 秒），凝血酶原时间 11.9 秒（PT，9.8 ～ 12.1 秒），活化部分凝血活酶时间 25 秒（APTT 25 ～ 31.3 秒），纤维蛋白原降解产物 19.5g/L（FIB 2 ～ 4g/L）。

2. 血常规（2016-09-26）　白细胞计数 26.15×10^9/L，粒细胞百分比 91.1%，粒细胞计数 24.60×10^9/L，红细胞计数 5.04×10^{12}/L，血红蛋白测定 152g/L，血小板计数 402×10^9/L。

3. D- 二聚体　2016-09-26：4.78mg/L；2016-9-27：13.28mg/L。

四、影像学检查

1. 颅脑 CTA+CTV 检查（2016-09-26）　直窦、大脑大静脉、下矢状窦及邻近部分深静脉走行区高密度影，考虑血栓形成；两侧丘脑密度降低，考虑静脉性梗死。双侧侧脑室扩张明显，环池欠清楚（图 6-7A、B）。

2. 脑血管 DSA 检查（2016-09-26）　直窦、大脑大静脉、大脑内静脉均未显影，深部静脉血流迟缓、滞留明显，考虑血栓形成（图 6-7C）。

五、临床诊断

脑深静脉血栓形成（直窦、大脑大静脉、大脑内静脉、窦汇、横窦）。

六、病情特点

1. 青年女性，既往有 CVT 病史。

2. 本次为妊娠后 1 周出现头痛、意识障碍，四肢肌张力增高和腱反射亢进，病理反射阳性。

七、诊断依据

1. D- 二聚体显著升高。

2. 颅脑 CTV 提示直窦、大脑大静脉、下矢状窦及邻近部分深静脉分布区高密度影，定位诊断在脑深静脉系统；两侧丘脑密度降低，考虑静脉性梗死，是脑深静脉系统血栓的特征性影像学表现。

八、诊治经过

患者经抗凝、脱水治疗后，意识无好转，表明严重颅内压增高仍未缓解，故拟行血管内介入溶栓、取栓作为挽救治疗。快速完善术前常规检查，急诊全身麻醉下行全脑血管造影术，明确深静脉血栓诊断（图 6-7C）。同时拟行血管内支架取栓术，但反复尝试均无法将微导丝跨过窦汇进入直窦，直窦取栓未成功（图 6-7D），术中窦汇区给予尿激酶进行接触性溶栓，结束介入操作。

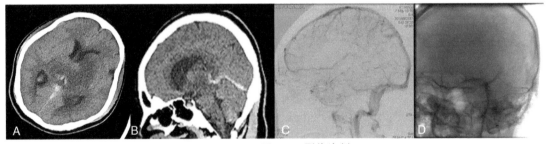

图 6-7　CT 及 DSA 影像资料

A. 头颅 CT 轴位，显示双侧丘脑、左侧基底核区低密度，考虑脑梗死；直窦、大脑大静脉区域高密度，考虑血栓形成；
B. 头颅 CT 矢状位重建影像，显示大脑大静脉、直窦呈高密度，考虑血栓形成；C. DSA 侧位片，提示大脑大静脉、直窦未显影；D. 尝试将微导丝、微导管从左、右横窦进入直窦，均未成功

随即急诊行双侧侧脑室外引流术，术中穿刺脑室成功后，见脑脊液喷涌而出，提示颅内压极高。脑室外引流同时给予脱水降颅内压等治疗，但患者于当晚出现呼吸停止，患者家属放弃治疗。

九、病例分析与点评

本例患者有两个临床问题值得关注：①既往有 CVT 病史，能否生育？妊娠期间如何

预防 CVT 复发？②脑深静脉血栓死亡率很高，如何及时有效干预？

国内外有关 CVT 的临床指南推荐的意见及常见预防措施如下：①有 CVT 病史的女性，并非再次妊娠的禁忌证，再次妊娠前应进一步明确 CVT 的潜在病因，并向专科医师和（或）母婴医学专家咨询，尽量在妊娠前消除潜在病因。②对于有 CVT 病史的女性，于再次妊娠期间和产褥期间推荐使用低分子肝素进行预防性抗凝治疗。③保持积极乐观的心态，规律的生活饮食起居，不熬夜，适当运动，保持正常的水分补给。因此，有静脉血栓病史的女性，尽管再次妊娠时有更高的静脉血栓形成风险，但并不意味着不能再次生育，CVT 不是再次妊娠的禁忌证。考虑到妊娠可带来额外的血栓风险，对于既往有 CVT 病史的女性，于再次妊娠和产褥期需高度重视这种额外的血栓风险，有针对性地预防性使用低分子肝素，可以将 CVT 复发的风险降至最低。

本例患者既往有明确的 CVT 病史，规律服用华法林 1 年，因妊娠而停药。因为华法林有导致子宫内出血、新生儿出血和致死性胎儿畸形的风险，故而备孕时应停用华法林，在整个妊娠期和产褥期都应该改为低分子肝素继续抗凝。但遗憾的是，患者在备孕和妊娠期间没有得到专业的指导，以至于在停用华法林之后没有继续使用低分子肝素，是导致 CVT 复发的主要原因。

颅内深静脉系统血栓是 CVT 中风险最高、预后最差的一种类型，一经诊断，应及时抗凝治疗。但是常规抗凝治疗，效果不如其他部位的 CVT，一旦抗凝无效、出现意识障碍，此时再进行其他的治疗措施，如血管内治疗或脑室外引流、去骨瓣减压等，也难以逆转病情。

2020 年发表的 TO-ACT（CVT 的溶栓或抗凝）研究发现，血管内治疗并不优于单纯抗凝治疗。但是 TO-ACT 的中性结果不应被解释为血管内治疗对 CVT 无效的明确证据；而且，由于该研究样本量小，没有足够的能力进行亚组分析以确定什么类型的患者真正受益。鉴于脑深静脉血栓很高的死亡率及抗凝治疗的相对低效，脑深静脉血栓的血管内治疗是否应该更加积极，值得进行更深入的研究。

2023 年《头颈静脉回流障碍诊治中国专家共识》推荐，对于抗凝治疗后临床仍恶化的 CVT 患者，或严重神经功能损害、昏迷的患者，血管内治疗或是可选择的治疗方案。2024 年美国 AHA 临床指南指出，血管内治疗仅适于临床功能恶化的补救措施或具有抗凝禁忌的患者。如果严格按照国内外指南推荐，等病情危重以后再进行血管内治疗，那么必定会耽误治疗时机，难以挽回颅内压增高危象。

对于脑深静脉血栓，笔者提倡采取更积极的血管内治疗措施：在积极抗凝治疗的同时，只要患者出现轻微的意识障碍或意识水平不断下降的趋势，立即进行血管内治疗，术中利用柔软的中间导管进入直窦内，进行吸栓或将取栓支架置于直窦内进行取栓，并放置微导管进行局部溶栓。尽可能在早期打通直窦，防止病情进展。本例患者术中反复操作导丝导管均无法进入直窦，考虑为窦汇和直窦结合处大量血栓，导致寻找直窦开口困难，当时术中没有柔软的中间导管等也是手术失败的因素之一。现在，随着更先进的介入器械和材料在临床上的应用，可更方便地抵达窦汇，甚至进入直窦和上矢状窦前部，脑深静脉血栓的血管内治疗通路的建立将不再是难题。另外，对于严重颅内压增高失代偿的病例，脑室外引流固然能起到一定的效果，但若有条件实施开颅去骨瓣减压术，或可增加一丝抢救成功的机会。

（刘海兵　洪景芳　朱先理　王守森）

病例 4　脑外伤继发脑静脉血栓

患者男性，31 岁。因"外伤后肢体无力、头痛、头晕伴抽搐 1 个月"入院。入院前 1 个月，患者骑电动车与摩托车相撞，头顶部着地。当即出现头晕、头痛并伴有肢体抽搐，伴恶心，无呕吐，无意识不清，无口唇发绀。休息后稍缓解，但未就医。近 1 个月来反复出现上述症状，遂就诊于本院。

一、既往史

患者否认肿瘤、炎性肠病、甲状腺疾病等相关病史，无特殊家族疾病史。既往无其他疾病病史，无吸烟、酗酒等不良嗜好。

二、体格检查

生命体征平稳，神志清楚，记忆力、定向力、计算力正常。头顶部压痛明显。眼球各运动方向自如，无复视、眼震。双侧瞳孔等大等圆，直径约 3mm，直接、间接对光反射灵敏。右上肢及双下肢肌力 1 级，肌张力下降，四肢浅感觉正常。双侧 Hoffmann 征（−），Babinski 征（−），Oppenheim 征（−），Gordon 征（−），Chaddock 征（−）。颈抵抗弱阳性，脑膜刺激征弱阳性。

三、实验室检查

1. 凝血功能（2013-05-29）　凝血酶时间 15.1 秒（TT 14 ～ 21 秒），凝血酶原时间 11.2 秒（PT 9.8 ～ 12.1 秒），活化部分凝血活酶时间 33.7 秒（APTT 21.1 ～ 36.5 秒），纤维蛋白原降解产物 3.52g/L（FIB 2 ～ 4g/L）。

2. 血常规（2013-05-29）　白细胞计数 5.27×10^9/L，粒细胞百分比 74.1%，粒细胞计数 3.91×10^9/L，红细胞计数 5.31×10^{12}/L，血红蛋白测定 125g/L，血小板计数 307×10^9/L。

3. D−二聚体（2013-05-29）　0.58mg/L。

四、影像学检查

颅脑 CT（2016-05-28）提示顶骨骨折，双侧额顶叶交界区脑挫裂伤及水肿带（图 6-8A、B）。

五、临床诊断

1. 外伤性上矢状窦血栓形成。

2. 创伤性重型颅脑损伤：双侧颞顶部颅骨骨折，双侧顶叶挫裂伤。

六、病情特点

1. 患者为中年男性，顶部外伤史明确，外伤后肢体无力，伴反复头痛、头晕伴抽搐，考虑存在颅内高压症状及局灶性脑损害症状。

2. 病程长，外伤后 1 个月肢体无力症状无改善，左上肢肌力 5 级，右上肢及双下肢肌力 1 级，且双侧均受累，定位诊断于上矢状窦旁双侧皮质运动区损害。病程较长，且未改善，很难用脑挫裂伤解释，提示双侧皮质运动区损害持续存在。

七、诊断依据

颅脑 CT 提示有跨上矢状窦的颅骨骨折、双侧额顶叶交界区脑挫裂伤及水肿带（图 6-8A、B）；MRI 显示双侧顶叶和左侧额颞叶挫裂伤，周围伴有明显的水肿带（图 6-8C）；MRV 显示上矢状窦中部明显充盈缺损（图 6-8D）。

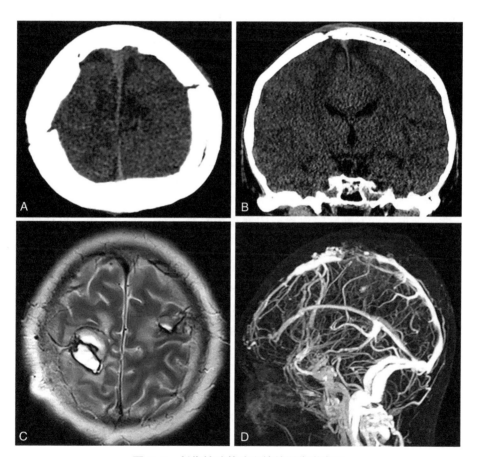

图 6-8　创伤性脑静脉血栓的影像学表现

A、B. 头颅 CT，提示横跨上矢状窦的顶骨骨折、双侧额顶叶交界区脑挫裂伤及水肿带；C. 头颅 MRI，显示双侧顶叶和左侧额颞叶挫裂伤，周围见水肿带；D. MRV，显示上矢状窦中部明显充盈缺损

八、诊疗过程及预后

治疗方案：给予低分子肝素 4000U，每日 2 次，皮下注射，进行抗凝治疗。同时给予丙戊酸钠进行抗癫痫治疗。

抗凝治疗 10 天后复查凝血功能，结果见表 6-2。

随后改为口服华法林维持治疗。

预后及出院情况：外伤后第 56 天，患者神志清楚，轻度头痛、头晕，无恶心、呕吐，无四肢抽搐。左上肢肌力 5 级，余肢体肌力 3⁺级，肌张力正常。患者好转出院，继续口服华法林 6 个月，定期复查。

表 6-2　病例 4 的凝血指标

项目	治疗初期	抗凝治疗 10 天	参考值
凝血酶时间（TT）	15.1 秒	11.2 秒	14 ~ 21 秒
凝血酶原时间（PT）	11.2 秒	12.4 秒	9.8 ~ 12.1 秒
活化部分凝血活酶时间（APTT）	33.7 秒	28.3 秒	25 ~ 31.3 秒
血浆纤维蛋白原（FIB）	3.52g/L	4.14g/L	2 ~ 4g/L
国际标准化比率（INR）	0.96	2.1	0.8 ~ 1.5
D- 二聚体（D-Di）	0.58mg/L	0.38mg/L	＜ 0.5mg/L

九、病例分析与点评

创伤性颅脑损伤继发静脉窦血栓或闭塞很容易被忽视，值得警惕。创伤性静脉窦闭塞（CVSO）是指由于血栓形成、颅骨骨折、硬膜外血肿压迫或其他因素导致颅内静脉窦血流中断，导致闭塞。研究表明，骨折线跨越静脉窦的颅脑损伤患者中约 22.4% 会继发 CVT；在闭合性颅脑损伤患者中，硬膜外血肿患者发生 CVT 的概率为 24%，脑挫裂伤患者为 20%，脑挫裂伤合并硬膜外血肿患者为 37%，虽然硬膜下血肿导致 CVT 的病例只有少量个案报道，但也不可忽视。创伤性 CVT 的发病机制主要包括：静脉窦壁受牵拉损伤；骨折和跨窦血肿对静脉窦的压迫，容易导致静脉血流缓慢，形成血栓；静脉内皮损伤，激活凝血机制，进一步加重血栓形成的风险；此外，创伤后高凝状态和纤维蛋白溶解亢进，也增加了血栓形成的可能性。

本例患者因头部外伤后头痛、头晕伴抽搐 1 个月入院，颅脑 CT 提示顶骨骨折、双侧额顶叶交界区脑挫裂伤及水肿带。然而，患者的症状与颅脑 CT 表现不符，病史长，外伤后 1 个月肢体无力症状无改善，左上肢肌力 5 级，右上肢及双下肢肌力 1 级，且双侧均受累，很难用脑挫裂伤解释，提示可能存在其他更复杂的病理机制。进一步的 MRI 和 MRV 检查明确了上矢状窦中段血栓形成的诊断。患者有横跨上矢状窦的线性骨折，但不是凹陷性骨折压迫了上矢状窦，因此可采用抗凝治疗，患者最终好转出院。

本例患者虽然发病时间距离外伤较久，静脉窦内血栓可能已经存在慢性机化的可能，但在病情允许的情况下，仍不能放弃非手术治疗的尝试，以较低的代价获得较好的疗效。

在治疗上，需要根据创伤性 CVT 病理机制选择治疗方法。有时不仅需要抗凝治疗，还需要针对病因进行综合治疗。对于静脉窦存在明显机械性压迫者，需要清除压迫静脉窦的颅内血肿或凹陷性骨折片，对于开放性凹陷性骨折，还需要注意控制局部感染。对于严重凹陷性骨折压迫导致静脉窦闭塞、颅内压增高的患者，应根据病情采用综合治疗方案，如，通过腰椎穿刺和脑脊液分流术降低颅内压，避免过多应用脱水药物，减少 CVT 形成因素。对于癫痫发作的患者，应及时给予抗癫痫药物治疗。

抗凝治疗是 CVT 的主要治疗措施，肝素是急性期首选药物，尤其是对于脑外伤急性期颅内没有出血性损伤、慢性起病和亚急性起病的患者，颅内情况基本稳定后，可立即使用肝素抗凝。低分子肝素因其较长的半衰期和较低的并发症发生率，在临床中应用广泛。对于临床恶化或颅内压增高的患者，血管内治疗也可能有效。对于颅内出血严重或颅内压显著增高、面临脑疝的患者，可行去骨瓣减压术以降低颅内压。后续的门诊治疗中，可口服华法林或更为方便和安全的新型口服抗凝血药，门诊治疗随访时间一般为 3～6 个月或更长，以减少脑静脉血栓复发的风险。

对于颅脑损伤患者，尤其是骨折线或血肿横跨上矢状窦时，需要警惕 CVT 的可能。当患者的临床表现与脑挫裂伤灶情况不符时，更应考虑血栓形成的可能性。对于发生在颞叶的脑挫裂伤和血肿，也应警惕 Labbé 静脉损伤形成血栓的可能。选择合适的影像学检查方法并仔细分析影像所示的直接征象和间接征象，有助于进一步明确诊断。创伤性 CVT 发病率低且早期表现不典型，密切观察和分析是获得及时正确诊断线索的前提，及时有效的治疗是改善预后的关键。

（李子祺　李　军　王守森）

病例 5　脑深静脉血栓的血管内治疗

患者男性，40 岁。因 "反复头痛 1 周" 入院。患者入院前 1 周无明显诱因出现反复头痛，呈持续性胀痛，咳嗽时加剧，无肢体乏力，无意识不清，无失语，无恶心、呕吐，无四肢抽搐等。1 天前出现言语含糊，逻辑混乱，紧急就诊于当地医院，颅脑 MRI 提示大脑后纵裂池及两侧侧脑室区域高密度影，考虑静脉窦血栓形成。

一、既往史

既往无特殊疾病病史，否认肿瘤、炎性肠病、甲状腺疾病等相关病史，无特殊家族疾病史。无肥胖、吸烟等个人史。患者有长时间久坐且常熬夜、饮水量少等不良生活史。

二、体格检查

生命体征平稳，神志清楚，GCS 评分 15 分。记忆力、定向力、计算力正常。头颅无畸形，双侧瞳孔等大等圆，直径约 3mm，直接、间接对光反射灵敏。四肢肌力、肌张力正常。行走步态正常，双侧跟膝胫试验协调、准确，双侧指鼻试验动作协调、准确，无抽搐、阵挛、手足徐动症、舞蹈样动作，闭目难立征（-）；双侧 Hoffmann 征（-），Babinski 征（-），

Oppenheim 征（－），Gordon 征（－），Chaddock 征（－），颈抵抗（－），Brudzinski 征（－），Kernig 征（－）。

三、实验室检查

1. 凝血功能（2023-01-06）　凝血酶时间 18.2 秒（TT 14～21 秒），凝血酶原时间 12.1 秒（PT 9.8～12.1 秒），活化部分凝血活酶时间 26.4 秒（APTT 25～31.3 秒），纤维蛋白原降解产物 7.23g/L（FIB 2～4g/L）。

2. 血常规（2023-01-06）　白细胞计数 6.04×10^9/L，粒细胞百分比 69.6%，粒细胞计数 4.21×10^9/L，红细胞计数 4.33×10^{12}/L，血红蛋白测定 129g/L，血小板计数 311×10^9/L。

3. D- 二聚体　2023-01-06：1.67mg/L；2023-01-07：4.51mg/L；2023-01-09：4.28mg/L；2023-01-12：2.99mg/L。

四、影像学检查

1. 颅脑 MRI+MRV（2023-01-04）　大脑后纵裂池及两侧侧脑室区域高信号影，需鉴别增粗的静脉或少量出血；MRV 未见直窦显影（图 6-9A～C）。

2. 脑血管 DSA（2023-01-06）　脑血管造影静脉期直窦、大脑大静脉、大脑内静脉不显影，经支架取栓和局部溶栓后，直窦可见较淡显影（图 6-9D～F）。

3. 颅脑 MRI+MRV 复查（2023-01-10）　右侧基底神经核区和左侧丘脑异常信号，考虑脑梗死；原静脉窦血栓介入取栓术后，现左侧横窦术区可见导管在位，MRV 见左侧横窦未见显影，术区见导管伪影（图 6-9G、H）。

脑血管 DSA（2023-01-18）：脑血管造影静脉期直窦、大脑大静脉、大脑内静脉可见显影（图 6-9I）。

颅脑 MRI+MRV（2023-07-05）：原丘脑梗死，较 2023-01-13MRI 示明显好转；颅内静脉窦显影良好（图 6-9J～L）。

五、临床诊断

脑深静脉血栓（直窦、大脑大静脉、大脑内静脉）。

六、病情特点

1. 中年男性，头痛，咳嗽时加重，提示可能为颅内压增高的表现；出现言语含糊，逻辑混乱，可为意识障碍表现，也可能是语言功能区/传导纤维和脑深部结构受损表现。

2. 长期坐位、熬夜、饮水不足等不良生活史，可能造成血流缓慢、隐性脱水等血栓形成的条件。

七、诊断依据

1. D- 二聚体显著升高。

2. 颅脑 MRI 提示后纵裂池散在高信号影，定位考虑在上矢状窦后部或窦汇、横窦、直窦等。

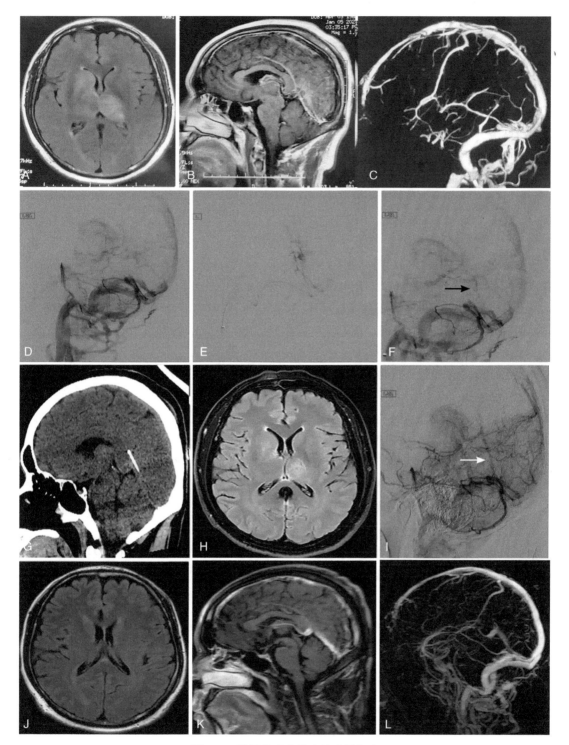

图 6-9 脑深静脉血管内治疗及复查

A～C. 外院 MRI 示右侧基底神经核区和左侧丘脑梗死水肿，MRV 直窦未见显影；D～F. 行直窦血栓取栓＋置管尿激酶接触性溶栓，术后直窦显影较淡，部分通畅（黑箭头）；G～I. 术后留置微导管接触性溶栓期间复查，头颅 CT 提示留置微导管在位，MRI 提示右侧基底神经核区和左侧丘脑水肿稍减轻，复查 DSA 提示直窦显影通畅（白箭头）；J～L. 半年后复查头颅磁共振提示右侧基底神经核区和左侧丘脑梗死灶消失，MRV 提示直窦、大脑大静脉、大脑内

静脉及其他静脉窦显影良好

八、诊疗经过及预后

2023-01-06：入院时神志清楚，根据影像学诊断结果，立即给予抗凝治疗（低分子肝素钠 0.4ml，皮下注射，每日 2 次）。当晚 20：00 左右患者突发胡言乱语，嗜睡，遂急诊行全身麻醉下颅内静脉窦血栓取栓 + 置管溶栓术。

脑血管造影提示大脑大静脉、直窦未显影，窦汇、左侧横窦显影欠佳，基底静脉滞留明显，大脑半球毛细血管期、静脉期循环时间明显延长，考虑静脉窦血栓形成。在泥鳅导丝辅助下送入导引管至左侧颈内静脉内，在微导丝的导引下将支架微导管超选择性进入直窦内，经反复手推造影明确血栓位置后，释放 Solitaire 6mm×30mm 支架，留置数分钟后回收支架，反复 5 次操作后，再次造影提示直窦缓慢显影，给予经微导管置入直窦远端团注尿激酶 20 万 U，观察 30 分钟后再次造影提示：直窦显影较前稍通畅，将微导管留置于直窦血栓处，持续泵入尿激酶（图 6-9D ～ F）。

术后第 1 天患者神志清楚，述头胀痛不适，言语流利，对答清楚。四肢肌力、肌张力正常。通过留置导管继续向静脉窦血栓前端注射尿激酶，100 万 U/d，同时给予低分子肝素抗凝。

术后第 3 天（2023-01-10）复查颅脑 MRI+MRV 提示：①左侧丘脑异常信号，考虑脑梗死；②原静脉窦血栓介入取栓术后，现左侧横窦术区可见导管在位，MRV 见左横窦未见显影，术区见导管伪影。

术后第 11 天（2023-01-18）：患者症状较前明显改善，再次行 DSA 检查提示静脉期深浅静脉及静脉窦均见显影（图 6-9I）。凝血功能检查提示：凝血酶时间 38 秒（TT 14 ～ 21 秒），凝血酶原时间 13.3 秒（PT 9.8 ～ 12.1 秒），活化部分凝血活酶时间 27.6 秒（APTT 25 ～ 31.3 秒），纤维蛋白原降解产物 4.06g/L（FIB 2 ～ 4g/L），国际标准化比率 2.2（INR 0.8 ～ 1.5），D- 二聚体 0.31mg/L。出院时改良 MRS 评分 0 分，出院后继续口服华法林。

术后 6 个月（2023-07-05）复查颅脑 MRI+MRV，提示原丘脑梗死较 2023 年 1 月 13 日明显好转，颅内静脉窦显影良好（图 6-9J ～ L）。考虑患者无长期危险因素，且静脉窦已再通，服用华法林已满 6 个月，嘱患者可停服华法林，避免久坐、熬夜、喝水不足等不良生活习惯。

九、病例分析与点评

颅内静脉与静脉窦血栓形成的原因有炎性血栓和非炎性血栓两种，炎性血栓常继发于感染病灶，最常发生在海绵窦和乙状窦。非炎性血栓形成病因及危险因素中，有各种导致血液呈高凝状态的疾病或综合征。但仍有约 20% 患者无明显病因或危险因素。随着电脑和手机游戏的普及，很多人习惯于长期坐位、熬夜、饮水不足等不良生活，可能造成血流缓慢、隐性脱水等促进血栓形成的条件。笔者曾收治数例沉迷于打游戏、不思饮食的 CVT 患者，本例患者发病前也有类似情况。对于这类人群以头痛、恶心等颅内高压症状就诊时，不应遗漏 CVT 的可能性。值得注意的是，脑深静脉血栓患者更容易发生言语混乱、精神错乱等神经精神症状，本例患者有类似表现。颅脑 CT 和 MRI 可获得初步诊断线索，患者表现为大脑后纵裂池及两侧侧脑室区域高信号影，需鉴别增粗的静脉或少量出血，双侧丘脑、基底神经核区梗死和水肿是脑深静脉血栓的特征性影像学表现。DSA 检查是确诊疾病的金标准，可观察闭塞的静脉或静脉窦。

临床上大部分 CVT 经过规范抗凝后往往可获得良好的预后，但脑深静脉血栓抗凝效果较差，死亡率高。因此，对于其他部位的 CVT，按照指南推荐，血管内治疗仅用于抗凝无效、病情进展或有严重神经功能损害、昏迷的患者；而对于脑深静脉血栓，则宜采取更积极的血管内治疗措施，在积极抗凝的同时，只要患者出现轻微的意识障碍，即启动血管内治疗，以尽早恢复静脉回流而从源头上降低颅内压，否则将进入颅内压增高危象的恶性循环。本例患者发病后曾出现一过性言语含糊、逻辑混乱，入院后即给予抗凝治疗，但仍在入院当晚再次出现言语含糊、逻辑混乱等症状，意识状态转为嗜睡，已经出现了病情进展的趋势，随后及时行血管内治疗，实现了直窦的部分再通，恢复了部分正向静脉血流，术后神志转清，DSA 复查示深静脉大部分再通。本例脑深静脉血栓患者通过早期的血管内治疗获得了良好的预后，但这种更为积极的血管内介入治疗在临床应用推广的价值，仍需要在更多病例中进一步证实。

（张尚明　洪景芳　朱先理　王守森）

病例 6　产褥期脑静脉血栓的去骨瓣减压手术治疗

患者女性，33 岁。因"头痛、呕吐 3 天，突发昏迷伴抽搐 1 天余"入院。入院 3 天前患者无明显诱因出现头晕，无视物旋转、视物重影，无头痛，无恶心、呕吐，当时未在意。于 26 小时前患者突发意识不清伴四肢抽搐，随即跌倒头部着地，持续 1 小时后意识逐渐转为朦胧，言语欠流利，右侧肢体无力。急就诊当地医院，颅脑 CT 提示左侧额颞顶区硬膜下血肿，双侧额叶散在蛛网膜下腔出血伴低密度肿胀，右侧顶部头皮下血肿。给予镇静、抗癫痫等对症处理，之后出现四肢抽搐 6 次，每次持续约 2 分钟，均对症处理。6 小时后复查颅脑 CT 示左侧额颞顶区硬膜下血肿基本同前，右侧额叶少量血肿，双侧额顶叶蛛网膜下腔出血及低密度影明显加重。患者意识呈进行性加重，10 小时前再次复查颅脑 CT 提示，右侧额叶血肿明显进展。考虑病情危重转当地上级医院，行颅脑 CT 示出血及肿胀同前，上矢状窦前 1/3 显影不良，考虑脑静脉血栓形成。病情复杂危重，转入本院。

一、既往史

于 24 天前顺产 1 男婴。既往无其他疾病病史。

二、体格检查

生命体征平稳，失语，GCS 评分 8 分（E3 分，V1 分，M4 分），头颅无畸形，右侧顶部可触及一大小约 3cm×3cm 皮下血肿，未触及明显颅骨凹陷性骨折。双侧额纹对称，双侧瞳孔等大等圆，直径 3mm，直接、间接对光反射灵敏。无鼻唇沟变浅、口角歪斜，左侧肢体肌力 4 级，右上肢肌力 0 级，右下肢肌力 2 级，肌张力稍亢进。双侧 Babinski 征

（+），颈部稍有抵抗感，脑膜刺激征阳性，Kerning 征（+）。

三、实验室检查

1. 凝血功能（2020-06-24）　凝血酶时间 20.9 秒（TT 14 ～ 21 秒），凝血酶原时间 13.1 秒（PT 9.8 ～ 12.1 秒），活化部分凝血活酶时间 29.6 秒（APTT 25 ～ 31.3 秒），纤维蛋白原降解产物 2.93g/L（FIB 2 ～ 4g/L）。

2. 血常规（2020-06-24）　白细胞计数 11.36×10^9/L，粒细胞百分比 77.1%，粒细胞计数 8.75×10^9/L，红细胞计数 4.16×10^{12}/L，血红蛋白测定 114g/L，血小板计数 158×10^9/L。

3. D- 二聚体　2020-06-24：2.04mg/L；2020-09-17：0.11mg/L。

四、影像学检查

颅脑 CTA+CTV（2020-06-23）：左侧额颞顶区硬膜下血肿，左侧额颞顶叶多发散在小血肿，双侧额顶叶蛛网膜下腔出血及低密度影，环池清楚，右侧顶部头皮下血肿。上矢状窦前 1/3 显影不良，考虑血栓形成（图 6-10A ～ C）。

五、临床诊断

脑静脉血栓（上矢状窦、大脑上静脉）。

六、病情特点

1. 青年女性，突发头痛、呕吐，并迅速出现昏迷和癫痫发作。
2. 产后 3 周发病，妊娠为 CVT 明确风险因素。

七、诊断依据

1. D- 二聚体升高。
2. 颅脑 CT 提示左侧额颞顶叶多发散在小血肿，CTV 提示上矢状窦前 1/3 显影不良。

八、诊疗经过及预后

入院当天（2020-06-24）即启动抗凝治疗，给予肝素钠 12 500U/d，静脉泵入。因为患者病情危重，拟行全身麻醉下全脑血管造影 + 血管内取栓、溶栓治疗。但在患者到达复合手术室时，再次出现肢体抽搐，昏迷程度加深，GCS 评分 4 分（E1 分，V1 分，M2 分）左侧瞳孔逐渐散大，对光反射迟钝。立即在复合手术台上行 Dyna CT，提示左侧额颞顶叶多发血肿形成，中线结构明显移位（图 6-10D ～ F）。此时再次查体，见双侧瞳孔散大固定，直径约 5mm，对光反射消失。考虑患者已出现脑疝体征，继续发展将造成患者死亡，随即取消血管内治疗，停用肝素钠，立即使用鱼精蛋白中和肝素，并行左侧大骨瓣减压手术，术中见多支大脑上静脉血栓形成。手术顺利，术中创面少许渗血，放置引流管安返病房。术后查凝血酶时间 17 秒（TT 14 ～ 21 秒），凝血酶原时间 12.3 秒（PT 9.8 ～ 12.1 秒），活化部分凝血活酶时间 28.2 秒（APTT 25 ～ 31.3 秒），纤维蛋白原降解产物 3.66g/L（FIB 2～4g/L）。

术后第 1 天（2020-06-25），患者神志仍昏迷，气管插管状态 GCS 评分 2T 分（E1 分，VT 分，M1 分），但左侧瞳孔恢复正常，对光反射灵敏，右侧肢体肌力无明显好转。复查凝血功能提示：TT 16.2 秒，PT 13.1 秒，APTT 26.1 秒，FIB 3.06g/L，D-二聚体 2.26mg/L。颅脑 CT 提示左侧额颞顶部去骨瓣状态，左侧额颞顶叶多发血肿，双侧额顶叶多发蛛网膜下腔出血并呈低密度影，中线结构向右侧偏移（图 6-10G～L）。

术后第 2 天（2020-06-26），意识水平稍改善，GCS 评分 3T 分（E1 分，VT 分，M2 分），头部切口无红肿，无渗出，左侧额部骨窗头皮张力高，引流出血性液体 30ml。颅脑 CT 提示原血肿未再增大，同术后第 1 天影像。复查凝血功能提示：TT 16.1 秒，PT 11.8 秒，APTT 25.1 秒，FIB 3.06g/L，D-二聚体 2.46mg/L。随即拔除头部引流管，再次启动肝素钠持续泵入，12 500U/d。

术后第 20 天（2020-07-15），患者神志模糊，GCS 评分 6T 分（E4 分，VT4 分，M2 分），左侧额部骨窗头皮张力减低、略塌陷，双侧瞳孔等大等圆，直接、间接对光反应灵敏，右侧肌张力减低，右侧巴氏征（+）。复查颅脑 CT 提示血肿明显吸收（图 6-10J～L）。遂停用肝素钠，改为华法林持续服用，转入康复训练治疗。

术后 3 个月（2020-09-25），患者神志清楚，智能差、混合性失语、反应迟钝，左侧额颞顶部骨窗塌陷，右上肢肌力 0 级，右下肢肌力 2 级，肌张力稍高。复查 DSA 提示颅内静脉通畅无缺损（图 6-10M～O）。故停用华法林后行颅骨修补术治疗，手术顺利，术后继续康复训练治疗。出院时 mRS 评分 2 分。继续口服华法林至 6 个月。

九、病例分析与点评

妊娠及产褥期合并颅内静脉窦血栓的发生率为 12/10 万，其中 53.8% 发生在产褥期。产褥期患者活动量降低、体液补充不足，血液黏滞度增加、血流缓慢，均可使血液处于高凝状态，增加 CVT 发生的可能性。

CVT 可形成于静脉窦的任何位置，与临床发病症状有明显关系。但大体分为两类，由静脉梗阻引发的局灶性症状和颅内静脉淤积引发的颅内高压。两种病理生理过程常同时存在。病理检查可发现扩大、肿胀的静脉，脑水肿（包括细胞毒性水肿和血管源性水肿），缺血性神经元损害，点状出血。而后者可融合成灶状或较大的血肿，并被 CT 检测到，本例患者 CT 可观察点状出血的逐渐融合过程。

研究证实，抗凝治疗对 80% 的 CVT 患者有效。但仍有部分患者病情进展极快，在静脉回流受阻的基础上，出现大范围水肿、脑肿胀或大量颅内出血，导致严重的占位效应，使颅内高压难以控制，这类患者很快出现脑疝，再继续抗凝治疗或血管内治疗难以迅速挽救患者生命。此时手术去骨瓣减压是缓解颅内高压危象、解除脑疝的最有效且最直接的办法。

患者入院时已有意识障碍，本拟行血管内治疗。但在送到复合手术室时出现明显危及生命的脑疝，双侧瞳孔不等大，昏迷程度加深，用 DSA 机自带的 Dyna CT 快速扫描发现血肿变大，中线明显受压偏移，此时及时解除脑疝危象成为治疗的主要方向。手术以去骨瓣降低颅内压和保护脑组织残存功能为目的，不应为刻意清除血肿而对脑组织造成不必要的损伤，本例手术达到了有效缓解脑疝的目的。

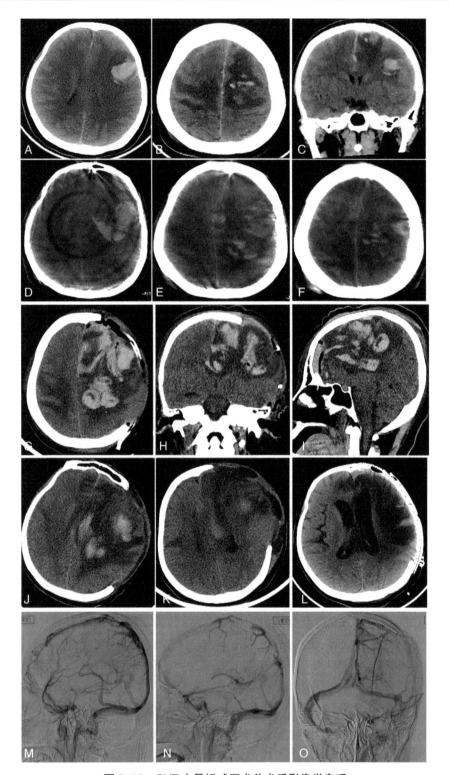

图 6-10 CVT 去骨瓣减压术前术后影像学表现

A ～ C. 入院后 CT 平扫，提示双侧额顶叶低密度影，左侧额顶叶分散小血肿影，中线结构居中；D ～ F. 复合手术室 Dyna CT，提示血肿量扩大，脑疝形成；G ～ I. 去骨瓣减压手术后影像，见血肿较前扩大；J ～ L. 术后治疗期间，血肿吸收演化；M ～ O. 3 个月后复查 DSA 示颅内静脉窦血流通畅

去骨瓣减压术后需要经过多长时间再启动抗凝治疗，尚无定论，应根据患者情况个体化处理。因为常用的止血药对预防颅脑手术后再出血的效果尚不明确，因此，笔者的经验是：开颅术后 24 小时内给予中性治疗，既不给予肝素抗凝，也不用止血药物；如果颅脑CT 复查提示颅内血肿无进展、无明显头皮下血肿，则在拔除引流管后开始恢复抗凝治疗。患者在 2 个月后复查 CTV 见静脉窦再次通畅，考虑为妊娠诱发的 CVT，无其他危险因素，给予规范抗凝治疗 6 个月后停药。

患者发病当天 CT 提示左侧额顶叶多发小血肿和双侧额、顶叶弥漫性脑肿胀等典型CVT 影像学征象，存在病情进一步发展出现颅内压增高危象的可能，因此需要准备后续可能进行的去骨瓣减压手术，首选普通肝素持续静脉微泵，而不是使用低分子肝素。普通肝素和低分子肝素是临床上最常用的两类肝素制剂。低分子肝素在 CVT 的急性治疗中更受青睐，因为其给药更方便、抗凝效果更可预测、血小板减少症风险更低，因此在常规抗凝治疗时往往首选低分子肝素。但是，对于可能需要快速逆转抗凝作用的患者，普通肝素常成为首选。例如，在本病例中，CVT 患者合并颅内出血，可能需要紧急外科手术时，普通肝素因其半衰期短和可逆性强的优点，成为初始抗凝治疗更为安全的选择。临床医师应熟悉药物特性，根据具体病情进行合理选择。本例患者的治疗经过表明，在入院初始应全面考虑病情发展和治疗方法的选择，患者后续的病情发展也证实了医师的预见。普通肝素半衰期短和可逆性强的优点，为开颅手术创造了相对安全的条件。

患者行去骨瓣减压术后何时修补颅骨，是临床医师关注的问题之一。因为外伤或脑出血而去除骨瓣的患者，通常 3 个月即可行颅骨修补术。对于 CVT 患者，要关注有无 CVT复发的风险因素，这些风险因素存在与否决定了抗凝的分层治疗策略。指南推荐，对于暂时性危险因素引起的 CVT，抗凝治疗可持续 3～6 个月。本例患者为妊娠所诱发，消除该风险因素后抗凝 3～6 个月即可，为了更好地促进脑功能恢复，在抗凝 3 个月后暂时停用华法林，完成了颅骨修补手术后再继续抗凝 3 个月。

与中枢神经系统其他疾病相比，CVT 属于临床少见疾病，然而在考虑诊断和鉴别诊断时，仍不能忽视。在制订治疗方案时，不可墨守临床路径和指南的规范，而应该根据具体病情进行全局性考虑，丰富的临床经验和对病情密切观察有利于对病情进展的预判，从而可以及时调整和优化治疗方案，获得最佳疗效。

（张尚明　洪景芳　朱先理　王守森）

病例 7　静脉窦血栓的直接切开取栓术

患者男性，41 岁。因"头痛 3 个月余，意识障碍进行性加重 5 天"入院。患者 3 个月前开始无明显诱因下出现头痛，呈持续性胀痛，头痛程度逐渐加重，伴有间断性恶心、呕吐。1 个月前到当地市级医院神经内科就诊，诊断为静脉窦血栓，予以低分子肝素抗凝治疗。5 天前开始出现行走不能，发生意识障碍且进行性加重。

一、既往史

既往有甲亢治疗病史，长期口服优甲乐治疗，对含碘对比剂相对禁忌。

二、体格检查

生命体征平稳，神志嗜睡，GCS 评分 13 分（E3 分，V4 分，M6 分）。双侧瞳孔等大等圆，直径约 3mm，直接、间接对光反射灵敏。口角无明显歪斜，无口角流涎。四肢肌力 4 级，肌张力正常。双侧 Hoffmann 征（−），Babinski 征（−），Oppenheim 征（−），Gordon 征（−），Chaddock 征（−）。颈抵抗弱阳性，脑膜刺激征弱阳性。

三、辅助检查

颅脑 MRI+CE-MRV（入院时）提示：右侧额叶梗死灶，静脉窦血栓形成，下矢状窦显示不清（图 6-11A ～ D）。

四、临床诊断

颅内多发静脉窦血栓（上矢状窦、右侧乙状窦、横窦、窦汇、直窦及左侧部分横窦）。

五、病情特点

1. 头痛起病，对症治疗无效，进行性加重，伴有间断性恶心、呕吐，继而出现意识障碍，考虑存在颅内压增高。

2. 中年男性，既往有甲亢病史，长期口服激素治疗，存在 CVT 的危险因素。

3. 对含碘对比剂相对禁忌，血管内介入治疗不能作为首选。

六、诊断依据

颅脑 MRI+CE-MRV 证实存在多发性颅内静脉窦血栓。

七、诊疗过程及预后

当地医院给予低分子肝素 4100U，每日 1 次，皮下注射，进行抗凝治疗 1 个月。意识障碍进行性加重，颅内静脉窦血栓累及多处静脉窦，因患者对含碘对比剂相对禁忌而未采取血管内介入取栓、溶栓，而选择开颅静脉窦切开取栓手术。

术中患者取俯卧位，沿枕部静脉窦体表投影而采用倒 T 形头皮切口（图 6-12A），铣开骨瓣后暴露上矢状窦后部、窦汇及双侧横窦远端（图 6-12B、C），多处切开含血栓的静脉窦段，预置无损伤缝线数处，使用吸引头深入静脉窦内，快速吸除血栓，待血流明显恢复后，即行缝线打结（图 6-12D、E）。术后予以盐酸替罗非班微量注射泵持续静脉使用 24 小时。术后 24 小时后开始给予用低分子量肝素钙 3015 U，每日 1 次，皮下注射 1 周；再改为口服利伐沙班 20mg，每日 1 次，维持治疗 6 个月。

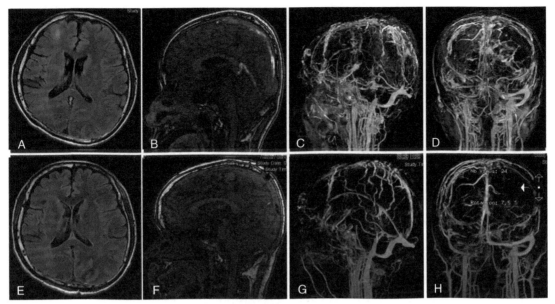

图 6-11 静脉窦切开取栓前后影像学对比

A～D. 头颅 CE-MRV，显示右侧额叶梗死灶，上矢状窦、右侧乙状窦、横窦、窦汇、直窦及左侧部分横窦血栓，下矢状窦显示不清；E～H. 术后 3 个月复查 CE-MRV，显示各静脉窦基本恢复通畅

预后及出院情况：患者术后当天即刻清醒，肢体肌力恢复正常，术后 10 天症状好转出院。术后 3 个月复查 CE-MRV，显示各静脉窦恢复通畅（图 6-11E～H）。术后 14 个月随访，病情无复发，未诉明显不适症状。

八、病例分析与点评

甲状腺疾病是 CVT 的危险因素之一，该患者既往有甲亢病史，可能是本次发病的诱发因素。

抗凝治疗是 CVT 的基石，绝大部分 CVT 患者通过去除病因及抗凝治疗可获得非常好的效果。对于规范抗凝治疗后临床恶化或颅内压持续增高的患者，血管内介入取栓、溶栓和外科手术取栓都是可选择的直接治疗方法，需要个体化评估并谨慎选择最佳的治疗方法。对于颅内压增高失代偿的患者，应以去骨瓣减压或脑脊液引流（脑室外引流或脑室腹腔分流术等）进行挽救。而对于颅内压增高尚未超过临界点的可代偿患者，则可以采取静脉窦取栓、溶栓。开颅静脉窦切开取栓术，可在直视下吸除血栓，快速开通静脉窦，尤其适用于可能机化的慢性血栓，但存在创伤较大、出血较多与抗凝治疗存在冲突等不足，随着血管内介入技术的发展，开颅直接切开取栓手术在临床上已经很少采用。

本病例中，患者经过规范抗凝治疗 1 个月，临床恶化，影像学资料提示多个静脉窦内血栓形成，患者有明确的甲状腺疾病（对含碘对比剂禁忌），虽然现代新型含碘对比剂可被患者吸收的游离碘极微，国外对比剂应用指南建议仅对甲亢危象和正在接受放射性碘治疗的患者禁用，但在某些地区仍应慎重处理为宜。此外，患者病程已超过 3 个月，血栓逐渐纤维化，取栓或接触性溶栓效果欠佳，综合分析后选择了开颅静脉窦切开取栓。

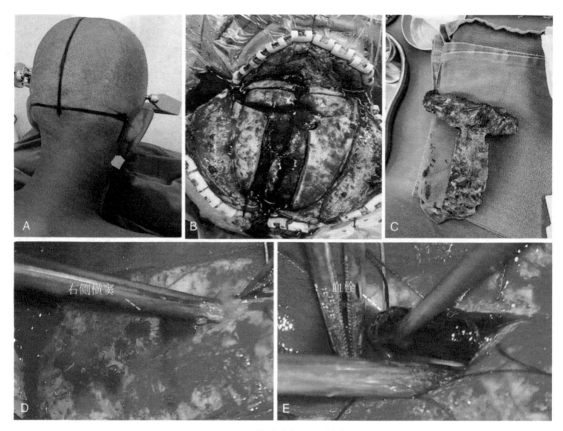

图 6-12　静脉窦切开取栓术中

A.俯卧位，手术切口设计；B.开颅骨瓣设计，显露双侧横窦、窦汇和上矢状窦后部；C.铣下的T形骨瓣；D.显露并切开横窦；E.吸除窦内血栓

　　切开静脉窦取栓手术流程很重要，如双侧横窦、乙状窦或窦汇都存在血栓，建议先将优势侧的横窦、乙状窦内和窦汇处的血栓去除，保证一侧回流通畅，再取直窦和上矢状窦内的血栓。静脉窦切开时不需要全程切开，只需要间断性切开即可，可以将吸引器伸入窦内吸出血栓。切开取栓较介入取栓的优势是可以全程将颈静脉孔以远的血栓完整清除，但手术出血可能较多，并且，清理乙状窦内的血栓时需要持续滴水并保持大负压引流，以免血栓脱落和空气栓塞。另外，根据笔者经验，当静脉窦血栓并发颅内血肿时，如果颅内压尚处于可代偿范围，不必强求清除血肿，只需要开通静脉窦即可，术后抗凝治疗并不增加出血的风险。

　　总之，当CVT药物治疗、血管内治疗效果不佳或存在禁忌时，开颅静脉窦切开取栓术可以作为治疗的补充手段，该手术需要神经外科医师具备良好的手术技巧和血管缝合技术。

（邹文辉　洪景芳　朱先理　王守森）

病例 8 颈内静脉狭窄支架置入术

患者女性，46 岁。因"头痛进行性加重伴恶心、呕吐 2 周"入院。2 周前无明显诱因出现反复头痛，呈持续性全头胀痛，平卧、咳嗽时加剧，伴恶心、呕吐胃内容物，无四肢抽搐，无肢体乏力，无意识不清，无失语，无发热。未予以重视，头痛进行性加重，恶心、呕吐次数较前频繁，难以忍受，遂就诊本院，门诊拟"头痛原因待查"收住院。

一、既往史

糖尿病病史 10 余年，规律服药和监测血糖。无口服避孕药史。

二、体格检查

生命体征平稳，神志清楚，GCS 评分 15 分。记忆力、定向力、计算力正常。双侧瞳孔等大等圆，直径约 3mm，直接、间接对光反射灵敏。四肢肌力、肌张力正常；双侧肢体触觉、痛、温觉正常，无痛觉过敏；行走步态正常，双侧跟膝胫试验协调、准确，双侧指鼻试验动作协调、准确，闭目难立征（－）；双侧 Hoffmann 征（－），Babinski 征（－）。颈抵抗（－）。

三、实验室检查

1. 凝血功能（2010-04-28） 凝血酶时间 15.8 秒（TT 14～21 秒），凝血酶原时间 10.5 秒（PT 9.8～12.1 秒），活化部分凝血活酶时间 27.8 秒（APTT 25～31.3 秒）；纤维蛋白原降解产物 3.25g/L（FIB 2～4g/L）。

2. 血常规（2010-04-28） 白细胞计数 9.20×10^9/L，粒细胞百分比 65.0%，粒细胞计数 3.91×10^9/L，红细胞计数 4.11×10^{12}/L，血红蛋白测定 118g/L，血小板计数 205×10^9/L。

3. D-二聚体（2010-04-28） 0.96mg/L。

四、影像学检查

1. 头颈部 MRI 检查（2010-04-27）示右侧颈内静脉延续性中断，颈部可见大量扭曲、扩张的颈外静脉及椎旁静脉（图 6-13A）。

2. 脑血管造影检查（2010-05-14）示患者右侧横窦为优势侧，右侧颈内静脉在颈 2 椎体水平明显变细，右侧乙状窦经明显扩张的乳突导静脉与颈外静脉沟通，颈外静脉及椎旁静脉均明显代偿性扩张，脑静脉回流时间稍延长（图 6-13B）。

五、临床诊断

1. 右侧颈内静脉狭窄合并血栓形成。
2. 继发性颅内高压。
3. 糖尿病。

六、病史特点

1. 中年女性，头痛起病，进行性加重。

2. 神志清楚，平卧或咳嗽时头痛加剧。

3. 腰椎穿刺提示颅内压显著升高；D- 二聚体升高。

4. 头部 MRI 检查示右侧颈内静脉延续性中断，颈部可见大量扭曲、扩张的颈外静脉及椎旁静脉。

七、诊断依据

高颅压性头痛，头痛特征提示与静脉回流相关。头颈部 MRI+MRV 显示右侧颈内静脉中断或重度狭窄，颈外静脉及椎旁静脉大量代偿性增生和扩张。

八、诊疗过程及预后

患者入院时行腰椎穿刺示脑脊液颜色清亮，压力为 300mmH$_2$O，脑脊液常规及生化检验未见明显异常。头颈部 MRI 检查示右侧颈内静脉延续性中断，颈部可见大量扭曲、扩张的颈外静脉及椎旁静脉，未见明显肿瘤信号（图 6-13A）。初步诊断为颈内静脉狭窄并血栓形成，应用普通肝素抗凝，维持 INR 在 2 ~ 3 水平，3 天后患者头痛明显缓解，但仍时有阵发性加重，尤其在咳嗽及用力时明显。2 周后行脑血管造影检查提示患者右侧横窦为优势侧，右侧颈内静脉在颈 2 椎体水平明显变细，右侧乙状窦经明显扩张的乳突导静脉与颈外静脉沟通，颈外静脉及椎旁静脉均明显代偿性扩张，脑静脉回流时间稍延长（图 6-13B）；选择性右侧颈内静脉造影示患者右侧颈内静脉颈 2 水平明显狭窄，未见明显血栓（图 6-13C）。考虑患者为颈内静脉明显狭窄所致脑静脉回流障碍、颅内压增高的可能，遂给予颈内静脉支架成形术治疗。先将 8F 导引管置于右侧颈内静脉狭窄段近端，先应用 6mm×40mm Aviato-plus 球囊行扩张治疗（压力为 10 个大气压），未见明显阻力存在，扩张后颈内静脉完全回缩。置入 9mm×40mm Precise 自膨式颈动脉支架，释放后支架展开满意（图 6-13D），再次造影示颈内静脉内血流通畅，代偿性扩张的颈外静脉及椎旁静脉显影减淡（图 6-13E）。术后患者头痛症状立即消失，并在肝素抗凝治疗 3 日后改为口服华法林抗凝治疗。6 个月后彩色多普勒超声检查示患侧颈内静脉支架内血流通畅，无血栓形成（图 6-13F），头痛症状基本缓解。

九、病例分析与点评

2009 年，意大利学者 Zamboni 提出了慢性脑脊髓静脉功能不全（chronic cerebrospinal venous insufficiency， CCVSI）的概念，引起了学界重视，本病例手术完成于 2010 年，是国内最早探索颈内静脉狭窄导致慢性脑脊髓静脉功能不全的临床研究之一，相关文章在 2011 年《中国临床神经外科杂志》上发表。

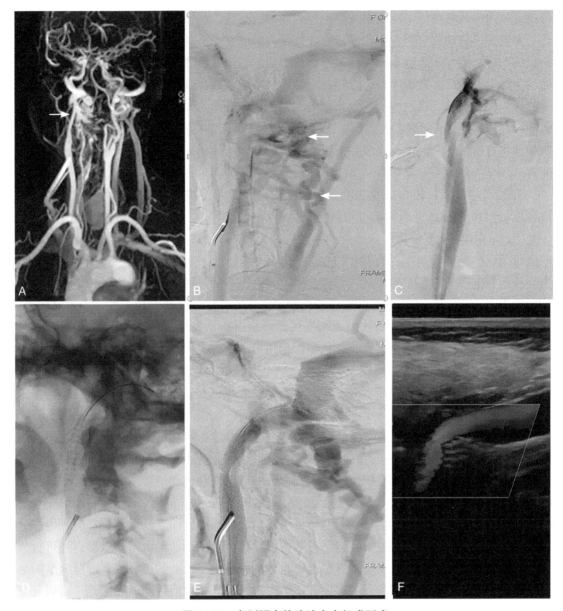

图6-13　右侧颈内静脉狭窄支架成形术

A. 头颈部MRV示右侧颈内静脉连续性中断（白箭头）；B. 颈内动脉造影静脉期示颈外静脉明显代偿性扩张（白箭头）；
C. 右侧颈内静脉选择性造影示右侧颈内静脉局限性狭窄（白箭头）；D. 自膨性颈动脉支架植入；E. 支架植入后右侧
颈内静脉管径明显增大，原有明显扩张代偿的颈外静脉影减少；F. 半年后彩色多普勒超声检查示支架内血流通畅

　　患者的颈内静脉狭窄部位位于颈2椎体水平，且颈内动脉起始部呈弧形2次跨过同侧颈内静脉，考虑狭窄与颅外段颈内动脉压迫有关。轻度的颈内静脉受压，颈内静脉管壁发生变形，但静脉回流可不受影响；当明显受压时则造成颈内静脉回流障碍，若同时伴代偿不良时则导致脑静脉压力升高，出现脑肿胀、颅内压增高。因头颈部静脉之间的代偿通路十分丰富，双侧颈内静脉、颈外静脉及椎静脉系均有参与，且多数颈内静脉狭窄患者脑静脉血液回流尚通畅，所以症状性颈内静脉狭窄患者较少见。在某些情况下，颈内静脉狭窄

可诱发颅内静脉窦血栓形成而出现急性颅内压增高症状，或进一步继发颅内硬脑膜动静脉瘘。多数颈内静脉狭窄为非症状性，症状性颈内静脉狭窄有两种表现：一种为在颈内静脉狭窄的基础上继发颈静脉血栓或脑静脉血栓形成，颅内或椎管内静脉破裂出血引起的急性症状，如突发头痛、意识障碍、后颈部疼痛伴脊髓功能障碍等，但这种比较少见；多数患者表现为慢性头痛、视物模糊及颈项部酸痛，由颈内静脉狭窄继发脑静脉回流障碍，椎管内静脉高压所致。本例患者入院初始诊断为颈内静脉狭窄后局部血栓形成，给予肝素抗凝，头痛症状有所缓解。但因为狭窄并未解除，脑静脉回流障碍并未得到根本解决，故头痛仍时有阵发性加重，进一步行 DSA 检查明确了颈内静脉狭窄的诊断。

头颈 CE-MRV 可以很好地显示颈内静脉形态及横截面积甚至椎静脉丛开放形式和开放程度，但由于慢血流的影响也可能会夸大管腔狭窄程度。4D-MRV 和相位对比磁共振成像（PC-MRI）能够评估颈内静脉血流速度及引流模式，对于颈内静脉的量化分析具有一定价值。CTV 能够显示所有 MRV 能够看到的大体信息。通过三维成像，CTV 可明确颈内静脉与寰椎横突、茎突的关系，对骨性压迫具有较好的灵敏度。对于可疑颈内静脉回流障碍的患者，CTV 和 MRV 都是可选择的检查手段，其中 CTV 对骨性压迫的诊断更具优势。当 CTV 和 MRV 检查不能明确狭窄或侧支代偿或拟进行血管成形时，推荐进行 DSA 静脉逆行造影及狭窄两端测压。颈静脉彩色多普勒超声是一种无创、实时、动态的检查方法，作为颈静脉狭窄的诊断敏感性较差，但可以用于颈静脉支架置入术后的随访，比 MRV 复查更为方便，费用也要低得多，更容易被患者接受。本例支架置入术后 6 个月，彩色多普勒超声检查示支架内血流通畅（图 6-13F）。

颈内静脉造影有两种方式：①经颈内动脉及椎动脉造影行顺行性颈内静脉造影；②经股静脉穿刺行双侧颈内静脉逆行性造影。颈内静脉狭窄的造影表现有直接征象和间接征象，直接征象是颈内静脉狭窄段管腔变窄，不同程度的局限性对比剂显影密度降低，形成充盈缺损影，或颈内静脉狭窄，远心端对比剂滞留。间接征象是颈外静脉、椎静脉侧支循环形成，颅内静脉窦内对比剂排空延迟。动脉造影可更好地显示脑静脉回流延迟，优势侧颈内静脉及代偿情况。而经颈内静脉逆行性造影对颈内静脉狭窄程度、部位更清晰敏感，还可行狭窄远心端及近心端的静脉压测定。静脉造影为颈内静脉狭窄诊断的金标准，静脉狭窄两端存在较显著的压力差是支架置入的适应证，但压力差的具体数值目前尚无定论，有研究支架置入的阈值应为 4mmHg，并证实在 ＞ 4mmHg 时释放支架后患者症状改善。遗憾的是本例手术因当时条件所限，手术前后未行狭窄远、近端压力差测定，但患者术后症状的迅速缓解及颈外静脉、椎静脉代偿的消失，间接证实颈内静脉狭窄导致了脑静脉的回流障碍。

症状轻微或无症状的颈内静脉狭窄患者，无须特殊治疗。而重度症状性颈内静脉狭窄患者出现脑静脉回流障碍、颅内压增高或极度代偿、高压的椎管内静脉破裂出血时，则应尽快解除颈内静脉的狭窄，降低颅内及椎管内静脉的压力。静脉腔内支架成形术具有创伤小、操作简便、符合人体正常解剖和生理等优点。本例患者在行颈内静脉内支架置入术后迅速恢复颈内静脉血液的回流，原有异常扩张的侧支代偿及脑静脉回流障碍消失。本例曾应用球囊行预扩张治疗，且发现球囊扩张时无明显阻力，且扩张后静脉迅速回缩，说明单纯球囊扩张无效且非必需步骤，选择直径稍大的自膨式支架可使支架完全贴壁，减少成形术后支架内血栓形成及支架移位的发生，而球囊扩张式支架则因颈内静脉狭窄两端管径变化大而不宜应用。一般来说恢复优势侧颈内静脉的回流即可达到改善患者颅内静脉回流，消除脑静脉回流障碍及颅内压增高。考虑到患者术前有颈内静脉血栓形成，故术后继续给予华法林抗凝，6个月后随访支架通畅，头痛等症状缓解。本例患者未给予抗血小板聚集治疗，对于仅表现为颈内静脉狭窄，行支架置入术的患者，术后的抗血小板聚集方案尚未统一，一般认为可以借鉴颈动脉支架的抗血小板聚集方案。

颈静脉狭窄引起的慢性脑脊髓静脉功能不全应引起更多的重视。以往不明原因的睡眠障碍、脑鸣、耳鸣、头痛、视力障碍、视盘水肿、听力损失、认知能力下降和颈部不适甚至自主神经功能障碍，往往被诊断为焦虑抑郁。现在应该重新审视并重视这些非特异性症状，诊断时需考虑颈静脉狭窄的可能。

（张小军　洪景芳　王守森）

参考文献

陈其钻，王守森，2020.颅内静脉窦的解剖学结构及其临床意义.中国临床解剖学杂志,38(5):536-539.

陈其钻，魏梁锋，王守森，2022.颈内静脉的静脉丛引流模式及影响因素.中国临床解剖学杂志,40（1）:28-32.

范雅操，李克磊，魏梁锋，等，2021.颅内镰状窦的MRV重建影像解剖研究.中国临床解剖学杂志,39(5):529-534.

范玉华，党超，余剑，等，2023.中国脑血管病临床管理指南（第2版)(节选)——第7章脑静脉血栓形成临床管理.中国卒中杂志,18(9):1030-1035.

詹姆斯·文森特·伯恩，2021.血管内神经外科学及介入神经放射学教程.郭庚，赵元立译.天津:天津科技翻译出版有限公司.

林峰，李军，王守森，2021.颅内静脉和静脉窦血栓形成的诊断及治疗研究进展.中华神经医学杂志,20(5):528-530.

李克磊，魏梁锋，吴箭午，等，2020.MRI T2WI与3DCE-MRV对横窦内蛛网膜颗粒诊断的对照研究.中华神经医学杂志,19(9):947-751.

莫大鹏，吕日琅，2022.脑静脉窦血栓形成血管内治疗现状与问题.中国现代神经疾病杂志,22(6):445-449.

美国心脏协会卒中委员会，流行病学与预防委员会，吉康祥，等，2019.美国卒中协会/美国心脏协会脑静脉窦血栓形成诊断和管理指南.中国脑血管病杂志,16(8):443-448.

苏慧，张荣举，曹向宇，等，2021.特发性高颅压中不同类型静脉窦狭窄的介入治疗.中华内科杂志,60(8):728-733.

吴贤群，王守森，2022.颅内外沟通性静脉通道的研究进展.中华解剖与临床杂志,25(4):452-456.

杨晓旭，杨旗，2018.脑静脉及静脉窦血栓形成影像学诊断现状与进展.中国医学影像技术,34(5):779-782.

燕丽，2018.脑静脉及静脉窦血栓直接成像黑血血栓成像的相关研究.中风与神经疾病杂志,35(9):853-855.

周一帆，姜慧敏，卫慧敏，等，2022.加强脑静脉研究，提升神经系统疾病诊疗水平——脑静脉系统解剖、生理和临床概述.首都医科大学学报,43(4):505-520.

张进华，刘茂柏，蔡铭智，等，2022.模型引导的华法林精准用药:中国专家共识(2022版).中国临床药理学与治疗学,27(11):1201-1212.

张士忠，2018.国内脑静脉窦血栓形成的流行病学特点及血管内介入治疗的安全性、有效性研究.山东:山东大学.

中国医药教育协会急诊医学分会，中华医学会急诊医学分会心脑血管学组，急性血栓性疾病急诊专家共识组，2019.中国急性血栓性疾病抗栓治疗共识.中国急救医学,39(6):501-531.

中华医学会血液学分会血栓与止血学组，2021.易栓症诊断与防治中国指南（2021年版）.中华血液学杂志,42(11):881-888.

中华人民共和国国家卫生健康委员会，2022.中国颅内静脉和静脉窦血栓形成诊疗指导规范(2021年版).全科医学临床与教育,20(1):4-7.

中华医学会神经病学分会，中华医学会神经病学分会脑血管病学组，2020.中国颅内静脉血栓形成诊断和治疗指南2019.中华神经科杂志,53(9):648-663.

中国卒中学会脑静脉病变分会，2023.头颈静脉回流障碍诊治中国专家共识.中华医学杂志,103(17):1257-

1279.

中国抗癫痫协会, 2023. 临床诊疗指南——癫痫病分册 2023 修订版. 北京：人民卫生出版社.

Albakr AI, AlMohish N, 2021. Cerebral venous sinus thrombosis in inflammatory bowel disease: a review of published case reports. Perm J, 25: 21.031.

Aaron S, Ferreira JM, Coutinho JM, et al, 2024. Outcomes of decompressive surgery for patients with severe cerebral venous thrombosis: DECOMPRESS2 observational study. Stroke, 55(5):1218-1226.

Aguiar de Sousa D, Lucas Neto L, Arauz A, et al, 2020. Early recanalization in patients with cerebral venous thrombosis treated with anticoagulation. Stroke,51(4):1174-1181.

Bian H, Wang X, Liu L, et al, 2024. Multicenter registry study of cerebral venous thrombosis in china (RETAIN-CH): Rationale and design. Brain Behav,14(4):e3353.

Bakradze E, Shu L, Henninger N, et al, 2023. Delayed diagnosis in cerebral venousthrombosis: associated factors and clinical outcomes. J Am Heart Assoc,12(19):e030421.

Batista S, Sanches JPB, Andreão FF, et al, 2024. Evaluating the efficacy of stent retriever and catheter aspiration combination in refractory cerebral venous sinus thrombosis: a comprehensive meta-analysis. J Clin Neurosci,120:154-162.

Begley SL, White TG, Katz JM, 2023. Cerebral venous thrombosis: medical management vs. endovascular therapy. Curr Treat Options Neurol,25(6):169-185.

Ciarambino T, Crispino P, Minervini G, et al, 2023. Cerebral sinus vein thrombosis and gender: a not entirely casual relationship. Biomedicines,11(5):1280.

Caranfa JT, Yoon MK, 2021. Septic cavernous sinus thrombosis: A review. Surv Ophthalmol, 66(6):1021-1030.

Connor P, Sánchez van Kammen M, Lensing AWA, et al, 2020. Safety and efficacy of Rivaroxaban in pediatric cerebral venousthrombosis (EINSTEIN-Jr CVT). Blood Adv,4(24):6250-6258.

Coutinho JM, Zuurbier SM, Bousser MG, et al, 2020. Effect of endovascular treatment with medical management vsstandard care on severe cerebral venous thrombosis: The TO-ACT randomizedclinical trial. JAMA Neurol,77(8):966-973.

Duman T, Demirci S, Uluduz D, et al, 2019. Cerebral venous sinus thrombosis as a rare complication of systemic lupus erythematosus: subgroup analysis of the VENOST study. J Stroke Cerebrovasc Dis,28(12):104372.

Domitrz I, Sadowski A, Domitrz W, et al, 2020. Cerebral venous and sinus thrombosis diagnosis: preliminary study of clinical picture and D-dimer concentration correlation. Neurol Neurochir Pol,54(1):66-72.

Fargen KM, Coffman S, Torosian T, et al, 2023. "Idiopathic" intracranial hypertension: An update from neurointerventional research for clinicians. Cephalalgia,43(4): 3331024231161323.

Ferro JM, Bendszus M, Jansen O, et al, 2022. Recanalization after cerebral venous thrombosis. A randomized controlled trial of the safety and efficacy of dabigatran etexilate versus dose-adjusted warfarin in patients with cerebral venous and dural sinus thrombosis. Int J Stroke, 17(2):189-197.

Field T, Dizonno V, Almekhlafi MA, et al, 2023. Study of Rivaroxaban in Cerebral Venous Thrombosis: a randomized controlled feasibility trial comparing anticoagulation with rivaroxaban to standard-of-care in symptomatic cerebral venous thrombosis. Stroke,54:2724-2736.

Goyal M, Fladt J, Coutinho JM, et al, 2022. Endovascular treatment for cerebral venous thrombosis: current status, challenges, and opportunities. J Neurointerv Surg,14(8):788-793.

Geisbüsch C, Herweh C, Gumbinger C, et al, 2021. Chronic intracranial hypertension after cerebral venous and sinus thrombosis - frequency and risk factors. Neurol Res Pract,3(1): 28.

Ghoneim A, Straiton J, Pollard C, et al, 2020. of cerebralvenous thrombosis. Clin Radiol,75(4):254-264.

Gogineni S, Gupta D, Pradeep R, et al, 2021. Deep cerebral venous thrombosis-a clinicoradiological study. J Neurosci Rural Pract,12(3):560-565.

Goldenberg NA, Kittelson JM, Abshire TC, et al, 2022. Effect of anticoagulant therapy for 6 weeks vs 3 months on recurrence andbleeding events in patients younger than 21 years of age with provoked venousthromboembolism: The Kids-DOTT randomized clinical trial. JAMA,327(2):129-137.

Hieber M, von Kageneck C, Weiller C, et al, 2020.Thyroid diseases are an underestimated risk factor for cerebral venous sinus thrombosis. Front Neurol,11:561656.

Higaki R, Yamaguchi S, Haruyama H, et al, 2022.Effectiveness of the digging through thrombus technique by using an aspiration catheter and stent retriever for cerebral venous thrombosis. Neurol Med Chir (Tokyo),62(7):336-341.

Jerez-Lienas A, Mathian A, Aboab J, et al, 2021.Cerebral vein thrombosis in the antiphospholipid syndrome: analysis of a series of 27 patients and review of the literature. Brain Sci,11(12):1641.

Kumar R, Vinny PW, Nair VG, et al, 2022.Comprehensive thrombophilia evaluation in cerebral venous thrombosis: a single center cross sectional study. Indian J Hematol Blood Transfus, 38(3):522-528.

Klein P, Shu L, Nguyen TN, et al, 2022.Outcome prediction in cerebral venous thrombosis: The IN-REvASC Score. J Stroke,24(3):404-416.

Kajbaf D, Moradi K, Shamshiri H, et al, 2021.Quality of life in patients with cerebral venous sinus thrombosis: a study on physical, psychological, and social status of patients in long-term. Arch Iran Med,24(1):15-21.

Lindgren E, Silvis SM, Hiltunen S, et al, 2020.Acute symptomatic seizures in cerebralvenous thrombosis. Neurology,95(12):e1706-e1715.

Li K, Ren M, Meng R, et al, 2019.Efficacy of stenting in patients with cerebral venous sinus thrombosis-related cerebral venous sinus stenosis. J Neurointerv Surg,11(3):307-312.

Lu G, Shin JH, Song Y, et al, 2019.Stenting of symptomatic lateral sinus thrombosis refractory to mechanical thrombectomy. Interv Neuroradiol,25(6):714-720.

Lu VM, Abou-Al-Shaar H, Rangwala SD, et al, 2023. Neurosurgical outcomes of pediatric cerebral venous sinus thrombosis following acute mastoiditis: a systematic review and meta-analysis. J Neurosurg Pediatr,32(1):60-68.

Mehta A, Danesh J, Kuruvilla D, 2019.Cerebral venous thrombosis headache. Curr Pain Headache Rep,23(7):47.

Marasco V, Gianniello F, Paolucci A, et al, 2023.Post-lumbar puncture cerebral vein thrombosis. E J Haem,5(1):222-224.

Meira Goncalves J, Carvalho V, Cerejo A, et al, 2024. Cerebral venous thrombosis in patients with traumatic brain injury: epidemiology and outcome. Cureus, 16(3):e55775.

Mirdamadi A, Javid M, Nemati S, et al, 2024. Prevalence and patterns of cerebral venous sinus thrombosis following vestibular schwannoma surgery: a systematic review and meta-analysis.Eur Arch Otorhinolaryngol, 281(8):3879-3891.

Namjoo-Moghadam A, Abedi V, Avula V, et al, 2024.Machine learning-based cerebral venous thrombosis diagnosis with clinical data. J Stroke Cerebrovasc Dis,33(2): 107848.

Pandey A, Schreiber C, Garton ALA, et al, 2024.Future directions and innovations in venous sinus stenting. World Neurosurg,184:387-394.

Proaño JS, Martinez PA, Sendi P, et al, 2023.Characteristics and outcomesof children with cerebral sinus venous thrombosis. Neurocrit Care,39(2):331-338.

Pan LQ, Ding JY, Ya JY, et al, 2019. Risk factors and predictors of outcomes in 243 Chinese patients with cerebral venous sinus thrombosis: A retrospective analysis. Clin Neurol Neurosurg, 183:105384.

Orion D, Itsekson-Hayosh Z, Peretz S, et al, 2022.Janus Kinase-2 V617F mutation and antiphospholipid syndrome in cerebral sinus venous thrombosis: natural history and retrospective bicenter analysis. Front Neurol,13:783795.

Otite FO, Patel S, Sharma R, et al, 2020.Trends in incidence and epidemiologic characteristics of cerebral venous thrombosis in the United States. Neurology,95(16):e2200-e2213.

Pandey A, Schreiber C, Garton ALA, et al, 2024.Future directions and innovations in venous sinus stenting. World Neurosurg,184:387-394.

Petchprom P, Sanghan N, Khumthong R, et al, 2024.Factors associated with venous collaterals in patients with cerebral venous thrombosis. PLoS One,19(4):e0302162.

Quealy JB, 2024.Mechanical thrombectomy for aseptic, atraumatic, medically refractory cerebral venous sinus thrombosis: a systematic review. Clin Neuroradiol, 34(2):451-463.

Ranjan R, Ken-Dror G, Martinelli I, et al, 2023.Age of onset of cerebral venous thrombosis: the BEAST study. Eur Stroke J,8(1):344-350.

Ranjan R, Ken-Dror G, Sharma P, 2024.Direct oral anticoagulants compared to warfarin in longterm management of cerebral venous thrombosis: A comprehensive meta-analysis. Health Sci Rep,7(2):e1869.

Raza S, Pinkerton P, Hirsh J, et al, 2024.The historical origins of modern international normalized ratio targets. J Thromb Haemost,22(8):2184-2194

Saposnik G, Bushnell C, Coutinho JM, et al, 2024.Diagnosis and management of cerebral venous thrombosis: a scientific statement from the American Heart Association. Stroke,55(3):e77-e90.

Shabo E, Wach J, Hamed M, et al, 2023.Asymptomatic postoperative cerebral venous sinus thrombosis after posterior fossa tumor surgery: incidence, risk factors, and therapeutic options. Neurosurgery,92(6):1171-1176.

Simaan N, Molad J, Honig A, et al, 2023.Characteristics of patients with cerebral sinus venous thrombosis and JAK2 V617F mutation. Acta Neurol Belg,123(5):1855-1859.

Sadik JC, Jianu DC, Sadik R, et al, 2022. Imaging of cerebral venous thrombosis. Life (Basel),12(8):1215.

Sánchez van Kammen M, Lindgren E, Silvis SM, et al, 2020. Late seizures in cerebral venous thrombosis. Neurology,95(12):e1716-e1723.

Sellers A, Meoded A, Quintana J, et al, 2020.Risk factors for pediatric cerebral sinovenousthrombosis: A case-control study with case validation. Thromb Res,194:8-15.

Salehi Omran S, Shu L, Chang A, et al, 2023. Timing and predictors of recanalization after anticoagulation in cerebral venous thrombosis. J Stroke,25(2):291-298.

Salottolo K, Bartt R, Frei DF, et al, 2020.Timing of anticoagulation in patients with cerebral venous thrombosis requiring decompressive surgery: systematic review of the literature and case series. World Neurosurg,137:408-414.

Sánchez van Kammen M, Lindgren E, Silvis SM, et al, 2020.Late seizures in cerebral venous thrombosis. Neurology,95(12):e1716-e1723.

Saroja AO, Thorat NN, Naik KR, 2020.Depression and quality of life after cerebral venous sinus thrombosis. Ann Indian Acad Neurol,23(4):487-490.

Weimar C, Beyer-Westendorf J, Bohmann FO, et al, 2024. New recommendations on cerebral venous and dural sinus thrombosis from the German consensus-based (S2k) guideline. Neurol Res Pract,6:23.

Xue X, Zhou C, Gao Y, et al, 2023.Optic nerve sheath fenestration for visual impairment in cerebral venous diseases. Front Neurol, 14:1065315.

Yaghi S, Saldanha IJ, Misquith C, et al, 2022.Direct oral anticoagulants versus vitamin K antagonists in cerebral venous thrombosis: a systematic review and meta-analysis. Stroke,53:3014-3024.

Yaghi S, Shu L, Bakradze E, et al, 2022.Direct oral anticoagulants versus warfarin in the treatment of cerebral venous thrombosis (ACTION-CVT): A Multicenter International Study. Stroke. Mar;53(3):728-738.

Yang XX, Yu PX, Zhang HY, et al, 2023.Deep learning algorithm enables cerebral venous thrombosis detection with routine brain magnetic resonance imaging. Stroke, 54(5): 1357-1366.

Zhang BZ, Lang Y, Zhang WGL, et al, 2021. Characteristics and management of autoimmune disease-associated cerebral venous sinus thrombosis. Front Immunol,12:671101.

附录 新型口服抗凝血药物（DOAC）性能与使用事项

附表 -1 新型口服抗凝血药物的基本信息

中文名称	英文名称	剂型	使用剂量	途径	简要性能
达比加群	Dabigatran Etexilate	片剂	150mg/ 次，2次 / 日	口服	直接凝血酶抑制剂，起效快，无须常规监测，适用于非瓣膜性心房颤动、深静脉血栓和肺栓塞的预防和治疗。与华法林相比，出血风险较低
利伐沙班	Rivaroxaban	片剂	15mg/ 次，2次 / 日，之后 20mg/ 次	口服	直接凝血因子 Xa 抑制剂，每日单次给药，起效迅速，药物和食物相互作用少，适用于非瓣膜性心房颤动、深静脉血栓和肺栓塞的预防和治疗。与华法林相比，出血风险较低
阿哌沙班	Apixaban	片剂	10mg/ 次，2次 / 日，之后 5mg/次，2次 / 日	口服	直接凝血因子 Xa 抑制剂，低出血风险，起效快，适用于非瓣膜性心房颤动、深静脉血栓和肺栓塞的预防和治疗，尤其适用于有出血风险的患者
依度沙班	Edoxaban	片剂	60 mg/d	口服	直接凝血因子 Xa 抑制剂，每日单次给药，适用于非瓣膜性心房颤动、深静脉血栓和肺栓塞的预防和治疗，尤其适用于不能接受华法林治疗的患者

附表 -2 新型口服抗凝药物使用注意事项

药物名称	注意事项
达比加群	避免同时服用其他抗凝药物，定期监测肾功能，肝功能异常患者慎用，注意出血症状，老年患者需调整剂量
利伐沙班	避免饮酒，注意出血症状，肝功能不全患者慎用，定期监测肝功能和肾功能，老年患者需调整剂量
阿哌沙班	避免剧烈运动，定期监测肝功能，肾功能不全患者慎用，注意药物相互作用，老年患者需调整剂量
依度沙班	避免过量饮酒，定期监测肾功能和肝功能，注意出血风险，避免与其他抗凝药物同时使用，老年患者需调整剂量

附表 –3　服用新型口服抗凝药物期间需监测的指标

药物名称	监测指标
达比加群	肾功能（血清肌酐，每3个月），凝血功能（aPTT, TT，必要时），肝功能（每年）
利伐沙班	肝功能（ALT，AST，每6个月），凝血功能（INR，必要时），肾功能（每年）
阿哌沙班	凝血功能（INR，每3个月），肝功能（ALT，AST，每年），肾功能（每年）
依度沙班	凝血功能（INR，每3个月），肾功能（血清肌酐，每6个月），肝功能（每年）

注：ALT. 谷丙转氨酶（Alanine Aminotransferase）；AST. 谷草转氨酶（Aspartate Aminotransferase）；aPTT. 活化部分凝血活酶时间（Activated Partial Thromboplastin Time）；TT. 凝血酶时间（Thrombin Time）；INR. 国际标准化比值（International Normalized Ratio）

附表 –4　新型口服抗凝药物过量时的处理方案

药物名称	处理方案
达比加群	使用 Idarucizumab（Praxbind）进行中和，必要时进行血液透析，具体剂量为5g静脉注射
利伐沙班	使用 PCC 或者活性炭吸附，必要时进行血浆置换，具体剂量根据出血情况调整
阿哌沙班	使用活性炭进行吸附治疗，PCC 或者重组凝血因子Ⅶa，必要时进行血浆置换，具体剂量根据出血情况调整
依度沙班	使用活性炭进行吸附治疗，PCC 或者重组凝血因子Ⅶa，必要时进行血浆置换，具体剂量根据出血情况调整

注：PCC. 凝血酶原复合物（Prothrombin Complex Concentrate）；Ⅶa. 重组活性凝血因子Ⅶ（Recombinant Activated Factor Ⅶ）